Carl-Auer

Heinz-Wilhelm Gößling

# Hypnose für Aufgeweckte

## Hypnotherapie bei Schlafstörungen

Dritte, vollständig überarbeitete
und erweiterte Auflage 2023

Themenreihe »Hypnose und Hypnotherapie«
hrsg. von Bernhard Trenkle
Reihengestaltung: Uwe Göbel
Umschlaggestaltung: B. Charlotte Ulrich
Umschlagfoto: © peterschreiber.media – stock.adobe.com
Redaktion: Uli Wetz
Satz: Drißner-Design u. DTP, Meßstetten
Printed in Germany
Druck und Bindung: CPI books GmbH, Leck

MIX
Papier | Fördert gute Waldnutzung
FSC www.fsc.org FSC® C083411

CPI klimaneutral
Mehr Bäume. Weniger $CO_2$

Dritte, vollständig überarbeitete und erweiterte Auflage 2023
ISBN 978-3-8497-0487-2 (Printausgabe)
ISBN 978-3-8497-8429-4 (ePUB)


Bibliografische Information der Deutschen Nationalbibliothek:
Die Deutsche Nationalbibliothek verzeichnet diese Publikation in der Deutschen Nationalbibliografie; detaillierte bibliografische Daten sind im Internet über http://dnb.d-nb.de abrufbar.

Informationen zu unserem gesamten Programm, unseren Autoren und zum Verlag finden Sie unter: **https://www.carl-auer.de/**
Dort können Sie auch unseren Newsletter abonnieren.

Carl-Auer Verlag GmbH
Vangerowstraße 14 • 69115 Heidelberg
Tel. +49 6221 6438-0 • Fax +49 6221 6438-22
info@carl-auer.de

# Inhalt

# Geleitwort zur dritten Auflage

Schlafstörungen sind in unserer Gesellschaft weit verbreitet und ein großes gesellschaftliches Problem. Insbesondere ältere Menschen klagen häufig über einen schlechten oder weniger erholsamen Schlaf. Aber auch Erwachsene mittleren Alters sind betroffen, vor allem, wenn Arbeitsüberlastungen, Konflikte im Beruf und in der Familie, traumatische Erlebnisse oder andere Lebenskrisen hinzukommen. Doch Schlafstörungen treten selbst ohne klar identifizierbare Ursachen auf, und das in jedem Lebensalter. Schlafstörungen können dabei die Lebenszufriedenheit der Betroffenen sowie ihre tägliche Leistungs- und Belastungsfähigkeit stark beeinträchtigen. Und obwohl medikamentöse Schlafmittel kurzfristig eine gewisse Linderung bringen, ist von einer mehrwöchigen oder noch längeren Verwendung unbedingt abzuraten, denn diese Medikamente können den wirklichen Erholungswert des Schlafs meist nur wenig verbessern, haben Nebenwirkungen, verkürzen die Lebenserwartung und bergen ein hohes Risiko für eine Medikamentenabhängigkeit.

Für die häufigste Schlafstörung, die Insomnie, ist die Kognitive Verhaltenstherapie (KVT) die empfohlene Behandlungsmethode. Sie ist nachweislich wirksam und kann auch langfristig den Schlaf verbessern. Insbesondere die beinhaltenden Verhaltensveränderungen – wie z. B. eine angemessene Verkürzung der Bettliegezeiten, regelmäßige Bettzeiten sowie eine schlafförderliche Tagesgestaltung – sind essenzielle Komponenten zur Verbesserung des Schlafs bei Insomnie. Doch im Bereich des gedanklichen Umgangs mit den Einschlaf- und Durchschlafstörungen bietet die KVT nur sehr begrenzte Möglichkeiten. Denn was mache ich denn nun ganz konkret, wenn ich trotz aller optimierten Verhaltensweise nachts immer noch nicht einschlafen kann? Oder zu früh aufgewacht bin und wieder einschlafen möchte? Immer einfach wieder aufstehen und das Bett verlassen, wie es in der KVT empfohlen wird, kann nicht die einzige Lösung sein.

Hier bietet die Hypnose ein sehr effektives und umfangreiches Repertoire an Techniken dafür an, mittels Imagination und Suggestion eine stärkere Entspannung und Gelassenheit zu erreichen und so das Einschlafen – und auch den Schlaf selbst – zu fördern und zu verbessern. Eine sehr anschauliche, gut recherchierte und gleichzeitig sehr verständliche Zusammenstellung hypnotischer Techniken und Ansätze zur Schlafförderung halten Sie mit dem Buch *Hypnose für Aufgeweckte* von Heinz-Wilhelm Gößling in der Hand. Die Beschreibungen erlauben es Ihnen als Therapeutinnen und Therapeuten, Ihre Patienten mit Schlafstörungen fundiert anzuleiten und mit hypnotischen Verfahren und Techniken an ihren Schlafstörungen und den damit verbundenen Schwierigkeiten, Anspannungen und Konflikten zu arbeiten. Viele Fallbeispiele geben dabei konkrete und anschauliche Hinweise auf mögliche individuelle Gestaltungen von Behandlungsansätzen. Gleichzeitig beinhaltet das Buch *Hypnose für Aufgeweckte* aber auch einen sehr guten inhaltlichen Überblick über das Thema »Schlaf« und unseren zirkadianen Rhythmus. Es vermittelt damit fundiertes Wissen über den Schlaf, das für die erfolgreiche Behandlung von Schlafstörungen essenziell ist.

Da Schlafstörungen in unserer Gesellschaft so weit verbreitet sind, wird es für die Zukunft wichtig sein, fundierte Behandlungen von Schlafproblemen und Schlafstörungen frühzeitig und so niederschwellig wie möglich anzubieten. Dieses Buch trägt dazu bei, denn es ist so verständlich geschrieben, dass es auch für Betroffene eine Bereicherung sein sowie Anreize bieten kann, wirksame, hypnosebasierte Konzepte gegen Schlafstörungen selbst umzusetzen oder sich professionelle Hilfe zu suchen. Ich bin deshalb überzeugt, dass Sie durch das Buch einen guten Unterstützer für die Behandlung von Schlafstörungen gefunden haben. Ich wünsche Ihnen viel Erfolg – und Ihnen und Ihren Patienten und Patientinnen einen erholsamen Schlaf.

*Prof. Dr. rer. nat. Björn Rasch*
*Universität Freiburg (CH)*
*Department für Psychologie*

# Vorwort zur dritten Auflage

Seit seinem ersten Erscheinen 2013 hat sich *Hypnose für Aufgeweckte* als das Fachbuch für *Hypnotherapie bei Schlafstörungen* im deutschsprachigen Raum etabliert. Nunmehr liegt nach zehn Jahren eine vollständig überarbeitete und erweiterte dritte Auflage vor. Das bewährte Grundkonzept der Erstausgabe, die Psychologie des Schlafenkönnens mit der Biologie des erholsamen Schlafs zu verbinden, wird in der aktuellen Auflage fortgesetzt. Die beschriebenen hypnotherapeutischen Interventionen orientieren sich eng an dem aktuellen Grundlagenwissen der organischen Schlafforschung, der Stressmedizin, der Chronobiologie und der Neuropsychophysiologie. Insofern fungiert dieses Buch einerseits als Nachschlagewerk für therapeutisch relevante Erkenntnisse aus dem Gesamtgebiet der schlafmedizinischen Forschung und bietet andererseits eine systematische Anleitung zu hypnotherapeutischen Vorgehensweisen bei der erfolgreichen Behandlung von unter Schlafproblemen leidenden Menschen.

Die Nachfrage nach Hypnose bzw. hypnotherapeutischer Behandlung ist in den letzten Jahren stetig gewachsen. Vonseiten der Kognitiven Verhaltenstherapie (KVT) liegt zwar seit Langem ein empirisch validiertes Behandlungsprogramm bei Insomnien vor, jedoch stößt dieses Programm bei vielen Betroffenen auf wenig Akzeptanz oder zeigt keine im Alltag der Patientinnen und Patienten zufriedenstellende Wirksamkeit. Die zunehmende Häufigkeit von Schlafstörungen und ihr vielfältiges, komplexes Bedingungsgefüge verstärken den Ruf nach Behandlungsalternativen, die gezielt auf individuelle Besonderheiten, auf die jeweilige motivationale Ausgangssituation und auf vorhandene Fähigkeiten, Kompetenzen, Ressourcen des einzelnen Menschen eingehen mit dem Ziel, sie salutogenetisch nutzbar zu machen.

In der internationalen diagnostischen Klassifikation von Schlafstörungen hat sich ein Paradigmenwechsel vollzogen. Während das ICD-10-Klassifikationssystem der WHO die dort so genannte »nichtorganische Insomnie« als eher randständige Nischendiagnose dem Kapitel V (»Psychische Störungen«) zugeordnet hatte, steht im neuen, seit 2022 gültigen ICD-11 die »Insomnie« an erster Stelle des völlig neu konzipierten Hauptkapitels »Schlaf-Wach-Störungen«. In dieser

Entwicklung spiegelt sich die immens gewachsene Bedeutung des Themas »Schlaf« für Gesundheit und Wohlbefinden wider. Einzelheiten zu den neuen diagnostischen Kriterien finden Sie in Abschnitt 1.1 des Buches.

Die neuropsychophysiologische Schlafforschung hat in den letzten Jahren neuartige Ansätze entwickelt, um den Stellenwert und die Bedeutung von Träumen bzw. träumerischem Erleben in den verschiedenen Schlafstadien besser zu verstehen. So konnte gezeigt werden, dass der Einschlafvorgang sich in fluktuierenden Übergängen zwischen Wachbewusstsein und bildhaft-träumerischen Denkweisen vollzieht. Die Erkenntnisse sind aus hypnotherapeutischer Sicht umso bemerkenswerter, als sie die phänomenologische Verbindung zum traumartig-fantasievollen, sinnlich intensivierten Erleben im Zustand der Hypnose noch klarer hervortreten lassen.

Meines Erachtens ist diese Verbindung von großer schlafmedizinischer Bedeutung. Eine Schweizer Forschungsgruppe erbrachte den Nachweis, dass spezifische, metaphorisch-bildhafte Suggestionen, kurz vorm Einschlafen »verabreicht«, den Tiefschlaf fördern. Tatsächlich gehört die Nutzung metaphorisch-bildhafter Denk- bzw. Erlebensweisen zu den Kernelementen der Hypnotherapie von Schlafstörungen. Vor diesem Hintergrund lag es nahe, den Einsatz von hypnoimaginativen Interventionen in einem neuen, vierten Teil zusammenfassend und, mit zahlreichen konkreten Anwendungsbeispielen unterlegt, zu beschreiben. Die aktuelle, dritte Auflage ist somit um den Teil IV, »Geschichten, Metaphern, Träume«, erweitert worden.

Die Abschnitte der vorangehenden Ausgabe wurden vollständig überarbeitet und aktualisiert. Zum einen findet sich ein Überblick zu aktuell publizierten klinischen Studien, welche die Wirksamkeit von Hypnotherapie bei Insomnie untersuchen. Zum anderen war es mir wichtig, den eigenen, in zehn Jahren noch mal deutlich angewachsenen klinischen Erfahrungsschatz, die zahlreichen Rückmeldungen meiner Patientinnen und Patienten sowie Erkenntnisse aus dem interkollegialen Austausch bei der Beschreibung einzelner hypnotherapeutischer Vorgehensweisen mit einfließen zu lassen. So sind – den zweiten Teil des Buches ergänzend – neuartige und zugleich einfach zu praktizierende hypnoimaginativ inspirierte Atemtechniken aufgeführt.

Das Glossar hypnotherapeutischer Schlüsselbegriffe – zu finden in Abschnitt 1.9.3 – wurde um drei wichtige Begriffe erweitert.

Zusätzlich enthält diese Neuausgabe eine Zusammenstellung aller im Buch aufgeführten Abbildungen, Anleitungen und Übungen, Fallbeispielen, Übersichten, Geschichten und Anekdoten (siehe ab S. 240). Sie mögen die interessierte Leserin, den interessierten Leser einladen, sich sowohl einen schnellen Überblick zu verschaffen als auch eine gezielte Suche nach etwas Bestimmten zu starten, gerade auch angesichts des fast um eine Drittel gewachsenen Buchumfangs.

Bedanken möchte ich mich bei den vielen Psychotherapeutinnen und Psychotherapeuten, Ärztinnen und Ärzten, mit denen ich einen inspirierenden fachlichen Austausch über die Besonderheiten, Schwierigkeiten und Chancen einer erfolgreichen Behandlung von Patientinnen und Patienten mit Schlafproblemen führen konnte. In vielfachen Rückmeldungen insbesondere auch von verhaltenstherapeutischer Seite wurde zum Ausdruck gebracht, dass hypnotherapeutische Interventionen als eine wertvolle, von Patientinnen und Patienten hochgeschätzte Bereicherung des schlafmedizinischen Repertoires angesehen werden.

Ein besonderer Dank gilt meiner Frau Claudia Wilhelm-Gößling. Ihr verdanke ich nicht nur zahlreiche wertvolle Hinweise zu psychodynamischen Aspekten des Themas, sondern auch eine fachlich versierte Durchsicht des Textes, die ihm ausgesprochen gutgetan hat.

*Heinz-Wilhelm Gößling*
*Hannover, im März 2023*

# Vorwort zur ersten Auflage

*Hypnose für Aufgeweckte* richtet sich als Fachbuch an Therapeutinnen und Therapeuten, die Menschen mit Schlafstörungen behandeln und an Behandlungsmethoden der Hypnose interessiert sind. Es bietet Psychotherapeutinnen, Psychotherapeuten, Psychiaterinnen, Psychiatern, Allgemeinmedizinerinnen, Allgemeinmedizinern, kurzum, allen Fachleuten, die in einer Praxis oder Klinik tätig sind und mit Schlafproblemen ihrer Patientinnen und Patienten zu tun haben, eine kreative Erweiterung ihres Repertoires.

Darüber hinaus habe ich dieses Buch für Menschen geschrieben, die nicht vom Fach sind, sich aber für das Thema »Hypnose und Schlaf« interessieren. Der Text ist, so möchte ich hoffen dürfen, leicht lesbar gehalten und soll mit erzählerisch-unterhaltsamen Episoden zum Lesen einladen. Meine Absicht war, allen »Aufgeweckten« einen Einblick zu geben, was Hypnose ist und wie sie bei Schlafstörungen hilft. Zudem enthält dieses Buch viele praktische Informationen, die jeder und jede versteht und für einen gesundheitserhaltenden, schlaffreundlichen Lebensstil nutzen kann.

Um Leserinnen und Lesern, die sich erstmals der therapeutischen Hypnose zuwenden, einen Einstieg zu erleichtern, bietet der Exkurs »Was Hypnose ist und wie sie wirkt« (siehe Abschn. 1.9) einen ersten Überblick. Die weiteren Therapiekapitel enthalten eine Reihe von halb strukturierten, einfacheren Anleitungen für Imaginationen, welche auch von Therapeuten, die noch nicht über eingehende hypnotherapeutische Kenntnisse verfügen, angewandt werden können.

Daneben werden viele Trancetechniken vorgestellt, die mit tieferen Trancezuständen arbeiten und ein assoziativ gelöstes, »freies« Binnenerleben des Patienten, der Patientin unter Hypnose ermöglichen. Diese Techniken erfordern eine für jeden und jede individuell angepasste, prozessorientierte Durchführung. Ihre Anwendung setzt eine fundierte psycho- und hypnotherapeutische Ausbildung voraus.

Mit *Hypnose für Aufgeweckte* liegt die zweite Bucherscheinung im deutschsprachigen Raum über Hypnose speziell bei Schlafstörungen vor. Gleichzeitig ist es das erste Fachbuch, welches ein diagnoseübergreifendes Behandlungskonzept für Insomnien bietet. In diesem

Konzept wird gestörter Schlaf als ein eigenständig behandelbares psychophysisches Phänomen verstanden, das innerhalb einer Vielzahl von psychischen Erkrankungen auftritt und dort als bedeutsamer Faktor für ihre Auslösung bzw. Aufrechterhaltung gilt. Gerade in jüngster Zeit wird diesem Schlüsselsymptom mit verschiedenen spezifischen Ansätzen in der wissenschaftlichen Diskussion besondere Beachtung geschenkt.

Meine klinischen Erfahrungen haben mich dazu gebracht, im Buch auch wichtige Erkenntnisse aus der organischen Schlafmedizin, der Chronobiologie und der Sportmedizin vorzustellen. Zu wissen, wie die Biologie des Tag-Nacht-Rhythmus »tickt«, hat sich als ungemein nützlich erwiesen, wenn man mit Schlafstörungen zu tun hat. Vor allem chronobiologisches Grundlagenwissen und sportphysiologische Aspekte werden nach meinem Dafürhalten in vielen Therapieansätzen noch zu wenig berücksichtigt. Umgekehrt wird in der organisch ausgerichteten Schlafmedizin meines Erachtens die Bedeutung psychologischer Faktoren bei Schlafstörungen eher unterschätzt.

Dieses Buch schlägt eine Brücke zwischen »biologischer« Organmedizin und psychologischer, »sprechender« Medizin. In diesem Anspruch spiegelt sich auch mein eigener ärztlich-therapeutischer Erfahrungshorizont wider, der sich von klinischer Neurologie und Psychiatrie über psychotherapeutische Tagesklinik und Ambulanz bis hin zur hypnotherapeutischen Praxis erstreckt.

Das vorliegende Buch besteht aus zwölf Kapiteln, die inhaltlich drei Abschnitten zugeordnet sind. *Teil I* vermittelt eine Übersicht zur Diagnostik von Schlafstörungen, zu chronobiologischen Erkenntnissen und zu schlafmedizinischen Grundlagen. *Teil II* beschreibt die wesentlichen Elemente schlaffreundlicher Selbstfürsorge unter hypnotherapeutischen Gesichtspunkten. *Teil III* des Buches schließlich stellt hypnosespezifische Behandlungsansätze zu allen wichtigen Einzelphänomenen dar, die im Rahmen einer Schlafstörung auftreten können.

Es gibt in diesem Buch einige Textsorten, die optisch hervorgehoben wurden, damit sie rasch identifizierbar sind:

- *Fallbeispiele:* Sie sind meiner therapeutischen Arbeit entnommen; selbstverständlich wurden sie anonymisiert, u. a. durch weitreichende Veränderungen biografischer Angaben. Fallbeispiele erscheinen in Form eingerückter Textabschnitte.

- *Übersichten:* Sie geben jeweils eine rasche Orientierung und sind durch eine Umrahmung gekennzeichnet.
- *(Trance-)Anleitungen und Übungen:* Darunter fallen auch Geschichten oder Anekdoten, die eine tranceinduzierende Wirkung haben können. Sie sind am grauen Hintergrund erkennbar.

Der besseren Lesbarkeit wegen verzichtet dieses Buch (mit Ausnahme großer Teile des Vorwortes) auf die parallele Verwendung der weiblichen und männlichen Sprachform.

Ohne die Unterstützung und den Zuspruch meiner Familie, Freunde, Weggefährten, Kollegen und der Teilnehmer meiner Workshops und Seminare wäre dieses Buch nicht möglich gewesen. An erster Stelle danke ich meiner Frau Claudia Wilhelm-Gößling. Als erprobte Autorin und umfassend fachkundige Therapeutin hat sie mir unzählige wertvolle Anregungen gegeben und sich viel Zeit genommen, den Text zu redigieren und vor allzu Unverständigem, Holprigen oder übers Ziel Hinausgeschossenen zu bewahren.

Michael Bohne verdanke ich wegbahnende Unterstützung bei den ersten Schritten Richtung Carl-Auer Verlag. Fee Rojas danke ich für Rückmeldungen, die sich ausgesprochen positiv auf mein Durchhaltevermögen auswirkten. Stefan Mohr und dem oberärztlichen Kollegenkreis danke ich dafür, mich vor allem in der »heißen« Schreibphase maßgeblich unterstützt zu haben.

Bedanken möchte ich mich außerdem bei: meinem Sohn Jonas Gößling für wichtige Rückmeldungen während aller wesentlichen Phasen des Projekts, meinem Sohn Henrik Gößling für Unterstützung bei den Formatierungsarbeiten und für seine Ideen zur »Gelassenheitsfirmel«, Ingo Geisler für wertvolle sportmedizinische Hinweise, Karl Lansch für seine Hinweise und Anregungen zum Thema »Schlafstörungen bei Suchterkrankungen«, Norbert Kox für beflügelnde Anmerkungen in den Workshops, Peter Kreutzmann-Kirschner für präzise Einblicke in die Chemie aromatischer Kohlenwasserstoffe, Stefan Gunkel für die Hilfe bei Literaturrecherchen, Ralf Holtzmann für die umfassende Unterstützung von Beginn an bis heute und allen weiteren Mitarbeitern des Carl-Auer Verlags für ihr Mitwirken an der Realisierung dieses Buches.

Ein besonderer Dank gilt meinen Patientinnen und Patienten: für das Vertrauen und die Bereitschaft, in meiner Gegenwart in Trance zu gehen, für die Offenheit, sich unter Hypnose in ungewöhnliche Erfahrungen zu begeben, und für den großen Schatz an Lernerfahrungen, den sie mir dadurch ermöglicht haben und weiter ermöglichen.

*Heinz-Wilhelm Gößling*
*Hannover, im März 2013*

# Teil I: Schlafmedizinisches Wissen für hypnotherapeutische Strategien

# 1 Zur diagnostischen Einbettung der Schlaflosigkeit

Schlafstörungen treten zum einen in Form eines eigenständigen Krankheitsbilds unabhängig von weiteren psychischen Störungen auf. Diese Form wurde im früheren US-amerikanischen Klassifikationssystem psychischer Störungen, DSM-IV, als »primäre Insomnie« bezeichnet. Im seit Mai 2013 gültigen DSM-5 als auch im ICD-11, dem neuen diagnostischen Klassifikationssystem der WHO, wird für Schlafstörungen, falls sie in Form eines eigenständigen Krankheitsbildes bestehen, nur noch der Begriff »Insomnie« verwendet. Die Zuordnung »primär« ist entfallen.

Fast alle Wirksamkeitsstudien über Behandlungsprogramme bei Schlafstörungen beziehen sich auf die (primäre) Insomnie. Der Wissenschaftliche Beirat Psychotherapie (WBP) hat im 2006 vorgelegten Gutachten die Wirksamkeit von Hypnotherapie bei der »nichtorganischen Insomnie« (= Insomnie) im Hinblick auf zwei qualifizierte Wirksamkeitsstudien wissenschaftlich anerkannt (Deutsches Ärzteblatt 2006; siehe auch Abschn. 1.1.4). Es liegen Hinweise vor, dass Hypnotherapie hier hinsichtlich des langfristigen Therapieerfolgs anderen Therapieformen überlegen ist (Revenstorf 2006, S. 114 f.).

Zum anderen sind Schlafstörungen ein häufiges »sekundäres« Symptom einer Vielzahl psychischer Grunderkrankungen. »Sekundär« wird hier deswegen in Anführungsstriche gesetzt, weil Schlafstörungen, die im Verein mit anderen psychischen Störungen auftreten, in vielen Fällen einen wesentlichen pathogenetischen Faktor darstellen, der die jeweilige psychische Grunderkrankung aufrechterhält, verschlimmert oder sie möglicherweise erst in Gang gesetzt hat. Zirkuläre Wechselbeziehungen zwischen Symptom und Grundstörung kommen hier der klinischen Realität häufig näher als lineare Ursache-Wirkungs-Modelle, die eine »primäre« Störung vom »sekundären« Symptom unterscheiden.

So hat sich insbesondere bei Depressionen, bei Angststörungen und bei Suchterkrankungen gezeigt, dass Schlafstörungen als Vorboten gelten können und einen eigenständigen Bedingungsfaktor für ihren Verlauf darstellen (Eaton, Badawi a. Melton 1995). In einer großen Studie über US-Soldaten, die aus dem Irak-Krieg zurückgekehrt waren, stellte sich – diese Erkenntnisse unterstreichend – heraus, dass Schlaflosigkeit eher als ein Prädiktor für eine posttraumatische Belastungsstörung bzw. eine Depression denn als ihre Folge anzusehen war (Wright et al. 2011).

Von daher greift die gezielte Behandlung von Schlafproblemen in das pathogenetische Bedingungsgefüge vieler psychischer Erkrankungen ein und stellt keineswegs ein »Kurieren am Symptom« dar. Zudem hat sich gezeigt, dass eine frühzeitige Insomnietherapie eine medizinische Präventivmaßnahme darstellt und den Ausbruch psychischer (Folge-)Erkrankungen verhindern kann.

*Hypnose für Aufgeweckte* ist ein diagnosenübergreifender Behandlungsansatz. Die in diesem Buch beschriebenen hypnotherapeutischen Interventionen haben sich bei Schlafstörungen unterschiedlicher diagnostischer Zuordnung als wirksam erwiesen. Sie sind indiziert bei Menschen, die unter Schlafstörungen leiden, unabhängig davon, ob sie im Rahmen einer Depression, einer Angststörung, einer posttraumatischen Belastungsstörung, einer psychosozialen Belastungssituation, einer Suchtproblematik oder völlig unabhängig von einer weiteren psychischen Störung bestehen. Auch bei lebensphasisch bedingten Schlafproblemen, wie z. B. in den Wechseljahren oder im höheren Lebensalter, kann Hypnotherapie als ausgesprochen effektive Behandlungsmaßnahme eingesetzt werden.

Selbstverständlich sollten hypnotherapeutische Interventionen bei Insomnie eingebettet sein in ein psychotherapeutisches Gesamtkonzept, welches auf einer fundierten Kenntnis der jeweiligen Krankheitsbilder, der psychosozialen Bedingungen und auf einer sorgfältigen Diagnosestellung fußt. Psychiatrische bzw. psychopharmakologische Maßnahmen sind gegebenenfalls mit einzubeziehen. Dieses erste Kapitel des Buches widmet sich einigen grundlegenden Aspekten der diagnostischen Zuordnung von Schlafstörungen. Hingewiesen wird in diesem Zusammenhang auch auf Indikationseinschränkungen und Kontraindikationen hypnotherapeutischer Behandlungsmethoden, insbesondere bei Vorliegen bestimmter psychiatrischer Grunderkrankungen. Zudem wird Wert gelegt auf das frühzeitige Erfassen organischer (Mit-)Ursachen, damit dem Patienten gegebenenfalls somatische Behandlungsoptionen angeboten werden können.

## 1.1 Schlafmedizinische Diagnosen im Überblick

Schlafstörungen im Sinne einer Insomnie gehören global zu den häufigsten Gesundheitsproblemen. Epidemiologische Untersuchungen in westlichen Industrienationen ergaben, dass 15–35 % der Bevölkerung unter leicht bis schwer ausgeprägten Schlafstörungen leiden (Weyerer a. Dilling 1991). In Deutschland sind Schlafprobleme der dritthäufigste Grund dafür, sich in hausärztliche Behandlung zu begeben (Wittchen et al. 2001). Schlafstörungen gehören zu den Gesundheitsproblemen, die in den vergangenen Jahren erheblich zugenommen haben. Laut einer Studie der DAK-Gesundheit (Ersatzkasse) stieg die Zahl der DAK-Versicherten, die Schlafprobleme angaben, von 2005 bis 2009 um 61 %. Zu den Hauptursachen zählten die Betroffenen Stress und berufliche Belastungen wie z. B. Konflikte am Arbeitsplatz (40 %), Grübeln über Ängste und Sorgen (25 %) sowie Schichtarbeit bzw. Arbeitszeiten nach 20 Uhr (20 %) (DAK-Gesundheit 2010).

In der Europäischen Union stellt Insomnie die zweithäufigste psychische Störung dar. Ihre Jahresprävalenz beträgt 7 %. Häufigste psychische Störung in der EU sind Angststörungen mit einer Jahresprävalenz von 14 %. An dritte Stelle stehen depressive Störungen mit einer Jahresprävalenz von 6,9 %, es folgen somatoformen Störungen mit 6,3 % und Abhängigkeitserkrankungen mit zirka 4 % (Wittchen et al. 2011).

Maßgeblich für die internationale Klassifikation aller Formen von Schlafstörungen ist die ICD-11, eine von der Weltgesundheitsorganisation erstellte und herausgegebene statistische Klassifikation von Krankheiten und verwandter Gesundheitsprobleme. Die ICD-11 hat die vorhergehende Version ICD-10 abgelöst und ist seit dem Jahr 2022 weltweit gültig. Erstmals findet sich in der ICD-11 ein eigenes Hauptkapitel über »Schlaf-Wach-Störungen«. In diesem 7. Hauptkapitel der ICD-11 sind sowohl die eher psychisch als auch die eher somatisch bedingten Störungskategorien des Schlaf-Wach-Zustands aufgeführt, und zwar in dieser Reihenfolge: Insomnien, Hypersomnien, Schlafbezogene Atemstörungen, Störungen des zirkadianen Schlaf-Wach-Rhythmus, Schlafbezogene Bewegungsstörungen, Parasomnien sowie sonstige näher bezeichnete oder nicht näher bezeichnete Schlaf-Wach-Störungen.

**Übersicht: ICD-11 Hauptkapitel 07 »Schlaf-Wach-Störungen«**

- Insomnien (unterteilt in kurzzeitige und chronische Insomnien)
- Hypersomnien
- schlafbezogene Atemstörungen
- Störungen des zirkadianen Schlaf-Wach-Rhythmus
- schlafbezogene Bewegungsstörungen
- Parasomnien
- sonstige näher bezeichnete oder nicht näher bezeichnete Schlaf-Wach-Störungen.

Dieses Fachbuch legt den Schwerpunkt auf die hypnotherapeutische Behandlung von Insomnien, also der in der ICD-11 erstgenannten Kategorie von Schlaf-Wach-Störungen. Zur Erleichterung einer diagnostischen Abgrenzung von den anderen oben aufgeführten Störungskategorien soll an dieser Stelle zunächst kurz auf deren Hauptmerkmale eingegangen werden. Hypersomnien sind durch ausgeprägte Tagesmüdigkeit gekennzeichnet. Ein typisches Beispiel dafür ist das Krankheitsbild der Narkolepsie. Zu den Schlafbezogenen Atmungsstörungen gehört das sogenannte Schlafapnoesyndrom. Mit Störungen des zirkadianen Schlaf-Wach-Rhythmus ist z. B. der Jetlag oder die ständige Verschiebung der Zubettgehzeit auf einen für den eigenen Zirkadianrhythmus ungünstig späten Zeitpunkt gemeint. Unter Schlafbezogene Bewegungsstörungen fällt das Restless-Legs-Syndrom. Bei den Parasommnien handelt es sich um Störungen wie z. B. Schlafwandeln oder Pavor nocturnus (siehe auch Abschn. 15.1).

Kommen wir nun zu den diagnostischen Merkmalen einer Insomnie gemäß ICD-11. Nach der dort beschriebenen Definition besteht bei einer Insomnie die Schwierigkeit, abends einzuschlafen und/oder die Nacht über durchzuschlafen. Dabei wird ein kurzzeitiges Aufwachen in der Nacht mit anschließendem problemlosen Wiedereinschlafen nicht als Störung angesehen. Die Einschlaf- und Durchschlafstörungen sind so ausgeprägt, dass sie zu einer generellen Unzufriedenheit mit dem Nachtschlaf und zu typischen Beeinträchtigungen tagsüber führen. Zu diesen Beeinträchtigungen gehören Tagesmüdigkeit, eine depressive Stimmung oder Irritierbarkeit, allgemeines Unwohlsein sowie kognitive Beeinträchtigungen.

Wenn Patienten von Schlafproblemen oder schlafbezogenen Symptomen berichten, ohne an Beeinträchtigungen tagsüber zu leiden, spricht dies gegen das Vorliegen einer Insomnie. Falls die Insomnie als Folge einer anderweitigen Schlaf-Wach-Störung, einer anderweitigen psychischen Störung, einer körperlichen Beeinträchtigung bzw. Erkrankung oder einer Substanzeinnahme (Alkohol, Drogen, Medikamente) angesehen wird, sollte eine Insomnie nur dann diagnostiziert werden, falls sie als ein eigenständiger Fokus im klinischen Gesamtbild erscheint.

**Übersicht: Kennzeichen einer Insomnie gemäß ICD-11**

- Schwierigkeit, einzuschlafen und/oder bei nächtlichem Erwachen wiedereinzuschlafen
- generelle Unzufriedenheit mit der Erholungsqualität des Nachtschlafs
- tagsüber Beeinträchtigungen in Form von Tagesmüdigkeit, eine depressive Stimmung oder Stimmungsschwankungen, allgemeines Unwohlsein sowie kognitive Beeinträchtigungen
- Diagnose einer Insomnie im Zusammenhang mit einer anderweitigen Schlaf-Wach-Störung, einer körperlichen Erkrankung oder einer Substanzeinnahme nur dann, wenn sie als ein unabhängiger Fokus im klinischen Gesamtbild erscheint
- bei Dauer bis zu drei Monaten: kurzzeitig bestehende Insomnie
- bei Dauer länger als drei Monate: chronische Insomnie.

Eine Insomnie kann sowohl als eine für sich stehende, »primäre« Gesundheitsstörung als auch im Zusammenhang mit einer anderweitigen seelischen oder körperlichen Erkrankung bzw. Beeinträchtigung auftreten. Hier können je nach der zugrunde liegenden Erkrankung bzw. gesundheitlichen Beeinträchtigung sechs verschiedene Kontexte unterschieden werden, die in der nachfolgenden Übersicht dargelegt sind:

**Übersicht: Insomnien im Zusammenhang mit einer anderen seelischen oder körperlichen Erkrankung bzw. Beeinträchtigung**

- Insomnien im Zusammenhang mit einer anderen psychischen Störung bzw. psychiatrischen Erkrankung wie Depression, Angststörung, Manie oder Schizophrenie
- substanzinduzierte Insomnien, hervorgerufen durch Konsum von Rausch-, Beruhigungs- und Schlafmitteln, insbesondere im Rahmen einer Suchterkrankung
- Insomnien in psychosozialen Stresssituationen wie Ärger am Arbeitsplatz, Prüfungsangst, Erschöpfungszuständen oder Partnerschaftsproblemen

- Insomnien aufgrund einer Störung des zirkadianen Rhythmus, z. B. bei Schichtarbeitern
- organisch bedingte Insomnien, die bei einer Vielzahl von neurologischen und internistischen Erkrankungen auftreten können
- lebensphasisch bedingte Insomnien, beispielsweise bei Frauen in den Wechseljahren.

Eine besondere diagnostische Bedeutung im Hinblick auf eine hypnotherapeutische (Mit-)Behandlung von Schlafstörungen haben folgende Krankheitsbilder: depressive Störungen, Angststörungen und Suchterkrankungen. Von daher sollen diese Krankheitsbilder noch einer genaueren diagnostischen Betrachtung unterzogen werden (siehe Abschn. 1.2, 1.3, 1.4). Auf die lebensphasisch bedingte Häufung von Insomnie bei Frauen in den Wechseljahren wird in Abschnitt 1.5 näher eingegangen.

In den anschließenden Abschnitten 1.6 und 1.7 wird, auch im Hinblick auf die zu beachtenden Kontraindikationen für eine Behandlung mit Hypnotherapie, noch in kurzer Form auf Insomnien bei Psychosen und bei organischen Erkrankungen Bezug genommen.

### 1.1.1 Merkmale der kurzzeitigen, bis zu drei Monaten bestehenden Insomnie

In der ICD-11 wird eine Unterscheidung zwischen der kurzzeitigen, bis zu drei Monaten bestehenden Insomnie (»short-term insomnia«) und der Chronischen Insomnie (»chronic insomnia«) vorgenommen. Bei einer kurzzeitig bestehenden Insomnie sind die stressphyisologischen Auswirkungen in Richtung eines chronifizierten Stresssyndroms, in der Schlafmedizin auch als Hyperarousal bezeichnet (siehe Abschn. 2.6), noch nicht so ausgeprägt wie bei der chronischen Insomnie. Die klinische Erfahrung zeigt, dass es unter einer adäquaten schlafmedizinisch-psychotherapeutischen Intervention umso rascher zu einer anhaltenden Besserung kommt, je kürzer die Insomnie besteht.

Falls Patienten, bei denen eine kurzzeitige Insomnie besteht, sich medizinische Unterstützung holen, erfolgt sie in aller Regel beim Hausarzt. In dieser Phase werden wichtige Weichen für den weiteren Verlauf gestellt, vor allem im Hinblick auf den Einsatz von problematischen Schlafmitteln aus der Reihe der Z-Substanzen wie Zolpidem oder Zopiclon und Benzodiazepinen wie Diazepam oder Lorazepam. Die längere Verschreibung dieser Substanzen bei Patienten mit Schlafstörungen geht mit einem hohen Risiko einher, dass sie davon abhängig werden. Eine Abhängigkeit von Z-Substanzen oder Benzodiazepinen wiederum hat eine Chronifizierung der Schlafstörung zur Folge und führt zu einer gravierenden Erschwernis der Erfolgsaussichten einer weiterführenden Therapie.

Nicht nur Ergebnisse wissenschaftlicher Untersuchungen, sondern auch klinische Erfahrungen werfen die Frage auf, ob sich eine »primäre« Insomnie in vielen Fällen überhaupt sicher von einer »primären« Depression oder Angststörung unterscheiden lässt. Möglicherweise sind bestimmte »primäre« Formen von Insomnie auch als mitauslösende Vorstufe einer sich anbahnenden Depression oder Angststörung anzusehen (Johnson, Roth a. Breslau 2006). Hierbei, aber auch in der Behandlung von Suchterkrankungen erweist es sich als hilfreich, neben dem standardisierten, deskriptiv-statischen Klassifikationssystem diagnostisch ein dynamisch-zirkuläres Krankheitsmodell miteinzubeziehen. Dieses erkennt – im Gegensatz zum monokausalen Ursache-Wirkungs-Modell – in Schlafstörungen sowohl ein Schlüsselsymptom vieler psychischer Störungen als auch einen eigenständigen, (mit)verursachenden Auslöse-, Risiko- und Rückfallfaktor.

**»Ist Insomnie ansteckend?« – Hypnotherapie bei einer kurzzeitig bestehenden Insomnie.**

Mitte März ruft Charlotte G. in der Telefonsprechstunde an. Frau G. ist 61 Jahre alt, wohnt in Berlin und ist dort als psychotherapeutische Kollegin tätig. Sie leidet seit Jahresanfang, also seit zirka zweieinhalb Monaten, unter gravierenden Einschlafstörungen. Davor habe sie immer bestens geschlafen. Charlotte G. wünscht sich eine Anleitung zur Selbsthypnose, kann aber in nächster Zeit nicht nach Hannover kommen, sodass wir einen Termin für eine Videositzung vereinbaren.

In dieser Sitzung berichtet die Patientin, wie alles begann. Sie hatte sich mit einer Freundin getroffen, die ihr bei dem Treffen ausführlich von ihren Schlafstörungen erzählt hatte. In der Nacht danach konnte Frau G. nicht schlafen. Und auch in den nachfolgenden Nächten machten sich Einschlafstörungen bemerkbar, die umso schlimmer wurden, je näher ein Vortrag rückte, den sie vor einem kleineren Kollegenkreis halten sollte. Vorsorglich beschaffte sie sich das Schlafmittel Zopiclon, welches aber keine wirkliche Besserung brachte und vor allem auch die Erholungsqualität ihres Schlafes beeinträchtigte, sodass sie Zopiclon nur noch sporadisch einnehme.

Charlotte G. berichtet, dass sie unter Tagesmüdigkeit leide und sich tagsüber häufiger nicht mehr so gut konzentrieren könne wie früher. Sobald sie abends im Bett liege, mache sich »innerlich eine Aufregung, eine Unruhe« bemerkbar. Es sei so, als wenn ein »ängstlicher Teil von mir die kommende Müdigkeit verschärft beobachtet« und genau das ein Einschlafen verhindere.

Auf Nachfragen gibt die Patientin an, dass sie abends vor dem Zubettgehen zusammen mit ihrem Mann vorm Fernseher »sitze, Viertel nach zehn noch ›Tagesthemen‹ schaue, und »... ja, es passiert, dass ich dabei auch mal kurz wegnicke«.

Bevor wir damit beginnen, die 5-4-3-2-1-Selbsthypnose zum inneren paradiesischen Ort (siehe Abschn. 5.4) einzuüben, erläutere ich der Patientin, dass Einschlafen abends im Bett von der Stärke des natürlichen Schlafsogs unseres Körpers abhängt. Ein Nickerchen in den letzten zwei Stunden vor dem Ins Bettgehen reduziert diesen Schlafsog und kann das Einschlafen erheblich erschweren bis verunmöglichen.

In der darauffolgenden Videositzung, eine Woche später, berichtet Charlotte G., dass für sie der »Fernseher jetzt abends ausbleibt, ich lese in einem Buch, höre Musik und gehe dann relativ müde ins Bett. Das will ich auch beibehalten. Und ich habe gleich am ersten Abend nach unserem Gespräch die Selbsthypnose angewendet, wie mit Ihnen erarbeitet, und bin dabei eingeschlafen. Ich wachte dann kurz auf und dachte erst, ich wäre nur kurz eingenickt. Es wollte schon diese alte Unruhe wieder aufkommen, aber als ich auf den Wecker schaute, da war es schon 3 Uhr, und ich konnte zufrieden weiterschlafen«.

Dieses Fallbeispiel zeigt, wie sich aus einer Reihe von »schlechten« Nächten eine Schlafstörung im Sinne einer Insomnie entwickeln kann. In aller Regel greifen mehrere Faktoren ineinander, die am weiteren Verlauf beteiligt sind. So geht die regelmäßige Einnahme von Schlafmitteln aus der Gruppe der Benzodiazepine oder der sogenannten Z-Substanzen (in diesem Fall Zolpidem, welches die Patientin jedoch nach kurzer Zeit – glücklicherweise – wieder absetzte) mit einem deutlich erhöhten Risiko einer Chronifizierung einher. Nicht selten spielt, wie im vorliegenden Fall, die schlafungünstige Gestaltung der Zeit vor dem Zubettgehen eine maßgebliche Rolle.

Eindrücklich schildert die Patientin ihre Erwartungsangst abends im Bett, die dazu führt, mit »verschärfter«, angespannter Selbstbeobachtung darauf fixiert zu sein, ob und wann der Schlaf nun endlich kommt. Eine in dieser Form sich entwickelnde schlafungünstige kognitiv-affektive Einengung macht sich bei vielen Insomniepatienten bemerkbar, sobald sie abends im Bett liegen. Möglicherweise haben die psychotherapeutisch geschulten Kompetenzen einer differenzierten Selbstbeobachtung von Charlotte G. mit dazu beigetragen, dass sie von einem ängstlichen Teil spricht, der als »wachsamer« Beobachter ihrer Müdigkeit abends mit im Bett liegt und genau dadurch das Einschlafen blockiert. Jedenfalls verweist die Formulierung »ein ängstlicher Teil von mir« bereits auf eine therapeutische Option, nämlich im Sinne einer Teilearbeit Ausschau nach anderen Selbstanteilen zu halten, die beispielsweise dafür eintreten, dem Schlafthema mit mehr Gelassenheit – manche Patienten benennen es auch als »Gleichgültigkeit« – zu begegnen.

Wenn es betroffenen Patientinnen und Patienten wie Frau G. gelingt, ihren Tag bzw. die Abendzeit schlafförderlich zu gestalten und sich eine mentale Einschlaf- bzw. Wiedereinschlaftechnik anzueignen (zur hier angewandten Selbsthypnosetechnik siehe Abschn. 5.4), ist die Aussicht auf eine baldige Normalisierung des Nachtschlafs groß. Je kürzer eine Insomnie besteht, umso geringer ausgeprägt sind die psychophysiologischen Veränderungen eines Hyperarousals, und umso rascher und leichter kommt es im Rahmen einer adäquaten psychotherapeutischen Intervention zu einer Besserung. Dagegen bedürfen länger bestehende Insomnien – die sogenannten chronischen Insomnien – in aller Regel einer länger dauernden psychotherapeutischen Behandlung, bis eine eindeutige Besserung zu verzeichnen ist.

### 1.1.2 Besonderheiten chronischer und langjährig bestehender Insomnien

Wie bereits oben dargelegt, wurde in der ab 2022 gültigen, von der WHO herausgegebenen Internationalen Klassifikation von Krankheiten (ICD-11) die Unterkategorie »Chronische Insomnien« eingeführt. Demgemäß werden Schlafstörungen, falls sie einschließlich der damit typischerweise einhergehenden Beeinträchtigungen am Tage mehrmals in der Woche auftreten und mindestens drei Monate lang andauern, als »Chronische Insomnie« bezeichnet. Bei manchen der betroffenen Patienten zeigt sich ein über mehrere Jahre sich hinziehender episodischer Verlauf mit wiederholten, mehrere Wochen andauernden Episoden, in denen die Symptomatik besteht.

| **Übersicht: Kriterien für die sogenannten Chronische Insomnie gemäß ICD-11** |
|---|
| • Einschlaf- und Durchschlafstörungen sowie die damit einhergehenden Tagesbeeinträchtigungen treten mehrmals in der Woche auf und halten mindestens drei Monate lang an.<br>• Bei manchen Betroffenen besteht ein jahrelanger, episodenhafter Verlauf mit wiederholten, mehrere Wochen andauernden Phasen die Insomniesymptomatik. |

Klinische Erfahrungen zeigen, dass bei chronischen Insomnien ausgesprochen unterschiedliche Verlaufsformen mit einer Vielfalt ursächlicher Bedingungsfaktoren vorliegen. Manche Menschen geben an, schon seit ihrer Kindheit unter Schlafstörungen zu leiden. Bei anderen von chronischer Insomnie betroffenen Menschen lässt sich, sofern eine sorgfältige schlafmedizinische Anamnese erhoben wurde, die anhaltende Nichtbeachtung essenzieller Regeln eines schlaffreundlichen Lebensstils feststellen. Ein nicht geringer Anteil von Patienten, die unter einer chronifizierten Insomnie leiden, nimmt regelmäßig Schlafmittel aus der Reihe der Benzodiazepine bzw. Z-Substanzen ein.

Nicht selten sind bei Patienten mit langjähriger Insomnie sowohl die kognitive Aufmerksamkeit als auch das emotionale Erleben in hochgradiger Weise eingeengt auf das Thema des Nichtschlafenkönnens. Alle anderen Lebensbereiche wie Beziehungen, Hobbys, berufliche Interessen, Momente der Freude, des Erfolgs, der Verbundenheit bzw. der Enttäuschung, des schmerzlichen Verlustes, des Alleinseins oder der Trauer rücken völlig in den Hintergrund. Ein betroffener Patient drückte es so aus: »*Alles wäre gut, wenn ich nur schlafen könnte.*«

Im Regelfall profitiert die Mehrzahl der Patienten mit chronischer Insomnie, die nicht länger als ein bis zwei Jahre besteht, bereits nach den ersten hypnotherapeutischen Sitzungen deutlich von der Behandlung, vorausgesetzt, die Betroffenen zeigen sich in der Lage, die wesentlichen Elemente der schlaffreundlichen Selbstfürsorge zu beherzigen (siehe Abschn. 4.1). Bei einer langjährig bestehenden Insomnie ist dagegen in aller Regel eine längerfristig angelegte hypnotherapeutische Behandlung erforderlich.

**»Machen Sie einfach Hypnose …« – Hypnotherapie bei einer langjährig bestehenden episodenhaft verlaufenden Insomnie**

Felix D. ist 46 Jahre alt und arbeitet als Wartungstechniker bei einer Firma für medizinische Großgeräte. Seitdem er vor etwa drei Jahren zu einer neuen Firma wechselte, sei er mit seiner beruflichen Tätigkeit »alles in allem zufrieden«, auch wenn er häufiger mal Überstunden machen müsse und ungefähr jede vierte, fünfte Woche Bereitschaftsdienst habe. Dann müsse er nachts telefonisch erreichbar sein und gelegentlich auch – bei akuten technischen Problemen eines Kernspintomografen zum Beispiel – in die von ihm betreuten Kliniken fahren.

Herr D. leidet vor allem unter Einschlafstörungen. »Locker vor zehn Jahren« habe das angefangen. Häufig »dauert es mindestens zwei Stunden mit dem Einschlafen«. Es gebe unterschiedlich lange Phasen, zwei oder auch vier Wochen lang, in denen er an den meisten Abenden in der Woche schlecht einschlafen könne, morgens unausgeschlafen sei und »überhaupt keine Lust hat, aufzustehen«. Tagsüber sei er dann häufig missmutig und habe Schwierigkeiten, sich zu konzentrieren. Wenn er abends länger wach im Bett liege, helfe es manchmal, dann aufzustehen, nach draußen zu gehen, »einmal um den Block zu rennen« und danach wieder ins Bett zu gehen. In besonders schlimmen Phasen nehme er abends eine Schlaftablette (Lormetazepam) ein, achte aber auf dringendes Anraten seines Hausarztes darauf, sie nicht mehr als ein- bis zweimal in der Woche zu nehmen.

Eine schlafbezogene Verhaltenstherapie habe »so gut wie nichts gebracht. Kommen Sie mir bitte nicht mit Schlafhygiene und Schlafrestriktion. Beim mir bringt das nichts.« Sein Hausarzt habe ihm nun empfohlen, es »doch mal mit Hypnose zu versuchen«.

Auf meine Frage, welche Gedanken ihm abends im Bett durch den Kopf gehen, wenn es länger mit dem Einschlafen dauert, gibt der Patient an, dass »es nur so Gedankenfetzen sind, nichts Besonderes«. Er sei »einfach nur gereizt, wenn ich abends wach im Bett rumliege und überhaupt keine Lust habe, wieder aufzustehen«, um sich mit irgendwas zu beschäftigen oder einen Spaziergang zu machen. Fragen zu seiner Lebensgeschichte, zum Privatleben oder zu seinen Beziehungen werden eher einsilbig mit z. B. »Da ist alles in Ordnung« beantwortet. Auf die Frage, ob er bestimmte Vorstellungen oder Wünsche zur Hypnose habe, antwortet der Herr D.: »Machen Sie einfach!«.

In der ersten Sitzung lade ich den Patienten ein, über eine Augenfixation (siehe auch Glossar hypnotherapeutischer Schlüsselbegriffe in 1.9.3) in Trance zu gehen, und fördere ein dissoziatives Erleben (»Während die Augen weiterhin in Ruhe auf diesen Punkt schauen, können Sie mit einem anderen Teil Ihrer Aufmerksamkeit verfolgen, welche Gedanken Ihnen gerade durch den Kopf gehen ...«). Im Rahmen eines Atempacings schlage ich vor, »beim nächsten Ausatmen die Augen zufallen zu lassen« und schließlich die Trance über eine Armlevitation zu vertiefen. Sowohl der Verlauf dieser ersten Hypnose als auch die anschließende kurze Nachbesprechung weisen darauf hin, dass Felix D. über eine gute bis sehr gute Hypnotisierbarkeit verfügt. Seine erste Tranceerfahrung bezeichnet er als »faszinierend«. Er sei »irgendwie noch wach gewesen, und gleichzeitig ist das mit dem Arm einfach so geschehen, wie automatisch ...«.

In der zweiten Sitzung wird von mir angesprochen, wie der Patient die letzten zwei Stunden vor dem ins Bettgehen gestaltet. Meistens, so berichtet Felix D., verbringe er sie vor dem Fernseher. Ich erläutere die möglicherweise schlafungünstigen Auswirkungen von längerem Bildschirmkonsum direkt vor dem Schlafengehen und rege an, dass der Patient zumindest an einigen Tagen in der Woche Ausschau nach Alternativen hält. Anschließend schlage ich für unsere Tranceübung vor, sich einen Blick in das eigene Schlafzimmer an einem der letzten Abende vorzustellen, an denen er wach im Bett lag und keinen Schlaf fand. Im zweiten Teil der Übung »lade ich Sie ein zu einer Zeitreise Richtung einer Zukunftsnacht, in der Sie wie wunderbar schlafen« (siehe Abschn. 12.4). Wie in der ersten Sitzung wird eine Armlevitation zur Trancevertiefung genutzt.

Die dritte Sitzung dient überwiegend der Anleitung von einfachen mentalen Übungen zur Selbsthypnose. In den Vordergrund rückt dabei die Vorstellung einer sogenannten »Wechselatmung« sowie die 5-4-3-2-1-Übung zum »inneren Paradiesort« (siehe Abschn. 5.4). Bei den nachfolgenden Behandlungsterminen wird der Abstand zwischen den Sitzungen auf etwa sechs bis acht Wochen erhöht. Die gesamte Behandlungsdauer erstreckt über einen Zeitraum von zirka zweieinhalb Jahren. Im Hinblick auf die explizit hypnotherapeutischen Interventionen kommen u. a. folgende Vorgehensweisen zur Anwendung:

- wiederholte Armlevitationen zur Trancevertiefung und ideomotorischen Validierung von inneren Selbstaffirmationen wie »es dem Körper überlassen«, »sich dem tieferen Unbewusstem anvertrauen«, »einfach loslassen«, »den Dingen ihren Lauf lassen«, »sich von mehr und mehr Gelassenheit tragen lassen« (siehe Abschn. 12.2)

- Einflechten von metaphorischen Imaginationen wie »Ast im Fluss«, »Adler«, »Bergwanderung«, »Schlafbaum«, »Fliegender Teppich«, »Innere Schatzkammer«, »Fahrt mit Heißluftballon« (siehe Kap. 14)
- der skeptischen, kritischen, misstrauischen Seiten des Patienten im Rahmen einer Teilearbeit Beachtung schenken und in die angestrebten Veränderungen miteinzubeziehen (siehe Abschn. 12.5)
- therapeutische Geschichten wie »Der wunderschöne Vogel des Königs und der Maler«, »Meister Chunglang«, »Vom Mut, eine Probe zu wagen«, »19 Pferde und drei Söhne«, »Urlaub in New York«, »Das Geheimnis des langen Bartes« (siehe Kap. 13)
- ab und an Wiederholung der 5-4-3-2-1-Technik sowohl in Form einer Achtsamkeitsübung als auch zum inneren »paradiesischen« Ort (siehe Abschn. 5.4, 5.5 und 5.6)
- ab und an Wiederholung der Vorstellung einer wechselseitigen Atmung (siehe Übersicht »Mentale Atemtechniken« in Abschn. 5.4).

Bei einer epikritischen Betrachtung des Verlaufs der Patient-Therapeut-Beziehung im obigen Fallbeispiel fällt auf, dass der Patient mit einer eher passiv erscheinenden Heilserwartung – von seinem Hausarzt »geschickt« – in die Praxis kommt. Die aktive Mitgestaltung der therapeutischen Arbeit hält sich in Grenzen. Den angebotenen mentalen Selbsthilfetechniken wird mit Skepsis begegnet. Dem Austausch über Gesprächsthemen, welche die persönliche Lebensgeschichte, das private Umfeld, die Freuden bzw. Last der aktuellen Lebenssituation betreffen und sich nicht unmittelbar auf die Schlafstörung beziehen, werden enge Grenzen gezogen. Ein Einblick in die Inhalte seiner Grübelgedanken wird verwehrt (siehe auch Abschn. 12.6).

Dem Therapeuten kommt es zunächst so vor, als wolle der Patient zuallererst »testen«, ob erstens er, also der Therapeut, der »Richtige« für ihn ist, und zweitens, ob Hypnose für ihn die »richtige« Methode ist. Was der Patient mitbringt, ist seine Bereitschaft, sich auf eine hypnotische Trance – eine ausgesprochen intensive Form der therapeutischen Beziehung – einzulassen. Zudem verfügt er offenbar über eine gute, möglicherweise sogar sehr gute Hypnotisierbarkeit.

In aller Regel sind für eine nachhaltige Bestärkung der Motivation des Patienten – und im Übrigen auch des Hypnotherapeuten – klar wahrnehmbare Zeichen einer positiven Veränderung nötig. Im obigen Fall berichtet der Patient nach vier Sitzungen über eine »insgesamt erhebliche Verbesserung«. Er habe eine »ganze Reihe von guten Nächten« gehabt. Auch sei er gelassener geworden: »Meine Güte, wenn ich mal eine Nacht nicht schlafe, ist das okay.« Im Laufe der weiteren Behandlung zeigt sich, dass der Patient zunehmend von sich aus von ihn belastenden, aber auch von freudigen Tagesgeschehnissen, von seiner Herkunftsfamilie, von beruflichen und privaten Konflikten erzählt, und zwar von dem Moment an, als der Therapeut sich entschlossen hatte, nicht mehr aktiv nachzufragen.

Im Hinblick auf eine schlaffreundichere Alltags- sowie Abendgestaltung ist Felix D. dazu übergegangen, abends die Bildschirmzeit auf maximal 40 Minuten zu beschränken und dafür gezielt Filme bzw. Reportagen sowie DVDs auszusuchen. Als Alternative zum Bildschirm beschäftigt er sich häufiger abends mit Rätselaufgaben wie Kreuzworträtseln, Sudokus und Quizfragen, die er vor allem in der von ihm abonnierten Tageszeitung findet. Zudem berichtet er mehr und mehr darüber, dass er einzelne Übungen zur Selbstentspannung für sich zu Hause ausprobiert und immer mal wieder anwendet, ohne sie allerdings regelmäßig und systematisch zu praktizieren.

Im weiteren Verlauf kommt es allerdings auch zu »Rückschlägen« mit wieder länger andauernden Phasen des Wachliegens abends im Bett. Gerade in solchen Phasen fühlt sich der Therapeut bei seiner Suche nach passenden therapeutischen Geschichten an einen Satz erinnert, den Voltaire geäußert haben soll, dass nämlich der Arzt die Aufgabe habe, den Patienten so lange zu unterhalten (im Sinne etwa von »aufmuntern«), bis die Natur ihn geheilt hat.

Im oben skizzierten Fallbeispiel erstreckte sich die hypnotherapeutische Behandlung über einen Zeitraum von zweieinhalb Jahren. Der Patient erreichte eine weitgehende Besserung seiner zehn Jahre währenden chronisch-episodischen Insomnie. Der erheblich reduzierte Gebrauch von Schlafmitteln war für ihn einer der prägnantesten Gradmesser für das Behandlungsergebnis. Innerhalb des gesamten letzten Jahres, so berichtete er gegen Ende seiner Behandlung, habe er nur einmal eine Schlaftablette genommen.

### 1.1.3 »Sie schlafen besser, als Sie denken!« – Fehlwahrnehmung des Schlafs

Bemerkenswerterweise schlafen Insomniepatienten objektiv oft mehr und besser, als sie subjektiv erleben. Untersuchungen im Schlaflabor zeigen, dass die Einschlafdauer, auch als Einschlaflatenz bezeichnet, bzw. die Wachzeiten im Bett häufig überschätzt werden, während die

Gesamtschlafdauer unterschätzt wird. Es gibt nicht wenige Fälle, bei denen Betroffene subjektiv unter einer schwerwiegenden Schlafstörung leiden, der Schlaflaborbefund jedoch einen weitgehend normalen Schlafablauf zeigt. Bei einem derartig weit auseinanderklaffenden, schwer erklärbaren Gegensatz zwischen subjektivem Leiden und objektivierbaren Befunden wird manchmal auch von einer »paradoxen Insomnie« gesprochen.

Werden Insomniepatienten in experimentellen Schlaflaboruntersuchungen aus dem Schlaf geweckt, berichten sie häufiger, dass sie sich gerade in einem wachen Zustand befänden. Dieses Phänomen zeigte sich vor allem dann, wenn die Probanden aus dem REM-Schlaf geweckt wurden. Die Forschungsergebnisse könnten darauf hinweisen, dass die Fehlwahrnehmung des Schlafs bei Menschen, die unter einer Insomnie leiden, insbesondere gebunden ist an die veränderte Wahrnehmung der REM-Schlafphase, die in solchen Fällen als ein wachähnlicher, emotional eher negativ getönter Zustand erlebt wird (Feige et al. 2018).

### 1.1.4 Wirksamkeitsnachweise in der hypnotherapeutischen Behandlung von Insomnien – Stand der empirischen Wissenschaft

In dem 2006 vom Wissenschaftlichen Beirat Psychotherapie (WBP) vorgelegten Gutachten wurden zwei der drei eingereichten Studien zur Behandlung von Schlafstörungen anerkannt (Deutsches Ärzteblatt 2006). Zum einen handelte sich dabei um die Studie von Stanton (1989), an der 45 Insomnie-Patienten mit Einschlafstörungen teilnahmen. Sie wurden randomisiert den Vergleichsgruppen »Hypnotherapie«, »Stimulus-Kontrolle« und »Placebo-Kontrollgruppe« zugewiesen. Die Hypnotherapiegruppe war zu beiden Erhebungszeitpunkten – direkt nach Ende der Behandlung und drei Monate später – den Vergleichsgruppen signifikant überlegen (Stanton 1989).

Zum anderen erfüllte eine Studie von Woolfolk und McNulty (1983) die strengen Kriterien des WBP. In dieser Untersuchung wurden 44 Insomnie-Patienten mit Einschlafstörungen den fünf Vergleichsgruppen »Hypnose«, »Hypnose mit Muskelentspannung«, »somatisches Focusing«, »progressive Muskelrelaxation« und einer Warte-Kontrollgruppe randomisiert zugewiesen. Nach vier Wochen zeigten alle vier Behandlungsgruppen eine signifikante Verringerung der Einschlaflatenz im Vergleich zur Kontrollgruppe. Nach sechs

Monaten (Katamneseuntersuchung) wiesen lediglich die Patienten der beiden Behandlungsgruppen, die mit Hypnose behandelt worden waren, noch eine Einschlaflatenz auf, die signifikant geringer war im Vergleich zur jeweiligen Prä-Messung (ebd.).

Eine 2015 veröffentlichte Metaanalyse befasste sich mit randomisierten, kontrollierten Studien, die bis März 2014 in englischsprachigen Fachzeitschriften veröffentlicht wurden (Lam et al. 2015). Demnach verkürzt Hypnotherapie die Einschlaflatenz im Vergleich zur Wartegruppe signifikant. Allerdings ergab sich kein signifikanter Unterschied zur Placebo-Gruppe. Im Hinblick auf ihre methodische Qualität wurden 11 von den 13 überprüften Studien eher kritisch bewertet.

Eine August 2018 publizierte kontrollierte Studie aus dem Department für Psychologie, Klinische Psychologie und Psychotherapie von Kindern und Adoleszenten an der Universität Bielefeld untersuchte die Effekte eines dort entwickelten speziellen Schlaftrainings (SWIS), welches aus einer Kombination von Hypnotherapie bei Insomnien mit Kognitiver Verhaltenstherapie bei Insomnien bestand. Die Untersuchungsgruppe setzte sich aus 56 Studierenden zusammen, die unter einer Insomnie litten. Nach drei Monaten zeigte sich bei Studierenden, welche am SWIS teilnahmen, eine signifikante Verbesserung im Hinblick auf somatische Beschwerden, Ängstlichkeit, körperliche Verfassung und Lebensqualität im Vergleich zur Wartelisten-Kontrollgruppe. Bemerkenswerterweise wurden die meisten Verbesserungen nicht unmittelbar nach dem Training, sondern erst in der Follow-up-Erhebung nach drei Monaten nachgewiesen. (Friedrich, Claßen a. Schlarb 2018a).

Im September 2018 wurde eine Pilotstudie veröffentlicht, in der die Effektivität eines Behandlungsprogramms untersucht wurde, welches ebenfalls hypnotherapeutische mit verhaltenstherapeutischen Elementen kombinierte. Daten von insgesamt 37 Patienten:innen konnten ausgewertet werden. 10 Patienten litten unter Insomnie in komorbider Verbindung mit einer Depression, während bei 27 Patienten ausschließlich eine Insomnie vorlag. Bei den komorbid depressiven Insomnie-Patienten zeigte sich eine Besserung der depressiven Symptomatik sowohl unmittelbar nach den sechs Therapiesitzungen (Post-Erhebung) als auch im Follow-up drei Monate später. Beide Patientengruppen wiesen eine signifikante Verbesserung der Schlafeffektivität mit signifikanter Verkürzung der Wachzeiten nach

Schlafbeginn auf. Eine signifikante Reduktion der Einschlaflatenz zeigte sich dagegen nur bei den komorbid Erkrankten. (Schlarb, Faber a. Hautzinger 2018).

Eine 2021 publizierte kontrollierte Studie überprüfte die Effekte von schlafspezifischer Hypnose in Verbindung mit Cognitive Processing Therapy (CPT) auf die objektivierbare Schlafqualität bei Frauen mit einer posttraumatischen Belastungsstörung. Es zeigte sich, dass die Einschlaflatenz von den Patientinnen, die zusätzlich mit Hypnose-Interventionen behandelt wurden, signifikant kürzer war im Vergleich zu den Patientinnen, die ausschließlich CPT erhielten (Arditte Hall et al. 2021).

Zusammenfassend weisen die drei letztgenannten Studien auf eine gute Wirksamkeit der Kombination von hypnotherapeutischen Interventionen mit Elementen der Kognitiven Verhaltenstherapie hin. Für die Wirksamkeit alleiniger Hypnotherapie bei Insomnien liegen zwar zwei methodisch hochwertige Studien vor, hier fehlen aber noch weitere kontrollierte Studien für einen empirisch stabilen Wirksamkeitsbeleg, damit sie als eigenständige Alternative zur Kognitiven Verhaltenstherapie anerkannt würde. Ein Blick auf die konkrete psychotherapeutische Versorgungspraxis zeigt, dass trotz der empirisch gut belegten Wirksamkeit von Kognitiver Verhaltenstherapie (KVT) bei Insomnie längst nicht alle betroffenen Patienten von ausschließlicher KVT profitieren bzw. dieser Therapieform Akzeptanz entgegenbringen. Zum anderen findet in der Praxis häufig bereits eine Kombination von verhaltenstherapeutischen Elementen mit hypnotherapeutischen bzw. hypnoimaginativen Interventionen statt.

## 1.2 Insomnie als Schlüsselsymptom bei Depressionen

Über 90 % aller Patienten mit Depressionen leiden unter Schlafstörungen. Für viele Betroffene stellen sie das Hauptproblem dar. Zudem bestehen sie besonders häufig nach dem Abklingen der übrigen depressiven Symptomatik weiterhin fort. Das (Wieder-)Auftreten von Schlafproblemen gilt zudem als wichtigster Prädiktor einer depressiven Neu- bzw. Wiedererkrankung.

Zu den relativ depressionstypischen Veränderungen in der Schlafarchitektur zählen eine Verminderung des Tiefschlafs sowie verfrühtes und gehäuftes Auftreten von REM-Schlafphasen in der ersten Nachthälfte (vgl. Abschn. 3.1). Diese Veränderungen machen sich für den Patienten vor allem in Durchschlafstörungen und zu frühem Erwachen bemerkbar. Letztgenanntes Phänomen gilt als besonders charakteristisch für Schlafprobleme im Rahmen einer depressiven Erkrankung: Betroffene Patienten erwachen oft etwa zwei bis vier Stunden vor ihrer üblichen Aufstehzeit und können dann nicht mehr einschlafen.

Chronobiologen vermuten, dass eine Fehltaktung der inneren Uhr im Nucleus suprachiasmaticus die neurobiologische Grundlage des gestörten Schlafs bei Depressionen darstellt. Durch diese Fehlfunktion wird die für einen erholsamen Schlaf wichtige, aufeinander abgestimmte Phasenbeziehung zwischen innerer Uhr und dem Schlafrhythmus gestört. Diese Störung wiederum geht einher mit einer Verflachung elementarer Zirkadianrhythmen, sodass bei depressiven Erkrankungen sowohl Amplituden als auch Synchronizität des psychovegetativen Wach-Schlaf-Rhythmus beeinträchtigt sind (vgl. Abschn. 2.5 und 2.6).

Je schwerwiegender die Symptomatik ist, umso eher bedarf eine depressive Erkrankung neben der psychotherapeutischen Behandlung einer Psychopharmakotherapie. Das hypnotherapeutische Aufgreifen von Schlafstörungen und die gleichzeitige Behandlung mit Antidepressiva schließen sich keinesfalls aus, sondern ergänzen sich vielmehr und sollten eingebettet sein in ein multimodales Behandlungskonzept.

Schwerere Depressionen gehen nicht selten mit einer wahnhaften Symptomatik einher. So kommt es beispielsweise zum Auftreten von nihilistischen Wahninhalten, Verarmungswahn oder auch Schuld- bzw. Versündigungswahn. Wichtig ist das rechtzeitige Erkennen solcher depressiv-wahnhaften Erlebensinhalte, da sie mit einem deutlich erhöhten Suizidrisiko verknüpft sind und einer sorgfältigen fachpsychiatrischen Behandlung bedürfen. Die Suizidalität ist manchmal schwer zu erkennen und tritt zuweilen recht abrupt auf. Daher sollte man bei einer wahnhaften Komponente immer mit Suizidalität rechnen und z. B. bei ambulanter Behandlung eine Klinikeinweisung initiieren.

Darüber hinaus sind bei einer wahnhaften Depression wie auch bei anderen wahnhaften Störungen Hypnose bzw. tranceinduzierende Techniken in der akuten Phase kontraindiziert. Suggestive Techniken, die auf baldige Besserung und Überwindbarkeit des unerträglichen Zustands abzielen, sind jedoch hilfreich.

### 1.2.1 Tübinger Wirksamkeitsstudie 2021 zur Depressionsbehandlung – Hypnotherapie im Vergleich mit Kognitiver Verhaltenstherapie

Die sehr gute Wirksamkeit von Psychotherapie allgemein bei leichten bis mittelschweren Depressionen gilt als belegt und ist der alleinigen Psychopharmakotherapie gegenüber deutlich überlegen. Die meisten Wirksamkeitsstudien liegen dabei für die Kognitive Verhaltenstherapie (KVT) vor.

2007 wurde eine randomisiert-kontrollierte Studie publiziert, welche eine antidepressive KVT-Behandlung vergleicht mit einer Kombination von KVT mit hypnotherapeutischen Elementen (Alladin a. Alibhai 2007). Es zeigte sich, dass die Kombination von KVT mit Hypnotherapie der alleinigen KVT in der Behandlung von Depressionen überlegen ist.

Von 2014 bis 2018 fand am Tübinger Universitätsklinikum eine große (N=152 Patienten) randomisiert kontrollierte Studie statt, in der die Wirksamkeit von alleiniger Hypnotherapie mit alleiniger KVT verglichen wurde. Dabei kamen insgesamt 30 hypnotherapeutische Interventionsmodule zum Einsatz (Wilhelm-Gößling et al. 2020, S. 62). Drei Module davon beziehen sich auf Schlafstörungen bei Depressionen. Die inhaltlichen und technischen Grundzüge dieser drei schlafspezifischen Module finden sich auch im vorliegenden Fachbuch als Interventionsvorschläge (»Paradiesort«, siehe Abschn. 5.4; »Grübeln«, siehe Kap. 10; »wieder einschlafen«, siehe Abschn. 12.4). Darüber hinaus sind in diesem Buch die inhaltlichen Grundideen für das Modul »Ballonfahrt, Basis- und Aufbaumodul« enthalten (siehe Abschn. 12.3).

Die Tübinger Depressionsstudie ergab, dass Hypnotherapie in der Behandlung von Depressionen gleich stark wirksam ist wie KVT (Fuhr et al. 2021).

## 1.3 Wenn Angst mit im Bett liegt

Vierzig Prozent der Patienten mit Angststörungen entwickeln zugleich Schlafstörungen (Ohayon a. Roth 2003). Die bei einer generalisierten Angststörung typischerweise auftretende allgemein erhöhte Angstbereitschaft und Überbesorgtheit weist Überschneidungen auf mit der ähnlich beschaffenen ängstlich-überbesorgten Symptomatik von Patienten, die unter einer länger dauernden »primären« Insomnie leiden.

Schlafstörungen, wie sie bei Phobien, Panikerkrankungen oder der generalisierten Angststörung auftreten, sind von unspezifischer Art. Sie äußern sich in Einschlaf- und Durchschlafstörungen oder auch im Gefühl des nicht erholsamen Schlafs. Des Weiteren wird über quälende Träume, Anlaufschwierigkeiten am Morgen und belastende Stimmungsschwankungen geklagt.

Die gezielte Behandlung eines gestörten Schlafs bei Angstpatienten ist wichtig, da er zusätzlich ein erhöhtes psychophysiologisches Erregungsniveau zur Folge hat und dieses wiederum einen Verstärkungsfaktor für die Angstbereitschaft darstellt. Darüber hinaus profitieren Angstpatienten in besonderer Weise von effizienten Selbstentspannungstechniken, auf die in der Hypnotherapie gerade bei Schlafstörungen ein Hauptaugenmerk gerichtet wird.

## 1.4 Rausch und Schlaf

Praktisch alle gängigen Rauschmittel greifen in die Schlafregulation ein und verändern das natürliche Schlafmuster. Fast immer leidet darunter die Schlafqualität, auch wenn einige Substanzen wie z. B. Alkohol, Cannabis und die Opiate zunächst das Einschlafen erleichtern. Ihr Gebrauch als Einschlafmittel hat eine jahrtausendealte Tradition. In vielen östlichen Kulturen z. B. dienten selbst hergestellte Opiumtinkturen zur Ruhigstellung von Kindern, die nicht einschlafen konnten. In Europa erfreute sich eine von Paracelsus zusammengebraute Opiumtinktur, das berühmt gewordene »Laudanum«, großer Beliebtheit zur Linderung von Schlafproblemen und depressiven Verstimmungen.

Im Medikamentenschrank heutiger Schlafzimmer wurden diese Tinkturen abgelöst durch: Chloraldurat (erstes industriell hergestelltes Schlafmittel, narkotische Eigenschaften 1869 entdeckt, heute immer noch im Gebrauch), Bromverbindungen (erstes Reichspatent um 1909), Benzodiazepine (Librium® kam 1960 als erstes Benzodiazepin auf den Markt) und schließlich die sogenannten Z-Substanzen. Zopiclon als erste Z-Substanz kam 1991 auf den Markt und gehört zu den mittlerweile am häufigsten verschriebenen Schlafmitteln.

Bekanntermaßen rächt sich der regelmäßige Konsum einschlaffördernder Rauschmittel mit gravierenden Schlafstörungen beim Entzug der Substanz. Entzugsbedingte Schlafstörungen spielen nicht nur in den Suchtkliniken eine große Rolle. Bei vielen Patienten, die ambulante Therapeuten wegen Schlafstörungen aufsuchen, sollte eine

Suchterkrankung oder zumindest der schädliche Gebrauch von Suchtmitteln diagnostisch mit in Betracht gezogen werden.

Gestörter Schlaf ist ein zentraler Faktor im Suchtkreislauf. Chronische Insomnie ist mit einem erhöhten Risiko für Substanzmissbrauch und -abhängigkeit verbunden (Breslau et al. 1996). Schlaflosigkeit kann somit einerseits Ausgangspunkt einer Suchtentwicklung sein, indem der Betroffene versucht, mithilfe von Alkohol, Cannabis, Beruhigungs- oder Schlaftabletten besser schlafen zu können (»Selbsttherapie«). Häufiger Gebrauch dieser Substanzen wiederum reduziert die Schlafqualität erheblich und führt zu einer Verstärkung von Schlafstörungen. Schlafstörungen treten als eines der Hauptsymptome bei praktisch jeder stoffgebundenen Suchterkrankung auf.

Andererseits werden substanzinduzierte Schlafstörungen oftmals zum Anlass genommen, therapeutische Hilfe zu suchen. Sie spielen am Startpunkt eines Suchtausstiegs eine wichtige motivationale Rolle und stellen zugleich einen Rückfallfaktor dar. Denn durch die im Entzug zunächst verschlimmerten Schlafprobleme wächst der Druck, erneut zum Rausch- bzw. Schlafmittel zu greifen. In Abbildung 1 ist dieser »Regelkreis« am Beispiel des Konsums von Alkohol und Cannabis sowie Beruhigungs- und Schlafmitteln modellhaft dargestellt.

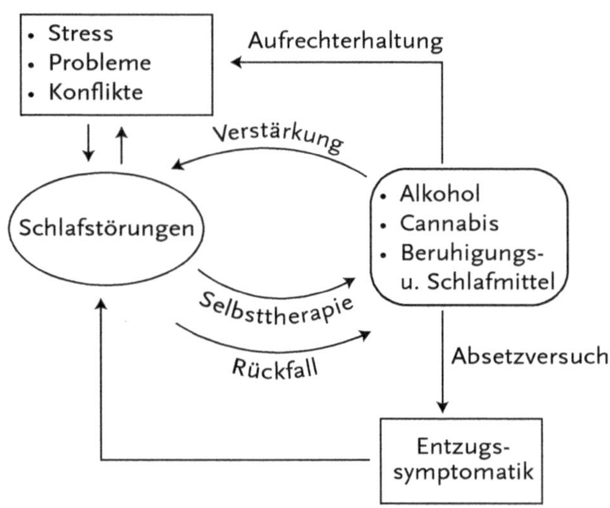


*Abb. 1: Schlafstörungen als Auslöse- und Rückfallfaktor bei Suchterkrankungen*

## 1.5 Schlaf in den Wechseljahren

Schätzungsweise drei Viertel aller Frauen, die sich in den Wechseljahren befinden, sind seelischen und körperlichen Befindensschwankungen und Beschwerden unterschiedlicher Intensität ausgesetzt. Zu den häufigsten Beschwerden gehören Hitzewallungen, kalte Schweißausbrüche und Schlafstörungen. Etwa jede zweite Betroffene sucht deshalb einen Arzt auf. Medizinisch wird auch von einem »Menopausensyndrom« gesprochen.

Schlafstörungen im Klimakterium sind im Hinblick auf ihr ursächliches Bedingungsgefüge als eigenständiges Beschwerdebild anzusehen. Sie stellen eine Sonderform der Insomnie dar, in der hormonelle Umstellungen und die damit einhergehende tiefgreifende körperliche Veränderung sowie oft auch psychosoziale Faktoren in einer Lebensphase des Umbruchs eine ausschlaggebende Rolle spielen.

Betroffene Frauen leiden vor allem unter Einschlaf- bzw. Wiedereinschlafstörungen, die zunächst als unmittelbare Folge klimakteriumsbedingter Hitzewallungen oder Muskelschmerzen auftreten. Sich eine persönlich passende, gute Entspannungstechnik anzueignen zählt zu den wichtigsten (selbst)therapeutischen Maßnahmen bei diesem Beschwerdekomplex. Selbstentspannung ist nicht nur eine wirksame (Wieder-)Einschlafhilfe, sondern ermöglicht die Erfahrung, dass auch Wachsein eine angenehm entspannte Ruhezeit sein kann. Zudem hilft Selbstentspannung, Tagesmüdigkeit besser bewältigen zu können, und führt – in der Siesta-Zeit praktiziert – zu einer Triggerung des natürlichen Zirkadianrhythmus. Weiterführende Hinweise dazu finden sich in Kapitel 5.

Schlafstörungen im Klimakterium gehen manchmal mit zeitweiligen depressiven Verstimmungen einher. Vielfach spiegeln sich dann die thematischen Hintergründe des depressiven Erlebens in den Grübelthemen während nächtlicher Wachphasen wider. Wenn betroffene Patientinnen über längere Grübelphasen berichten, sollten diese Phasen hypnotherapeutisch aufgegriffen werden. Die Vorgehensweisen hierzu sind in Kapitel 10 ausführlich dargelegt. Außerdem findet sich in Abschnitt 12.2.1 ein Fallbeispiel für Schlafstörungen in den Wechseljahren, bei dem ein für diese Lebensphase typischer thematischer Hintergrund mit einfließt.

Klinische Erfahrungen zeigen, dass bei schwerer ausgeprägten Schlafstörungen im Klimakterium die zeitweilige Einnahme von Medikamenten mit chronobiologischem Wirkansatz hilfreich sein kann. In Deutschland stehen dafür retardiertes Melatonin (Circadin®) und die Substanz Agomelatin (Valdoxan®) zur Verfügung. Beide Präparate zeichnen sich durch eine geringe Nebenwirkungsrate aus. Insbesondere beeinträchtigen sie auch nicht den Erholungswert des Schlafes, wie dies z. B. bei benzodiazepinhaltigen Schlafmitteln der Fall ist. Zu beachten sind die offiziell zugelassenen Indikationsbereiche der Substanzen. So ist retardiertes Melatonin von der Zulassungsbehörde erst bei Insomniepatienten ab dem 55. Lebensjahr zugelassen. Der Einsatz bei Patientinnen mit klimakteriumsbedingten Schlafbeschwerden, die in der Regel jünger sind (durchschnittliches Alter: 48 bis 50 Jahre), stellt dann einen Off-Label-Use dar. Weitere Einzelheiten zu Medikamenten mit chronobiologischem Wirkansatz finden sich am Ende von Kapitel 2 (siehe Abschn. 2.7).

## 1.6 Schlafstörungen infolge psychotischer oder psychosenaher Erkrankungen

Schlafstörungen sind ein sehr häufiges Symptom bei allen Formen psychotischer Störungen. Nicht selten treten sie bereits im frühen, im präpsychotischen Stadium einer Psychose auf, unabhängig davon, ob es sich um eine Erkrankung aus dem schizophrenen Formenkreis, um eine affektive Psychose (darunter versteht man alle phasisch verlaufenden manisch-depressiven oder depressiv-wahnhaften Erkrankungen) oder z. B. um eine substanzmittelinduzierte Psychose handelt. Eine diagnostische Hauptaufgabe jedes Therapeuten, der Patienten mit Schlafstörungen behandelt, besteht darin, eine gegebenenfalls vorliegende psychotische oder psychosenahe Grunderkrankung rechtzeitig zu erkennen.

Zu beachten sind eine gegebenenfalls bestehende psychiatrische Vorgeschichte, persönlichkeitsstrukturelle Auffälligkeiten, Störungen des Ich-Erlebens, dissoziative Zustände, formale und inhaltliche Denkstörungen, z. B. in Form wahnhaften Erlebens, und andere Formen eines eingeschränkten Realitätsbezugs. Besonders wichtig ist das Erkennen von etwaigen wahnhaften Symptomen bei depressiven Erkrankungen. Diese Symptomatik bedarf einer sorgfältigen psychiatrischen Behandlung einschließlich frühzeitiger psychopharmakologischer Maßnahmen und gegebenenfalls stationärer Behandlung.

| **Übersicht: Psychotische bzw. psychosenahe Erkrankungen, die mit Schlafstörungen einhergehen können** |
|---|
| • schizophrene und schizoaffektive Psychosen<br>• wahnhafte Depressionen<br>• maniforme Psychosen, Manien<br>• drogeninduzierte Psychosen<br>• anderweitige Wahnerkrankungen und Psychosen<br>• Borderline-Störungen bei Vorliegen von psychotischen bzw. psychosenahen Symptomen. |

Bei Patienten, die an einer psychotischen Erkrankung leiden, sind Hypnose bzw. tranceinduzierende Interventionen grundsätzlich kontraindiziert. Sobald im Rahmen der psychiatrischen Behandlung eine Stabilisierung des Zustands eingetreten ist, profitieren viele der betroffenen Patienten allerdings von einer umfassenden schlafmedizinischen Beratung, vor allem im Hinblick auf schlafförderliche Verhaltensmaßnahmen. Als Grundlage dafür können schlafphysiologisches Wissen und chronobiologische Erkenntnisse sowie Grundelemente aus den »Fünf Säulen der schlaffreundlichen Selbstfürsorge« (vgl. Teil II) vermittelt werden. In der Regel eignet sich bei diesen Patienten (PMR) am besten als Selbstentspannungsverfahren.

Patienten mit Borderline-Störungen sind in vielen Fällen von Schlafstörungen betroffen. Sie treten vor allem in Verbindung mit häufigen Albträumen auf. Die Behandlung erfordert ein fundiertes, auf die jeweilige Symptomatik bezogenes Gesamtkonzept, welches gegebenenfalls die häufig vorliegende traumatische Vorgeschichte berücksichtigt. Hypnotherapeutische Interventionen sind nur in einer sorgfältig modifizierten, auf die Besonderheiten dieser Erkrankung achtenden Form indiziert und setzen einen entsprechenden Erfahrungsfundus beim Therapeuten voraus.

Generell gilt, dass bei Patienten mit persönlichkeitsstrukturellen Störungen hypnotherapeutische Interventionen zu modifizieren sind. Insbesondere sollte keine gezielte Intensivierung des Binnenerlebens in Richtung tiefer gehender Trancezustände erfolgen. Günstig sind hingegen Techniken, die eine klare Struktur vorgeben und im weiteren Verlauf dazu führen, für das Ich verfügbare positive innere (Selbst-)Objekte, beispielsweise mit der Fähigkeit zur Selbstberuhigung, überhaupt erst aufzubauen. Liegen Beeinträchtigungen des Realitätsbezugs vor, ist Hypnose grundsätzlich kontraindiziert.

## 1.7 Organisch bedingte Schlafstörungen

Bei Verdacht auf eine organisch bedingte Schlafstörung ist die weitere Abklärung durch allgemeinmedizinische, internistische und gegebenenfalls neurologische Untersuchungen erforderlich. Mitunter wird zur sicheren Differenzialdiagnostik eine gezielte schlafmedizinische Untersuchung im Schlaflabor empfohlen. Neben den jeweils indizierten organmedizinischen Maßnahmen profitieren betroffene Patienten in der Regel auch von schlafförderlichen Verhaltensmaßnahmen (siehe auch Teil II). Die drei wichtigsten Formen organisch bedingter Schlafstörungen werden nachfolgend kurz beschrieben.

*Schlafbezogene Atemstörungen:* Häufigste Form der schlafbezogenen Atemstörungen ist das obstruktive Schlafapnoesyndrom, definiert durch Sistieren des Atemluftstroms trotz fortbestehender muskulärer Muskelanstrengung. Die diagnostischen Kriterien beinhalten, dass die Phase des Atemstillstands dabei mindestens 10 Sekunden anhält. Bei Männern wird eine Prävalenz von zirka 4 %, bei Frauen von zirka 2 % angegeben (Becker 2007). Risikofaktoren sind Adipositas, männliches Geschlecht, habituelles Schnarchen, familiäre Disposition, Nikotin-, Alkohol-, Schlaf – und Beruhigungsmittelabusus. Das klinische Bild besteht aus lautem Schnarchen mit Apnoephasen, Tagesschläfrigkeit trotz ausreichender Schlafdauer, Kopfschmerzen und langfristigen kardiaovaskulären Folgeerkrankungen wie Hypertonie, koronare Herzerkrankung und Herzinsuffizienz (Schott u. Jantzen 2012). Nicht ganz selten besteht zudem eine atypisch-depressive Symptomatik, die abklingt, wenn das Schlafapnoesyndrom behandelt wird.

*Restless-Legs-Syndrom:* Die Prävalenz des Restless-Legs-Syndroms wird mit 5 bis 10 % angegeben (Stiasny-Kolster 2007). Leitsymptom dieser neurologischen Erkrankung ist ein unangenehmer Bewegungsdrang der Beine, selten auch der Arme, der sich überwiegend in Ruhe und Entspannung vor allem am Abend und in der Nacht bemerkbar macht. Die Beschwerden treten beidseitig auf und sind meistens mit Missempfindungen in den betroffenen Gliedmaßen verbunden. Viele Patienten leiden unter gravierenden Einschlaf- und Durchschlafstörungen, die infolge der Beinunruhe auftreten. Die Behandlung des Restless-Legs-Syndroms erfolgt medikamentös mit L-DOPA bzw. Dopaminagonisten.

*Schlafstörungen bei Demenz:* Demenzielle Erkrankungen gehen häufig mit Schlafstörungen einher. Sie sind gekennzeichnet durch eine Störung des Tag-Nacht-Rhythmus, gehäufte nächtliche Wachphasen, Reduktion von Tiefschlaf und eine Störung des REM-Schlafs. In der Therapie von Schlafstörungen, welche im Rahmen demenzieller Erkrankungen auftreten, sind neben pharmakologischen Behandlungsmaßnahmen chronobiologisch wirksame Stimuli, z. B. mittels Licht- und Bewegungstherapie, von Bedeutung.

## 1.8 Hypnotherapeutische Kompetenz- und Ressourcenanamnese bei Menschen, die unter Schlafstörungen leiden

Die moderne, von dem amerikanischen Psychiater Milton H. Erickson geprägte Hypnose sieht im menschlichen Organismus ein selbstregulatives System. Ein Therapeut kann diesem System Anstöße zur Neuordnung geben, die im Wesentlichen aus den Ressourcen des Patienten ermöglicht wird. Im Fokus der modernen Hypnotherapie steht somit die Mobilisierung der dem Patienten innewohnenden Ressourcen, Fähigkeiten, Kompetenzen. Therapeutische Trance dient dazu, den Zugriff auf die eigenen inneren Ressourcen zu erleichtern und sie für Veränderungs- bzw. Heilungsprozesse zu nutzen (Utilisationsprinzip, siehe auch Abschn. 1.9.3).

Hilfesuchende Menschen, die unter Schlafproblemen leiden, verzweifelt sind und sich ohnmächtig fühlen, können sich kaum vorstellen, dass die wichtigsten Heilungskräfte in ihnen selbst schlummern. Vor allem die länger dauernde Erfahrung, »nicht schlafen zu können«, wird im Alltagsbewusstsein der Betroffenen zum beherrschenden Thema, welches alles andere förmlich erdrückt. Von daher ergibt es keinen Sinn, gerade auch zu Beginn einer Behandlung persönliche Ressourcen, Fähigkeiten, Kompetenzen etwa der Reihe nach abzufragen. Es gilt vielmehr, einen therapeutischen Spürsinn zu entwickeln für diesbezügliche Hinweise, die in Randbemerkungen, bestimmten Redewendungen, beiläufigen Narrativen, somatopsychischen Reaktionen etc. enthalten sind.

Für Menschen, die unter gravierenden Schlafstörungen leiden, stellen häufig die ersten therapeutischen Tranceerfahrungen selbst eine einschneidende ressourcenreiche Erfahrung dar. Vor allem, wenn mit den ersten Tranceerfahrungen ein deutlich ausgeprägtes, dissoziatives Erleben – beispielsweise im Rahmen einer Armlevitation – einhergeht, wird dies vom Patienten als Beleg gewertet, für Hypnose empfänglich zu sein. Von daher empfiehlt es sich, falls möglich, bereits in den ersten Sitzungen den Patienten zu einer Armlevitation einzuladen.

Für den Hypnosetherapeuten wiederum ermöglicht die hypnotische Reaktionsbereitschaft seines Patienten eine Einschätzung seiner Hypnotisierbarkeit bzw. hypnotischen Suggestibiliät. Ein in der empirisch-statistischen Hypnoseforschung weitverbreiteter Hypnotisierbarkeitstest ist der »Harvard Group Scale of Hypnotic Susceptibility, Form A (HGSHS:A)«. 2021 wurde eine auf fünf Items verkürzte deutschsprachige Version des HGSHS:A (HGSHS – 5:G) publiziert (Riegel et al. 2021). Der HGSHS – 5:G reduziert die Testzeit auf 30 Minuten und stellt somit ein für den breiteren Einsatz praktikables und zugleich valides Inventar zur Hypnotisierbarkeitstestung dar.

Eine Vielzahl von Wirksamkeitsstudien sprechen ganz allgemein für einen Zusammenhang zwischen Hypnotisierbarkeit und Therapieerfolg hypnotherapeutischer Interventionen (Krause u. Riegel 2015). Klinische Erfahrungen weisen darauf hin, dass dies auch für die hypnotherapeutische Behandlung von Schlafstörungen gilt.

**Übersicht: Nützliche Kompetenzen und innere Ressourcen bei Menschen, die unter Schlafstörungen leiden (Beispiele)**

- Bereitschaft und Fähigkeit, in Trance zu gehen; hypnotische Suggestibilität bzw. Hypnotisierbarkeit
- bestimmte Geräusche, Musik, Audiogeschichten, die in der Kindheit zur Beruhigung, zur Tröstung, zum Einschlafen beigetragen haben
- Gerüche, Düfte, Aromen, die im Schlafzimmer als wohltuend erlebt werden
- Wahrnehmung der eigenen Müdigkeit auf der körperlichen, gedanklichen und der Verhaltensebene
- Orte, Situationen bzw. Begebenheiten, welche mit der Erfahrung von Gelöstheit, tiefer Entspanntheit, Gelassenheit, Gut-abschalten-Können verbunden sind
- Vorerfahrungen mit AT, PMR, Selbsthypnose, Achtsamkeitsübungen bzw. Meditation, Yoga, eigenen mentalen »Abschalt«- bzw. Umschalttechniken
- Lebensphasen und Zeiten, in denen Schlafstörungen kein Thema waren oder sind
- Hobbys, Interessen, körperliche Betätigung/Sport, Lieblingsplätze, Lieblingsfilme, Lieblingsbücher, Lieblingsgeschichten, sonstige persönliche Vorlieben
- erfolgreich bewältigte Lebenskrisen, Schicksalsschläge, Erkrankungen oder vergleichbare Herausforderungen
- Sinn für Humor, metaphernreiche Sprache (»schlafen wie ein Bär, Schalter umlegen, hundemüde sein«), Wortwitz, griffige Formulierungen etc.

- sich an Träume erinnern können
- Wunsch- bzw. Zielvorstellungen zum tiefen, festen Schlaf.

## 1.9 Exkurs: Was Hypnose ist und wie sie wirkt

Hypnose im klinischen Sinne bedeutet Heilen mithilfe eines spezifisch veränderten Bewusstseinszustands. Die unter Hypnose eintretende Veränderung des Bewusstseins wird als Trance (im Deutschen auch: Wachschlaf) bezeichnet. Trancezustände entsprechen einer charakteristisch veränderten Funktionsweise des Gehirns. Wird das Gehirn eines in Trance befindlichen Menschen in einem Kernspintomografen funktionell untersucht, zeigt sich ein verändertes neurobiologisches Aktivitätsmuster in verschiedenen Hirnarealen. Darüber hinaus lässt sich mittels funktioneller Bildgebung zeigen, dass unter Hypnose plastische Veränderungen im menschlichen Gehirn hervorgerufen werden (Halsband 2009, S. 808).

Die Trancetiefe unter Hypnose kann verschiedene Stadien erreichen. Das erste, oberflächlichste Trancestadium wird als hypnoidales Stadium bezeichnet und gleicht dem Zustand unmittelbar vorm Einschlafen (dort als hypnagoger Zustand bezeichnet). Äußerlich zeigt sich dieses Stadium durch eine zunehmende Entspannung der Muskulatur, Augenflattern und eine Tendenz der Augenlider zuzufallen. Subjektiv spürt man körperlich-geistige Entspanntheit und Schläfrigkeit.

Die weitere Vertiefung einer Trance ist von außen über die zunehmende Katalepsie (Unbeweglichkeit, erstarrte Haltung) der Gliedmaßen und Verringerung des Lidschlagreflexes sowie über die verlangsamte und vertiefte Atmung erkennbar. Das Innehalten in einer bestimmten Gliedmaßenposition, z. B. indem ein oder beide Arme unbeweglich »stehen« bleiben (Katalepsie), gehört zu den besonders eindrücklichen Merkmalen eines Trancezustands. Das Phänomen der Katalepsie kann auch zur Herbeiführung einer Trance genutzt werden.

*Anwendungsbeispiele:* In diesem Buch finden sich zwei Beispiele dafür, wie Armkatalepsie zur Induktion und Vertiefung einer Trance verwendet werden kann. Die in Abschnitt 10.7 dargestellte Trance arbeitet mit einer beidseitigen Armkatalepsie.

Zweitens erinnert eine im Abschnitt 12.2.1 beschriebene Induktionstechnik des »freundlichen Händedrucks« daran, wie Milton Erickson bereits das Händeschütteln bei einer Begrüßung dazu genutzt haben soll, Patienten in Trance zu versetzen.

In einer tiefen Trance können die Augen geöffnet werden, ohne dass dies die Trance beeinflusst. Dann sind auch die weitgestellten Pupillen des hypnotisierten Probanden zu sehen. Der Hypnotisierte ist zwar wach, befindet sich jedoch in einer hochgradigen, intensiven Fokussierung auf sein Binnenerleben, während seine Außenwahrnehmung stark reduziert ist. Kritik- und Kontrollfunktionen des bewussten Denkens treten zurück, die Empfänglichkeit für Suggestionen des Hypnotiseurs nimmt zu. Das Zeiterleben verzerrt sich, Halluzinationen können erlebt werden, und bei einer tiefen Trance ist eine nahezu vollständige Amnesie (Erinnerungsverlust) bezüglich des Erlebten möglich.

Eine therapeutische Trance wird von den meisten Menschen als sehr angenehm, entspannend und spannend zugleich empfunden. Manche berichten über einen »inneren Sog«, den sie erlebt haben, verbunden mit einem Widerwillen, diesen faszinierenden Zustand wieder zu verlassen. Dabei spielen nicht nur das Erleben, ganz bei sich zu sein, sondern auch die markante Andersartigkeit des Kontakts, der Kommunikation und Beziehung zum Therapeuten eine große Rolle. Dieser begleitet den Patienten beim Eintauchen in dessen unterbewusste Gedanken- bzw. Vorstellungswelt und stellt für ihn in tiefer Trance den momentan einzigen Bezug zur Außenwelt dar. Therapeutische Trance moderner Prägung ist eine interpersonale Trance (Gilligan 1998).

*Anwendungsbeispiel:* Interpersonale Trance ermöglicht eine besondere, einzigartige Form von Kommunikation zwischen Patient und Therapeut. Wie sie z. B. für das imaginäre Erleben einer in der Zukunft liegenden Veränderungserfahrung genutzt werden kann, wird in Abschnitt 10.6 beschrieben.

Hypnose ist eine von vielen Methoden, Trancezustände zu erzeugen. Viele Trancephänomene treten – ohne jegliches Zutun eines Therapeuten – willentlich durch bestimmte Aktivitäten im Alltag herbeigeführt oder spontan auf. Viele sind von angenehmer Art wie z. B. die Bewegungstrance beim Joggen oder Tanzen, die Erfolgstrance eines Kindes, das zum ersten Mal Fahrrad fährt, die Entspannungstrance des Tagträumens. Andere Alltagstrancen sind unangenehmer Natur wie z. B. die Problemtrance beim Grübeln, die Versagenstrance bei heftiger Prüfungsangst oder eine Negativtrance bei selbstabwertenden inneren Dialogen. Hypnotherapeuten greifen spontane oder gewollt praktizierte Alltagstrancen des Patienten auf und nutzen sie z. B., um eine therapeutische Trance zu induzieren.

*Anwendungsbeispiele:* Fast alle Menschen, die mit Schlafproblemen kämpfen, kennen grübelndes Gedankenkreisen, welches in eine sich selbst aufrechterhaltende Problemtrance mündet. In Kapitel 10 finden sich mehrere Beispiele (in Abschn. 10.3, 10.4 und 10.5) dafür, wie eine beim Grübeln einsetzende Problemtrance zur Erzeugung einer therapeutischen Trance genutzt wird.

Hypnose gilt als die älteste psychologische Heilmethode der Menschheitsgeschichte. Ihre Ursprünge reichen zurück zu Meditationspraktiken hinduistischer Fakire und Yogis, zu Tranceritualen der Schamanen und zum Tempelschlaf des Asklepios-Kults im antiken Griechenland. Im Zuge der Aufklärung entwickelte sich im 19. Jahrhundert die Blütezeit der sogenannten klassischen Hypnose. Diese traditionelle Hypnose ist geprägt von vorgegebenen hypnotischen Ritualen und einer direkten suggestiven Beeinflussung des Patienten durch einen in aller Regel ärztlichen Behandler.

### 1.9.1 Milton H. Erickson, Begründer der modernen Hypnotherapie

Die Arbeiten des amerikanischen Psychiaters Milton H. Erickson (1901–1980) befreiten die traditionelle Hypnose von ihrer schematisierten direktiven Vorgehensweise. Erickson entwickelte eine »differenzierte und stark auf die subjektive Realität des Patienten zugeschnittene Form der Hypnotherapie« (Revenstorf 2015, S. 5). Aufgrund eigener Erfahrungen erkannte er die Wirksamkeit von Selbsthypnose: Erickson erkrankte zweimal, mit 17 und 51 Jahren, an Kinderlähmung, litt zeit seines Lebens unter Schmerzen und bewältigte sie mithilfe von Selbsthypnose.

*Anwendungsbeispiele:* Selbstentspannung und Selbsthypnose stellen effektive Methoden der Selbsthilfe bei Patienten mit Schlafstörungen dar. Sie reduzieren die psychovegetative Übererregung, unter der die meisten Menschen mit Schlafproblemen leiden (Scholz 2011, S. 35).

In Kapitel 5 wird ein weites Spektrum verschiedener Formen von Selbstentspannung und Selbsthypnose beschrieben.

Ericksons Grundannahme besteht darin, dass ein Individuum die Ressourcen, die für eine gewünschte therapeutische Veränderung nötig sind, in sich trägt. Der Zugang zu den seelischen Selbstheilungskräften des Menschen findet sich in seinem Unterbewussten. Das Unterbewusste wird als ein unendlich großer innerer Raum jenseits des bewussten Denkens verstanden, in dem alles Nützliche über die Geschichte des Individuums, über seine innere Vielfalt, seine Kompetenzerfahrungen, Lösungs- und Bewältigungsversuche aufbewahrt ist. Hypnose moderner Prägung arbeitet mit Trancezuständen, um das hilfreiche unterbewusste Wissen für die Heilung des Patienten nutzbar zu machen.

Elementarer Wirkfaktor einer Hypnose ist die Suggestion. Eine Suggestion ist eine gedankliche Vorstellung, die unwillkürlich entweder unmittelbar oder zu einem späteren Zeitpunkt (»posthypnotisch«) eine körperliche Reaktion, häufig auch eine Handlung hervorruft: Wir denken an etwas, und dadurch geschieht *es*. Hypnose steigert die Fähigkeit von Gedanken, körperliche Veränderungen bzw. Handlungsabläufe automatisch hervorzurufen.

Wenn wir uns unter Hypnose, also in einem Trancezustand befindlich, z. B. gedanklich vorstellen, dass wir unseren rechten Arm heben, ohne ihn wirklich bewegen zu wollen, spannen sich die entsprechenden Hebemuskeln des Armes automatisch an und führen zu einer zumindest kleinen Hebebewegung. Wird das Gehirn bei diesem Vorgang mithilfe der funktionellen Kernspintomografie durchleuchtet, dann zeigt sich, dass allein der Gedanke an eine Bewegung des Armes (oder eines anderen Körperteils) die gleichen Nervenzellen (motorischen Neurone) des zuständigen Hirnareals aktiviert, die bei einer bewusst beabsichtigten Bewegung aktiv sind und die entsprechenden Muskeln steuern.

Was bei dem Gedanken an eine relativ einfache körperliche Bewegung funktioniert, funktioniert auch, wenn man sich unter Trance komplexe motorische Muster, also ganze Handlungsabfolgen, vorstellt. Werden gewünschte Handlungsabfolgen bzw. körperliche Reaktionsmuster in Trance imaginiert, so erhöht sich dadurch die Wahrscheinlichkeit, dass sie sich bei einer entsprechenden Auslösesituation tatsächlich mehr oder weniger automatisch so abspielen. Unter Hypnose können komplexe Handlungs- und Erlebensmuster auf neuronaler Ebene vorgebahnt werden.

### 1.9.2 Suggestivwirkung einer Imagination

Für die Behandlung von Albträumen wurde ein Therapieprogramm entwickelt, bei dem die Patienten lernten, ihre Träume durch intensive Imaginationen zu beeinflussen (vgl. Abschn. 12.6.3).

In einer Vorübung sollte die Fähigkeit zur Imagination trainiert werden. Die Patienten wurden gebeten, sich irgendeine kleine, überschaubare Veränderung in ihrem Leben vorzustellen, die eine gewisse Relevanz für sie hat und die sie irgendwann in der Zukunft vornehmen werden werden. Ausdrücklich wurden sie darauf hingewiesen, dass es sich nur um eine Vorübung handelt und keineswegs erwartet werde, dass die Veränderung tatsächlich eintritt bzw. vorgenommen wird.

Viele Patienten stellten sich bei dieser Imaginationsübung z. B. vor, dass sie in ihrer Wohnung Möbel umstellen oder ein Zimmer umräumen bzw. umgestalten. Bei den wissenschaftlichen Untersuchungen, welche die Entwicklung dieses Therapieprogramms begleiteten, zeigte sich, dass regelmäßig bis zu 50 % der Patienten eine Woche später berichteten, sie hätten genau das getan, was sie sich in der Übung vorgestellt hatten (Krakow a. Zadra 2006, p. 58).

Dieser Effekt war von den Wissenschaftlern, welche das Therapieprogramm entwickelten und beforschten, gar nicht beabsichtigt gewesen. Sie waren überrascht davon, dass die Hälfte ihrer Probanden tatsächlich eine Handlung ausführte, die eine Woche zuvor scheinbar beliebig für eine Imaginationsübung ausgewählt und lediglich imaginiert worden war.

Der erstaunliche »Nebenbefund« dieser Studie illustriert aus hypnotherapeutischer Sicht Folgendes: Es ist davon auszugehen, dass viele Probanden spontan eine Handlungsabfolge auswählten, mit der sie sich schon vorher längere Zeit auf einer unterbewussten Ebene beschäftigt hatten; es hängt dann vom tieferen persönlichen Bedeutungskontext ab, so z. B. von unterbewussten Veränderungsabsichten, ob eine in Trance vorgestellte Handlung posthypnotisch tatsächlich »wie von selbst« ausgeführt wird.

Gelegentlich wird die Frage geäußert, ob Schlafstörungen, Angsterkrankungen, Suchtprobleme, Übergewicht oder andere vergleichbar komplexe psychische Probleme mittels einfacher, direkter Suggestionen zum Verschwinden gebracht werden können. Also z. B., indem den Betreffenden »eingeredet« wird: »Ab jetzt werden Sie jede Nacht gut schlafen.« Oder: »Ab heute werden Sie nur noch so viel essen, dass Sie innerhalb von sechs Monaten Ihr Idealgewicht erreichen.« Natürlich erweisen sich solche befehlsartigen Suggestionen selbst bei hochsuggestiblen Menschen als unwirksam.

Veränderungsprozesse bei komplexen psychischen Problemsituationen lassen sich am ehesten durch indirekte und individuell auf den Einzelfall bezogene Suggestionen anstoßen. »Indirekt« bedeutet, dass erste kleinere Veränderungsschritte nicht direkt auf das Symptom gerichtet sind, sondern sich in einem Randgebiet des Symptoms bewegen, in einem Bereich, in dem Patienten erste Veränderungen möglich sind. Alle dafür notwendigen Ressourcen liegen im Patienten selbst: seine Alltagsgewohnheiten, Denkmuster, Wertmaßstäbe, Zukunftsvorstellungen, seine persönlichen Beweggründe, Wünsche, Bedürfnisse, Ziele und Stärken, seine früheren Lern- und Bewältigungserfahrungen, sein Wissen und seine Fähigkeiten. Daran knüpfen die Suggestionen des Hypnotherapeuten an.

Dieses Grundprinzip moderner Hypnotherapie lässt sich am besten mit folgendem Zitat wiedergeben:

> »Hypnotische Suggestion ist nicht eine Art verbaler Magie, die den Patienten aufgedrängt werden kann, um sie zu allem zu zwingen. Hypnotische Suggestionen sind nur in dem Maße wirksam, in dem sie die Funktionsweisen der natürlichen geistigen Mechanismen und Assoziationen, die schon im Patienten vorhanden sind, aktivieren, blockieren oder ändern« (Erickson, Rossi u. Rossi 1978).

*Anwendungsbeispiele:* In diesem Buch findet sich eine Vielzahl von Fallbeispielen, in denen individuelle Ressourcen des Patienten genutzt werden. Auf zwei Trancearbeiten soll hier exemplarisch hingewiesen werden: das Fallbeispiel »Erleben einer Wiederbegegnung in der Zukunft« in Abschnitt 10.5 und das Fallbeispiel »Heimkino im Schlafzimmer und das rote Sofa nach der Schule« in Abschnitt 12.4.

Wie generell bei allen Heilverfahren gibt es auch für Hypnose spezifische Kontraindikationen bzw. relative Kontraindikationen, also Gegebenheiten, welche die Anwendung von Hypnose ausschließen oder zumindest deutlich beschränken. Sie sollen im Folgenden näher erläutert werden.

Trancezustände fokussieren auf ein intensiviertes, assoziativ »gelockertes« Binnenerleben. Die Türen zum Unterbewussten werden weit geöffnet. Sie erkunden und nutzen unterbewusstes Material. Sie gehen davon aus, ein grundsätzlich wohlwollendes, hilfreiches Unterbewusstes vorzufinden.

Die Induktion von Trancezuständen, die kaum Strukturvorgaben enthalten und sich auf ein generell hilfreiches Unterbewusstes stützen, ist von daher nur bei Patienten angezeigt, denen ein entsprechend stabiles, weitgehend konstruktives Unterbewusstsein zur Verfügung steht. Dies ist in aller Regel der Fall, wenn in der Persönlichkeitsstruktur gut bis mäßig integrierte Ich-Funktionen vorliegen. Bei geringer Integration der Ich-Struktur ist mit archaisch-destruktiven, negativ getönten bis selbstbedrohlichen Verzerrungen zu rechnen. Eine geringer integrierte Ich-Struktur, wie z. B. bei Patienten mit Impulskontrollstörungen, mit sehr fragilem Selbstwertgefühl oder mit Affektregulationsstörungen, stellt somit eine Kontraindikation für Hypnosetechniken dar, die tiefer gehende Trancezustände hervorrufen.

### 1.9.3 Glossar hypnotherapeutischer Schlüsselbegriffe

Im nachfolgenden Glossar werden die in diesem Buch verwendeten Schlüsselbegriffe hypnotherapeutischer Techniken und Methoden kurz – in alphabetischer Reihenfolge – erläutert.

**Armlevitation** stellt ein klassisches hypnotisches Phänomen dar, welches für eine Tranceinduktion und -vertiefung genutzt werden kann. Mit Unterstützung entsprechender Suggestionen des Therapeuten beginnt einer der beiden Arme des Patienten, sich wie von allein langsam anzuheben, um schließlich, in einem kataleptischen Zustand verharrend, stehen zu bleiben.

**Augenfixation** bedeutet, die Aufmerksamkeit des Patienten auf visuelle Außenobjekte zu lenken, damit er darüber in Trance gehen kann. Sie ist eine der am häufigsten eingesetzten Induktionsmethoden (siehe »Induktion«). Bei der klassischen Form wird der Patient gebeten, den Blick seiner Augen so auszurichten, dass die Augen, einwärts gerichtet (sogenannte Konvergenzstellung), nach oben schauen, indem er z. B. auf den nach oben gehaltenen Zeigefinger des Hypnotiseurs schaut. In der modernen Hypnose wird diese eher direktive Standardform vielfach zugunsten einer freieren, häufig sich spontan ergebenden Blickrichtung abgewandelt. Beispielsweise wird dem Patienten vorgeschlagen, seine *Augen einen Punkt finden zu lassen, auf den sie in Ruhe schauen können.*

**Exduktion** ist die Ausleitungsphase einer Trance. Trancezustände werden meistens dadurch in den »normalen« Wachzustand zurückgeführt, indem dieses Wachwerden zunächst angekündigt wird. Anschließend erfolgen Instruktionen, die ein Öffnen der Augen veranlassen, die Muskulatur von Armen und Beinen aktivieren sowie weitere typische Aufwachreaktionen wie Recken und Strecken des Körpers oder ein Gähnen aufgreifen.

**Induktion** ist die Einleitungsphase, gegebenenfalls auch Vertiefungsphase einer Trance. Trancezustände werden z. B. eingeleitet durch gezielte Lenkung der Aufmerksamkeit, die damit stärker fokussiert wird, und zwar auf einen bestimmten Außenfokus oder/und Binnenfokus, durch eine unvermittelte Musterunterbrechung (Überraschung, Faszination) oder durch Herbeiführen einer verharrenden Armhaltung (Armkatalepsie). Letztere Techniken können auch gut mit der Aufmerksamkeitslenkung kombiniert werden.

**Leading** (*to lead* = »führen«) bewirkt, dass die Wahrnehmungen, das Erleben, Bewertungen oder die körperlichen Reaktionen der in Trance befindlichen Person in eine für sie neue, vom Therapeuten angestrebte Richtung gelenkt werden. Leading ist stets mit Pacing (siehe dort) zu verbinden, vergleichbar einem Paartanz, bei dem der führende Tanzpartner sich einerseits den Bewegungen des anderen anpasst (Pacing), andererseits ihn in die nächste Schrittfolge führt (Leading).

**Pacing** (*to pace* = »gemessenen Schrittes gehen, in etwas auf- und abgehen, etwas abschreiten«) bedeutet, dass hypnotherapeutische Instruktionen sich dem Kommunikationsstil des Patienten, seinen charakterlichen Eigenheiten, Bedürfnissen, Symptomen, Reaktionen, seinem Atemrhythmus und seiner Körperdynamik anpassen. Pacing lädt den Patienten ein, Instruktionen bzw. Interventionen anzunehmen, da sie an ihm Vertrautes anknüpfen. Es signalisiert ihm, dass auf seine persönliche Einzigartigkeit eingegangen, sie wahrgenommen und verstanden wird. Pacing geht bei Tranceinduktionen dem »Leading« voran und folgt dem Rhythmus: »Pacing, pacing, pacing – leading«.

**Reframing** (*to reframe* = »neu einrahmen, in einen anderen Kontext setzen«) bezeichnet eine Strategie der Hypnotherapie, mit der eher hinderlichen Verhaltens-, Erlebens- oder Denkweisen ein neuer Bezugsrahmen verliehen wird. Es kommt zu einem oft auch überraschenden Perspektivenwechsel, zu ungewohnten, neuen Sicht- und Erlebensweisen beim Patienten, die wiederum weitere innere wie äußere Veränderungsprozesse anstoßen.

**Reorientierungsphase** ist eine andere Bezeichnung für die Exduktion, also die Ausleitungsphase einer Trance.

**Seeding** (*to seed* = »säen«) bedeutet, im Vorfeld einer Trance durch beiläufig eingestreute Andeutungen, Metaphern, Assoziationen, durch passende Gesten oder passende Mimik therapeutisch angestrebte Erlebensweisen beim Patienten zu bahnen. Die Ernte des Seeding wird, sofern die beiläufig eingestreuten Interventionen des Therapeuten auf fruchtbaren Boden gefallen sind, in der nachfolgenden Trancearbeit »eingefahren«.

**Unbewusstes** stellt »das Gesamt aller psychischen Inhalte dar, die sich nicht im Bewusstseinsfeld befinden« (Peters 1990). So verstanden, handelt es sich um einen übergeordneten, allgemeinen Begriff, der die jeweils unterschiedlichen Vorstellungen verschiedener psychotherapeutischer Schulen zusammenfasst. Am bekanntesten ist das psychoanalytische Modell Sigmund Freuds (1856–1939), in dem »das Unbewusste das Gesamt aller verdrängten Inhalte darstellt« (ebd., S. 549).

Viele Phänomene, die von der Psychoanalyse den Erlebensformen unbewussten Geschehens zugeordnet werden, weisen Überschneidungen mit dem hypnotherapeutischen Verständnis des Unbewussten auf. Andererseits versteht Hypnotherapie seit den Arbeiten von Milton Erickson das Unbewusste als »weise, kluge, wissende und wohlwollende Instanz innerhalb einer Person« (Peter 2009, S. 74). In diesem Punkt unterscheidet sich das hypnotherapeutische Konzept ganz wesentlich von den Vorstellungen Freuds, dem zufolge »vor allem kindliche Triebwünsche das Unbewusste beherrschen« (Peters 1990, S. 549).

**Unterbewusstsein** ist ein Begriff, der maßgeblich von dem französischen Philosophen und Psychiater Pierre Janet (1859–1947) geprägt wurde. Janet beschrieb damit eine psychische Instanz, in der Erfahrungen und Erlebensweisen eines Individuums – weitgehend vom Bewusstsein abgeschieden – aufbewahrt werden. Die unterbewusst abgespeicherten Gedächtnisinhalte üben einen erheblichen Einfluss auf das aktuelle Befinden und auf bewusst gesteuertes Handeln aus (Fiedler 2008).

Hierin enthalten sind auch automatisierte Bewegungsabläufe, beispielsweise wie man geht und läuft, was wir als kleine Kinder erlernt haben. Hypnose ermöglicht einen Zugang zu den Inhalten des Unterbewussten. Janets Modell unterscheidet sich in zentralen Aspekten vom freudschen Modell des Unbewussten und kommt andererseits in vielen Punkten dem heutigen hypnotherapeutischen Verständnis dessen, was genau Trancephänomene sind, sehr nahe.

**Utilisation,** wörtlich übersetzt: »Nutzbarmachung«, bedeutet, alle Eigenschaften und Eigentümlichkeiten, die ein Patient mitbringt, sowie alle sich in der therapeutischen Zusammenarbeit ergebenden Phänomene als mögliche Ressourcen, als Ansatzpunkte zur Erreichung therapeutischer Ziele zu nutzen. Verhaltens- und Erlebensweisen des Patienten werden in der Trancearbeit utilisiert, nicht analysiert. (Erickson: »Don't analyze it, utilize it!«)

**VAKOG-Schema** bezieht sich auf die fünf Sinnesmodi des momentanen Erlebens im Hier und Jetzt, beim gezielten Abrufen bzw. »Aktivieren« von im Gedächtnis abgespeicherten Erlebtem oder dem fantasiegeleiteten Vorstellen szenisch-imaginativen Erlebens: visuell, akustisch, kinästhetisch, olfaktorisch sowie gustatorisch.

# 2 Chronobiologie – Im Takt sein mit der inneren Uhr

## 2.1 Am Anfang war Licht

Will man das chronobiologische Regelwerk des Lebens verstehen, hilft ein Blick auf seinen Ursprung. Es ist eine jahrmillionenalte Antwort des Lebens auf elementare Rhythmen des Universums. Biologische Systeme reagierten auf das durch die Erdrotation bedingte Wechselspiel von Licht und Dunkelheit damit, sich aktive und passive Phasen anzueignen. Schon einfachste Lebewesen werden nach der Sonne ausgerichtet aktiv und begeben sich im Dunkeln zur Ruhe. So gibt es Algen (die einzellige Geißelalge »Gonyaulax polyedra«), die bei Sonnenaufgang an die Wasseroberfläche des Meeres steigen, um ihr Tagewerk mithilfe der Sonnenstrahlung zu beginnen. Bei Sonnenuntergang lassen sie sich wieder in die Tiefe des Meeres absinken. Licht ist elementarer Zeitgeber der inneren Uhr aller Organismen.

Auf zellulärer Ebene wurde einer der vermutlich zentralen Mechanismen, in welcher Weise Licht die innere Uhr des Menschen synchronisiert, erst im Jahre 2002 mit der überraschenden Entdeckung einer bis dahin unbekannten Gruppe von Lichtrezeptoren in der Netzhaut aufgeklärt. Diese Gruppe von Lichtrezeptoren hat eine direkte Verbindung zum suprachiasmatischen Kern oder Nukleus (SCN, siehe Abschn. 2.2), der Hirnregion, von der die chronobiologischen Rhythmen aller menschlichen Zellen dirigiert werden (siehe unten). Auf diese Weise wird die zentrale innere Uhr des Menschen immer wieder auf den Lauf der Sonne geeicht.

Diese neu entdeckten spezifischen Lichtrezeptoren reagieren auf Intensität und Farbspektrum des einfallenden Lichts. Darüber steuern sie die Ausschüttung des (Schlaf-)Hormons Melatonin. Besonders empfindlich sprechen sie auf blaues Licht mit einer Wellenlänge von 460 bis 480 Nanometern an. Je mehr Licht dieses Wellenspektrums auf das Auge fällt, umso stärker wird die Ausschüttung von Melatonin gehemmt (siehe auch unten). Das natürliche Licht enthält zur Mittagszeit die höchsten Blaulichtanteile. Begibt man sich mittags »an die Sonne«, wird die Ausschüttung des Schlafhormons tagsüber besonders effektiv gebremst. Dieser Vorgang stellt eine chronobiologisch wertvolle Maßnahme dar. Er fördert den natürlichen Tag-Nacht-Rhythmus, steigert die Qualität des Nachtschlafs und wirkt sich antidepressiogen auf unser Gemüt aus.

Wer erleben will, wie diese Erkenntnisse in neueste Lichttechnik einfließen, sollte die Sankt-Gotthard-Autobahnraststätte im Schweizer Kanton Uri aufsuchen. Die dortige Beleuchtung ist so programmiert, dass Farbe und Stärke das Sonnenlicht im Tagesverlauf nachempfinden. Hier wird in Erinnerung gerufen, dass die Erdrotation nicht nur einen Hell-Dunkel-Wechsel des Lichts zur Folge hat, sondern dass seine durch die Erdatmosphäre bedingten Abstufungen von Farbe und Intensität die innere Uhr des Menschen seit Jahrtausenden bestimmt haben.

Das Licht der heute weitverbreiteten Flachbildschirme mit LED-Hintergrundbeleuchtung, mit denen z. B. Fernsehflachbildschirme und Laptops ausgerüstet sind, enthält einen hohen Anteil an blauem Licht. Dieses bildschirmtechnische Licht steht im Verdacht, bei schlafsensiblen Menschen den natürlichen Tag-Nacht-Rhythmus empfindlich zu stören, und zwar vor allem dann, wenn der Gebrauch von Bildschirmen sich nicht an chronobiologischen Erkenntnissen orientiert. Wird dieses Licht abends »konsumiert«, kommt es zu einer mehrere Stunden anhaltenden Hemmung der Melatoninausschüttung. Der inneren Uhr des Körpers und damit allen Körperzellen wird quasi vermittelt, es sei Mittagszeit. Jüngste Forschungsergebnisse sprechen dafür, dass längere abendliche Bildschirmzeiten bereits bei Kindern und Heranwachsenden zu einer deutlichen Zunahme von Schlafstörungen führen (Reid, Huntley a. Lewin 2009; Cajochen et al. 2011).

### 2.1.1 Achtsam sein für das Sonnenlicht mithilfe des Entdeckergeistes

Man braucht nicht unbedingt zum Sankt Gotthard in die Schweiz fahren, um das zirkadiane Wechselspiel des Lichts intensiver wahrzunehmen. Eine gute Möglichkeit, dies im Alltag zu tun, bietet eine Achtsamkeitsübung für das Licht der Sonne.

**Kurze Achtsamkeitsübung für das Licht der Sonne**

Stellen Sie sich vor, Sie sehen die Schattierungen und Farbnuancen des Sonnenlichts zum ersten Mal. Tun Sie zur Mittagszeit so, als wenn Sie zum Beispiel beim Gehen auf einem von Bäumen gesäumten Weg das

Wechselspiel von Licht und Schatten, die vielfältigen Formen der Lichtzipfel, das Leuchten der Blätter und die Farben der Wolken noch nie gesehen haben. Wie am ersten Tag auf der gerade erschaffenen Erde.

Gehen Sie später, zur Zeit der Abenddämmerung, noch einmal nach draußen. Auch jetzt ist alles, was Sie sehen, ganz neu für Sie, wie für einen Besucher vom anderen Ende des Universums. Schauen Sie sich um bei den Sträuchern, Bäumen, Blumen, Gräsern, schauen Sie auf Hausfassaden, Fenster und Dächer, schauen Sie in den Abendhimmel. Sie können sich faszinieren lassen von den mannigfaltigen, warm leuchtenden Farbtönen, die Sie entdecken. Gemäß dem Grundprinzip von Achtsamkeitsübungen konzentriert sich Ihre Wahrnehmung in dieser Übung völlig auf das, was gerade im Moment passiert. Indem Sie sich vom visuellen Eindruck eines tagtäglichen »Augen«blicks vollkommen absorbieren lassen, wird die Lichtrhythmik des Tages mit »ganz neuen, anderen Augen« erfahrbar.

Wer sich für diese Übung auf akustische Weise inspirieren lassen möchte, höre (und singe?) das Lied »Morning has broken«. Die wohl bekannteste und vermutlich auch schönste Version stammt von Cat Stevens (siehe z. B. sein Album *Teaser and the firecat,* 1971). Die Schlüsselzeilen lauten: »Born of the one light, Eden saw play./[...] God's recreation of the new day.«

*Die Philosophie von Andy Warhol:* Etwas prosaischer hat Andy Warhol die Fähigkeit, der Welt jeden Tag aufs Neue mit einem unverbraucht frischen, neugierig staunenden Blick zu begegnen, in einer zur Pop-Art passenden Kurzformel zum Ausdruck gebracht: »My philosophy is: Every day is a new day.«

## 2.2 Wie das zirkadiane Orchester der inneren Uhren zusammenspielt

Bisher war nur die Rede von der einen, zentralen inneren Uhr des Menschen, die sich in einem hinter der Sehnervenkreuzung im Hypothalamus paarig angelegten Hirnareal (im suprachiasmatischen Kerngebiet) befindet. In Wirklichkeit ticken im menschlichen Körper unzählige Uhren, und zwar nicht nur in anderen Hirnzellen, sondern auch in Zellen der Leber, der Nieren, der Lungen oder des Herzens. Dirigiert werden diese Uhren von der rhythmischen Aktivität ebenjener kleinen Hirnregion, die als suprachiasmatischer Kern (suprachiasmatischer Nukleus, SCN) bezeichnet wird. Er gilt als Haupt-Schrittmacher für den zirkadianen Rhythmus des Menschen.

Der SCN fungiert als Chefdirigent zahlreicher nachgeordneter Regelkreise, deren Rhythmik wiederum den SCN als zentrale innere Hauptuhr beeinflusst und gewissermaßen ständig nacheicht. Die aus therapeutischer Sicht wichtigsten nachgeschalteten Zirkadianorgane (vgl. Abb. 2) sind die Zirbeldrüse (= Epiphyse, = Pinealis), das zirkadiane Thermoregulationssystem im sogenannten präoptischen Areal des Hypothalamus und die Hirnanhangsdrüse (= Hypophyse, vgl. Abschn. 2.4).

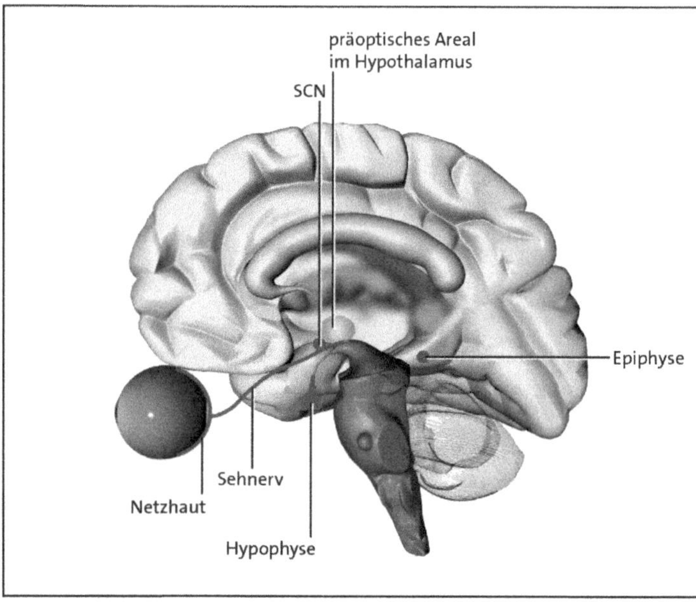


*Abb. 2: Vereinfachte Neuroanatomie des zirkadianen Systems. Die innere Uhr im SCN steuert den 24-Stunden-Grundrhythmus. Lichtinformation wird über spezielle Lichtrezeptoren der Netzhaut an den SCN weitergeleitet. Über diese Information wird die Melatoninausschüttung der Epiphyse gesteuert. Das präoptische Areal im Hypothalamus reguliert die zirkadianen Schwankungen der Körpertemperatur. Über die Hypophyse erfolgt die Steuerung der Ausschüttung des Nebennierenrindenhormons Kortisol (Abb. und Text in Anlehnung an Wirtz-Justice u. Cajochen 2011).*

In der Epiphyse wird das schlafanstoßende und durchschlaffördernde Neurohormon Melatonin gebildet. Stärkster Reiz für die Ausschüttung von Melatonin ist einsetzende Dunkelheit. Gehemmt wird die Ausschüttung durch Lichteinwirkung auf die Netzhaut (Einzelheiten in Abschn. 2.1). Melatonin stellt ein wichtiges Zeitsignal für die gesamte Körperperipherie dar. Es enthält sozusagen den chemischen Code für die Information »helllichter Tag« oder »dunkle Nacht«.

Abbildung 3 zeigt, dass die Menge des freigesetzten Melatonins mit zunehmendem Lebensalter abnimmt. Die Ausschüttungskurve verläuft bereits im mittleren Lebensalter deutlich flacher als im jungen Erwachsenalter. Dieses Phänomen erklärt, warum der Nachtschlaf mit zunehmendem Lebensalter störanfälliger wird.

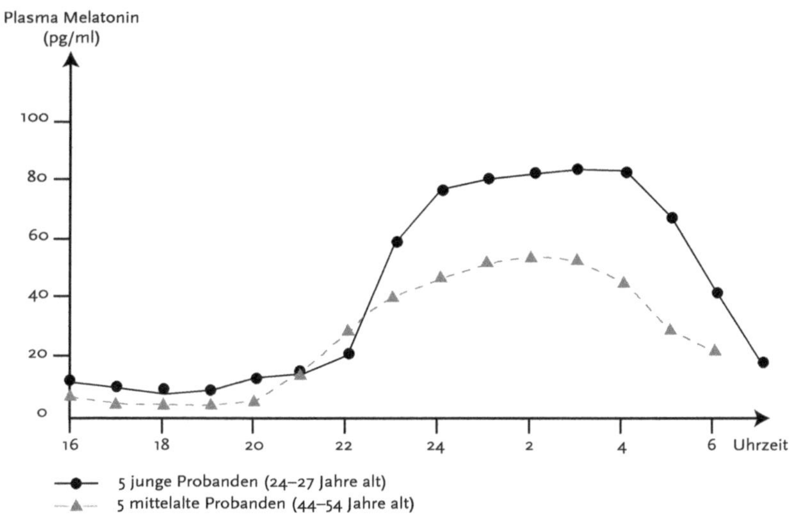


*Abb. 3: Altersabhängigkeit der nächtlichen Ausschüttung von Melatonin (modifiziert nach Rodenbeck 2007a)*

Kommt es im höheren Alter darüber hinaus dazu, dass Tagesaktivitäten außer Haus abnehmen, dann wirkt sich die mangelnde Lichtexposition tagsüber zusätzlich ungünstig auf die zirkadiane Ausschüttungskurve des Melatonins beim älteren Menschen aus. Denn gerade das Tageslicht draußen sorgt für eine wirksame Hemmung der Melatoninausschüttung tagsüber. Für die Unterstützung eines natürlichen, den Nachtschlaf fördernden Zirkadianrhythmus ist es erforderlich, dass tagsüber die Melatoninausschüttung mittels ausreichender Lichtexposition maximal gehemmt wird (Mishima et al. 2001).

Die Ausschüttung von Melatonin bewirkt eine hohe Einschlafbereitschaft aller Körperzellen. Melatonin fördert die Einschlaf- und Durchschlafbereitschaft des gesamten Organismus und trägt wesentlich zu einer guten Schlafqualität bei. Über Melatonin wird somit der elementare Einfluss des Lichts auf den chronobiologischen Rhythmus des Menschen vermittelt (Lowdon, Åkerstedt a. Wiborn 2004). Synthetisch hergestelltes Melatonin und vor allem neuere melatoninähnliche Substanzen werden zunehmend als schlaffördernde Medikamente und häufig auch zur besseren Bewältigung des Jetlags eingesetzt (siehe Abschn. 2.7).

Noch einfacher kann die den Tag-Nacht-Rhythmus verbessernde, schlaffördernde Wirkung des Melatonins auf natürliche Art genutzt werden. Und zwar, indem in den letzten zwei Stunden vor dem Zubettgehen darauf geachtet wird, sich keinem hellen Licht mehr auszusetzen. Je störanfälliger der Schlaf ist, umso wichtiger wird diese Regel. Wie wir von den Darlegungen weiter oben schon wissen, sind vor allem Bildschirme in dieser Zeit ein Störfaktor, aber auch das hellbläuliche Licht von LED-Leuchten, Leuchtstoffröhren und anderen Leuchtmitteln mit sehr hellem, weißlich-bläulichem Licht. Wer abends im Bett gerne liest, sollte eine Nachttischlampe mit einem nicht zu hellen, rötlich-warmem Licht benutzen.

Es gibt noch eine zweite Möglichkeit, Einfluss auf die Melatoninausschüttung zu nehmen. Und zwar dadurch, dass auf die Zusammensetzung des »Abendbrots« geachtet wird. Es sollte nicht zu kohlenhydrathaltig sein, da kohlenhydratreiche Mahlzeiten die Ausschüttung von Melatonin bremsen.

Darüber hinaus fungieren Kohlenhydrate als Wachhalter noch über einen zweiten zirkadianen Regelkreis. Wie der Name »Kohlen ...« schon nahelegt, befeuern sie tatsächlich die Energie- bzw. Wärmeerzeugung im Menschen. Eine größere Menge davon im Essen führt sowohl zu einer Beschleunigung der Herzfrequenz als auch zu einer Steigerung der Körperkerntemperatur bis zu acht Stunden nach einer Mahlzeit. Der Erholungseffekt des Schlafes wird durch das Gegenteil davon gefördert: Er gelingt am besten, wenn der Schlaf zum Zeitpunkt des von der inneren Hauptuhr natürlicherweise vorgesehenen Absinkens der Körperkerntemperatur begonnen wird.

Die übergeordnete Steuerungszentrale der Temperaturregulation beim Menschen befindet sich im sogenannten präoptischen Areal des

Hypothalamus. Von hier aus werden die Schwankungen der Temperaturkurve geregelt. Unter normalen Umständen spiegelt die zirkadiane Rhythmik der Körperkerntemperatur den Gang unserer inneren Hauptuhr wider. Ihr Maximum erreicht die Körperkerntemperatur um etwa 16 Uhr und fällt danach – zunächst langsam – wieder ab. Um zirka 23 Uhr setzt ein steilerer Abfall ein. Schließlich erreicht die Temperaturkurve um zirka 4 Uhr ihren tiefsten Punkt. In den frühen Morgenstunden beginnt ihr Wiederansteigen. Die tageszeitabhängige Differenz zwischen Maximum und Minimum der Körperkerntemperatur beläuft sich auf durchschnittlich 1,2 Grad Celsius.

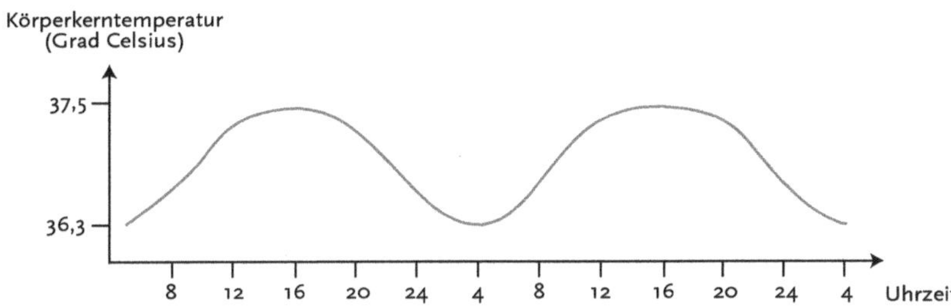


*Abb. 4: Zirkadiane Verlaufskurve der Körperkerntemperatur (schematisierte Darstellung)*

Das Absinken der Körpertemperatur während der Nacht ist gekoppelt an eine Erweiterung und damit vermehrte Durchblutung der Hautgefäße. Der natürliche äußere Schutzmantel des Menschen, seine Haut, muss also warm sein, damit die innere (Kern-)Temperatur des Körpers sinken kann. Wenn im Laufe der Evolution dem Menschen nicht das tierische Fell abhandengekommen wäre, würde es ihn vor dem Auskühlen schützen. So aber, nackt wie er ist, nimmt er warme Daunendecken und gegebenenfalls noch eine Wärmflasche zur Hilfe. Dies umso mehr, als er weiß, dass ein zirka 14 bis 17 Grad kühles Schlafzimmer dem Schlaf am besten bekommt.

## 2.3 Das Eichhörnchenmodell

Wie nun lässt dieses nicht ganz unkomplizierte Zusammenspiel von Raum-, Haut- und Körperkerntemperatur in der hypnotherapeutischen Arbeit mit Patienten auf einfache, zugleich einprägende, den

Einschlaf- und Durchschlaf suggestiv fördernde Art erklären? Mit dem Eichhörnchenprinzip. Es spielt an auf das entwicklungsgeschichtliche Vorgängermodell einer rhythmisch sich wiederholenden Kältereaktion von Organismen, nämlich den Winterschlaf bei bestimmten Tierarten (Gößling 2021).

### 2.3.1 Der Winterschlaf des arktischen Eichhörnchens und das abendliche Entspannungsbad

Der Winterschlaf des arktischen Eichhörnchens kann als Metapher für thermoregulatorische Abläufe bei Menschen während des Nachtschlafs eingesetzt werden. Folgende Formulierungen bieten sich dabei an (= Vorschlag):

> »Sobald es draußen kälter wird, kuschelt sich das arktische Eichhörnchen ein in sein dichtes, warmes Fell. Das Eichhörnchenfell wirkt wie eine dicke, flauschige Daunendecke. Selbst bei tiefen Minustemperaturen schützt es das Eichhörnchen vor Auskühlung und hält es warm. Je kälter es draußen wird, umso mehr kann sich sein Organismus ausruhen. Die Tätigkeit aller Organe verlangsamt sich, sein Herz schlägt ganz langsam und ruhig, die Atemfrequenz sinkt. Wenn das Eichhörnchen im Winter am tiefsten schläft, nimmt, verglichen mit dem Wachzustand an einem Sommertag, im Inneren seines Körpers die Betriebstemperatur um bis zu 5 Grad ab.«

Die Eichhörnchenmetapher lässt sich im weiteren Verlauf einer Therapie wieder aufgreifen. Zum Beispiel beim Thema »Erweiterung der Problemlösungskompetenz« (Fortsetzung des Vorschlags):

> »So wie das arktische Eichhörnchen seine aktive Zeit vor Beginn des Winterschlafes nutzt, um sich einen Futtervorrat für die erste Zeit nach dem Aufwachen aus dem Winterschlaf anzulegen, kann es für uns Menschen sehr schlaffördernd sein, sich am Ende des Tages einen ›Vorrat an Lösungsmöglichkeiten‹, vielleicht auch einen ›Vorrat an Gelassenheitsautosuggestionen‹ (wie ›Kommt Zeit, kommt Rat‹ oder ›Mir ist bisher immer etwas Passendes eingefallen‹) für den nächsten Tag anzulegen und sich dann auf diesem Vorrat auszuruhen.«

Die schlaffördernde Wirkung eines warmen Entspannungsbades, sei es ein Ganzkörper- oder ein Fußbad, vor dem Zubettgehen ist vermutlich viel länger bekannt als der thermoregulatorische Grund seiner

Wirkung. Eine kurzfristig von außen herbeigeführte, dem zirkadianen Rhythmus angepasste stärkere Durchblutung der Hände und vor allem der Füße fördert eine Absenkung der Körperkerntemperatur, da die Binnenwärme des Körpers nach außen transportiert wird (Rasch 2021). In den meisten Studien zeigte sich die beste Wirkung bei einem 40 bis 42 Grad warmen Voll- oder Fußbad, wenn dieses ein bis zwei Stunden vor dem Einschlafen genommen wurde (Hahayegh et al. 2019).

### 2.3.2 Wie ein kneippsches Fußbad (fast) immer wirkt

Während eines schlaftherapeutischen Seminars meldete sich einer der Teilnehmer, ein sehr erfahrener Hausarzt, und erklärte, er kenne eine schlaffördernde Maßnahme, die bei praktisch allen seinen Patienten mit Schlafstörungen Wirkung zeige. Er meinte damit, wie sich herausstellte, ein kneippsches Fußbad mit dem typischen Kalt-Warm-Wechsel.

Möglicherweise verstärkt der Kalt-Warm-Wechsel dieses Vorgehens sogar noch den oben beschriebenen thermoregulatorischen Effekt eines reinen Warmwasserbads. Ob eine balneologische Maßnahme à la Kneipp wirklich immer wirkt, sei dahingestellt. Bei einem Patienten jedenfalls, dessen Schicksal mir zu Ohren kam, bewirkte sie das Gegenteil dessen, was erwünscht war. Der Patient war ein etwas zwanghaft strukturierter Jurist, und ausgerechnet bei ihm vergaß der Therapeut, ihn über die anzuwendende Dauer (nur wenige Minuten) des kalten Fußbades zu informieren. Deshalb hielt der Patient seine Füße nach dem Motto »Viel hilft viel« zirka eine Dreiviertelstunde lang in kaltes Wasser. Das anschließende warme Fußbad dagegen machte er nur kurz, und er ging mit eiskalten Füßen ins Bett, die ihn stundenlang wachhielten.

## 2.4 Der Tag-Nacht-Rhythmus des Stresshormons Kortisol

Über die Hirnanhangsdrüse (= Hypophyse) wird die von der Zirkadianrhythmik abhängige Bildung des Nebennierenrindenhormons Kortisol, des »körpereigenen Kortisons«, gesteuert (siehe auch Abb. 2). Kortisol wird wie das Adrenalin auch als Stresshormon bezeichnet. Seine Ausschüttung geht einher mit einem gesteigerten Sympathikotonus des vegetativen Nervensystems. Ein hoher Sympathikotonus wiederum versetzt den Körper in hohe Leistungs-, gegebenenfalls auch

Alarmbereitschaft. In früheren Zeiten, als z. B. noch umherstreifende Säbelzahntiger das Leben der Menschen unsicher machten, diente diese Funktion des sympathischen Nervensystems dazu, eine schnelle Kampf- oder Fluchtreaktion zu ermöglichen.

Normalerweise sinkt der Kortisolspiegel in tiefster Nacht, so etwa zwischen 2 und 3 Uhr, auf einen Tiefstand (den sogenannten Kortisolnadir). Gemäß dem oben Gesagten geht damit einher die Absenkung des gesamten Sympathikotonus. Das bedeutet: Der ruhende Organismus kann sich voll und ganz seiner Regeneration widmen. Voraussetzung für eine optimale Erholungsqualität des Schlafes ist somit das Absinken des Kortisolspiegels in der Nacht. Umgekehrt bereitet das kräftige Wiederansteigen des Kortisolkonzentration im Blut in den frühen Morgenstunden den Körper auf die Aktivierung seiner Leistungsbereitschaft und -fähigkeit vor. Ist ein Mensch im Dauerstress, finden sich erhöhte Kortisolwerte (und auch Adrenalinwerte) im Blut. Vor allem sinkt dann nachts der Kortisolspiegel nicht mehr tief genug ab, was dazu führt, dass die Erholungsfunktion des Schlafes erheblich beeinträchtigt wird.

Eine länger dauernde Schlafstörung wiederum führt – auch ohne zusätzlichen äußeren Stress – ebenfalls zu einer erhöhten Kortisolausschüttung bei gleichzeitigem Verlust des typischen Absinkens der Werte in der Nacht. Bei Menschen, deren chronobiologischer Rhythmus in dieser Weise gestört ist, äußern sich die geschilderten hormonellen Veränderungen in innerer Unruhe, negativen Emotionen, Herzklopfen, verstärktem Schwitzen sowie dem Gefühl, nicht abschalten zu können. Die Schlafmedizin bezeichnet diesen Zustand als Hyperarousal, was wörtlich »Übererregung« bedeutet.

## 2.5 Die Siesta in der biologischen Leistungskurve des Menschen

Interessanterweise hat es die Evolution so eingerichtet, dass die innere Hauptuhr des Menschen auf eine zirkadiane Periode von 24,2 Stunden eingestellt ist und jeden Tag neu auf den exakten 24-Stunden-Rhythmus der Erdrotation eingestellt werden muss. Mit dieser Abhängigkeit von äußeren Zeitgebern wird zugleich die Grundlage gelegt für die Fähigkeit der Anpassung des inneren, biologischen Zeitprogramms an ein äußeres, durch Umgebungsfaktoren bestimmtes Zeitprogramm. Wie wir schon von weiter oben wissen, ist der wichtigste Zeitgeber für unsere innere Zentraluhr das Hell-Dunkel-Wechselspiel. Weitere bedeutsame Zeitgeber für die biologischen Uhren sind körperliche Aktivität, Nahrungsaufnahme, die soziale Umgebung, die Körperlage, das Befinden und die Umgebungstemperatur.

Wenn unter experimentellen Bedingungen die äußeren Zeitgeber weitgehend ausgeschaltet werden, driften Schlaf-Wach-Rhythmus und wichtige physiologische Rhythmen wie z. B. die Kurve der Körperkerntemperatur auseinander. Es entwickeln sich eine Desynchronisation und eine Phasenverschiebung zwischen den verschiedenen Regelkreisen des zirkadianen Rhythmus. Etwas Vergleichbares geschieht bei einer länger dauernden, schwerer wiegenden Depression. Auch hier zeigt sich die korrekte Phasenbeziehung zwischen Schlaf-Wach-Rhythmus und innerer Uhr gestört (Wirtz-Justice u. Cajochen 2011). Dieser Befund kann als chronobiologisches Erklärungsmodell für die praktisch immer vorhandenen Schlafstörungen bei ernsthafteren Depressionen dienen. In ähnlicher Weise kommen auch die Schlafprobleme bei Nacht- bzw. Schichtarbeit und beim Jetlag zustande.

Kommen wir zurück zur experimentell erzeugten, unter Wegnahme der äußeren Zeitgeber einsetzenden Desynchronisierung und Dissoziation von Schlaf-Wach-Rhythmus und innerer Uhr. In diesen Experimenten zeigte sich ein eindrucksvoller Befund: Erlaubte man nämlich den Teilnehmern, ein Mittagschläfchen nach Art der im Mittelmeerraum praktizierten Siesta zu halten, blieben Desynchronisierung und Dissoziation trotz Wegnahme der bekannten äußeren Zeitgeber aus. Das bedeutet, dass eine der Siesta ähnliche Aktivitätspause am frühen Nachmittag unseren chronobiologischen Rhythmus auf sehr effektive Weise synchronisiert und stabilisiert (Rodenbeck 2007b).

Hintergrund dieses Phänomens ist der heute von vielen Chronobiologen postulierte zweigipfelige Verlauf unserer körperlich-geistigen Leistungskurve.[1] Der menschliche »Biorhythmus« hat sich in seiner evolutionären Entwicklung die Freiheit genommen, nicht wie eine Maschine von morgens bis abends gleichmäßig durchzurackern, sondern in Form einer doppelgipfeligen Kurve aktiv zu sein. Bei den meisten Menschen findet sich das erste Leistungshoch am Vormittag, gefolgt von einem Leistungstief nach dem Mittag zwischen zirka 14.00 und

1 Die zusammenfassende Darstellung dieser Zusammenhänge ist einem Vortrag der Schweizer Chronobiologin A. Wirtz-Justice auf dem Kongress der Deutschen Gesellschaft für Psychiatrie, Psychotherapie und Nervenheilkunde 2007 in Berlin entlehnt.

15.30 Uhr. Die Leistungskurve steigt dann am späteren Nachmittag wieder zu einem zweiten Gipfel an, dessen Maximum häufig erst in der Zeit zwischen 17 und 19 Uhr zu finden ist. Danach sinkt sie wieder ab und erreicht ihren tiefsten Punkt in der Nacht gegen 3 Uhr (siehe Abb. 5).

Wie überall in der Natur üblich gibt es individuell unterschiedliche Ausprägungen dieser vermutlich größtenteils biologisch vorprogrammierten Normalkurve der zirkadianen Aktivitätsschübe. Die Spannbreite beim Menschen reicht vom Nachteulentyp mit einem Aktivitätsschub zur Nacht hin bis zum Lerchentyp mit einem ersten Aktivitätsgipfel schon in den frühen Morgenstunden. Dementsprechend ist durch die innere Uhr des Nachteulentyps (des Spättyps) der natürliche Beginn seiner Hauptschlafphase deutlich später festgelegt als beim durchschnittlichen Normaltypus. Beim Lerchentyp (beim Frühtyp) dagegen beginnt und endet die zirkadiane Hauptschlafperiode wesentlich früher.

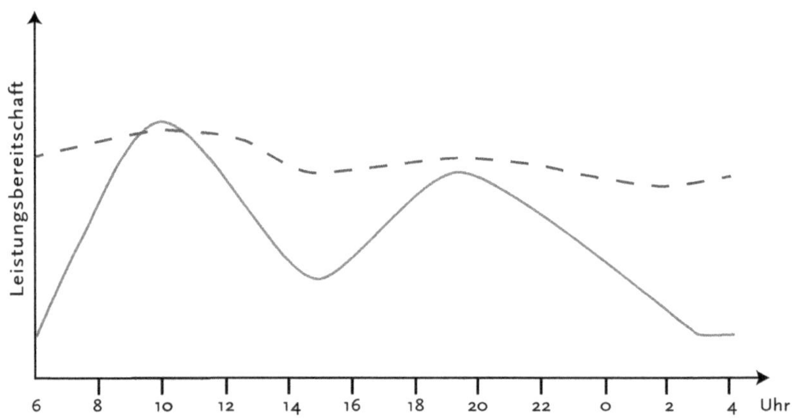


*Abb. 5: Zweigipfeliger Verlauf der physiologischen Leistungskurve (durchgezogene Linie) und die dysfunktionalen Veränderungen bei psychovegetativem Hyperarousal (gestrichelte Linie): Bei den meisten Menschen zeigt sich eine typische, tageszeitabhängige Schwankung der körperlich-geistigen Leistungsbereitschaft. Im Zustand des psychovegetativen Hyperarousal tritt einerseits eine Verflachung der Amplituden von Wach- und Ruhephasen, andererseits eine dysfunktional sich auswirkende Überwachheit bzw. Übererregung auf (schematisierte Darstellung, modifiziert in Anlehnung an Rothfuchs 1995, S. 135).*

In der Gesamtbevölkerung findet sich der Morgentypus doppelt so häufig wie der Spättypus. Der individuelle Schlaftypus wird auch als Chronotypus bezeichnet. Vermutlich stellen die verschiedenen Schlaftypen lediglich unterschiedliche, genetisch mitbedingte Ausprägungen der zirkadianen Rhythmizität beim Menschen dar. Zahlreiche wissenschaftliche Befunde sprechen dafür, dass die chronotypische Ausprägung auch vom Lebensalter abhängt. So tritt mit zunehmendem Alter der Frühtypus häufiger auf, während Jugendliche und Adoleszente überdurchschnittlich oft dem Spättypus zuzuordnen sind (Rodenbeck 2007b).

Untersuchungen zeigen, dass die meisten Menschen bei Wegfall sozialer Konventionen ein biphasisches Schlafmuster mit einem längeren Nachtschlaf und einem kürzeren Mittagsschlaf bevorzugen (Zulley a. Campbell 1985). Dieses Schlafmuster steht im Einklang mit der biologischen Leistungskurve des Menschen. Es scheint deutlich gesünder zu sein als das vor allem durch soziale Normen bedingte monophasische Schlafmuster mit nur einer Schlafperiode, wie es in westlichen Industrienationen vorherrscht. Eine Analyse von Unfalldaten ergab, dass Verkehrsunfälle sich mit zwei Häufigkeitsgipfeln ereignen: Der erste Gipfel liegt in der zweiten Nachthälfte, der zweite am frühen Nachmittag, am sprichwörtlichen »toten Punkt«. Bei einer großen Untersuchung an über 20 000 Griechen stellte sich zudem heraus, dass regelmäßiger Mittagsschlaf das Risiko eines Herzinfarkts um bis zu 37 % senkt. Bereits ein 30-minütiges nachmittägliches Nickerchen an drei Tagen in der Woche zeigte einen deutlichen gesundheitsförderlichen, kardioprotekiven Effekt (Trichopoulos et al. 2007).

## 2.6 Wenn das biologische Uhrwerk aus dem Takt gerät – Psychovegetative Übererregung (Hyperarousal) bei länger anhaltenden Schlafstörungen

Warum nun ist es in der Therapie von Schlafstörungen so wichtig, den natürlichen zirkadianen Rhythmus des Menschen vor Augen zu haben? Störungen im Zusammenspiel der verschiedenen physiologischen Tag-Nacht-Rhythmen sind das Grundphänomen bei den meisten Schlafproblemen. Halten diese Störungen länger an, führen sie, unabhängig von der jeweiligen Ursache, zu einer dauerhaften unphysiologischen Erhöhung des körperlich-geistigen Erregungsniveaus. Gleichzeitig verliert die psychovegetative Aktivitätskurve ihre charakteristischen Schwingungen aus Gipfeln und Senken. Die psychovegetative Übererregung geht also einher mit einer Verflachung der Amplituden von Wach- und Ruhephasen. Es ist ein Zustand von Überwachheit und Ruhelosigkeit eingetreten. Den in der Schlafmedizin dafür gebräuchlichen Begriff »Hyperarousal« haben wir bereits weiter oben im Zusammenhang mit der Kortisolerhöhung kennengelernt.

**Ein Weg aus dem Hyperarousal**

Christina W., Mitarbeiterin in einer großen Softwarefirma, ist 45 Jahre alt und leidet seit zirka 20 Jahren unter zeitweilig gravierenden Schlafstörungen. Sie gibt an, dass die behandelnde Psychiaterin ihr vor etwa einem halben Jahr Circadin® (siehe auch Abschn. 2.7) verschrieben habe. Das habe auch geholfen. Nach drei Monaten sei Circadin® jedoch wieder abgesetzt worden, da die regelmäßige Einnahme auf diesen Zeitraum begrenzt sei. Kurze Zeit später wurden die Schlafstörungen wieder schlimmer.

Abends im Bett finde sie »den Ausknopf nicht. Mein System kann nicht runtergefahren werden.« Es ist, als sei ein »Aufpasserhund mit im Schlafzimmer. Und den ganzen Tag über bin ich ›on fire‹. Mein Stresslevel ist ständig erhöht.«

In der zweiten Sitzung, die urlaubsbedingt sechs Wochen nach dem Ersttermin stattfindet, berichtet Frau W., sie habe verstanden, dass es nicht damit getan sei, »einfach Hypnose mit sich machen zu lassen«. Sie habe beschlossen, die schlafmedizinischen Empfehlungen wirklich ernst zu nehmen, insbesondere auch im Hinblick auf ihre Abendgestaltung.

Außerdem trinke sie seit vier Wochen keinen Kaffee mehr, vorher habe sie morgens und mittags einen großen Cappuccino getrunken. Anfangs hätten sich Kopfschmerzen bemerkbar gemacht, die »wohl Symptome eines Koffeinentzugs waren«. Dann aber sei es besser geworden, und sie habe »erstmals nachmittags ein Tief bemerkt, einen Hänger«. Dieses neue Gefühl, wirklich müde zu sein, sei angenehm. »Ich bin richtig froh darüber.« So sei sie dazu übergegangen, sich nachmittags hinzulegen, sich auszuruhen, die Übung zum »inneren paradiesischen Ort« zu machen. In der Firma stehe dafür ein »Snoezel«-Raum zur Verfügung.

Im Büro finde sie zwischendurch »Entspannung, sitze dann einfach da, schaue durchs Fenster, werde leer.« Wenn sie jetzt mal in einer

Nacht wenig Schlaf findet, könne sie damit viel gelassener umgehen als vorher. In den letzten vier Wochen habe sie »zu 80 % gut geschlafen«.

Im obigen Fallbespiel beschreibt die Patientin in prägnanter Weise die Auswirkungen eines langwierigen Schlafmangels. Im Nachhinein betrachtet, hatte die medikamentöse Vorbehandlung mit dem Melatoninpräparat Circadin® vermutlich zu einer ersten Unterbrechung ihres »erhöhten Stresslevels« – aus hypnosystemischer Sicht eine Musterunterbrechung des Hyperarousal – beigetragen. Ihr selbst gefasster Beschluss, einen »Koffeinentzug« auszuprobieren, bahnte schließlich den Weg, das Entspannungs- und Ruhebedürfnis des Organismus tagsüber wirklich wahrzunehmen und ihm nachzugehen.

Frau W. gelingt es, für sich eine neue »Pausenkultur« zu etablieren und darüber die insomniebedingte Tagesmüdigkeit besser zu bewältigen. Insbesondere entdeckt Frau W. die positiven Effekte einer nachmittäglichen Ruhezeit, ein wichtiger Schritt, der häufig dazu führt, einer »schlechten« Nacht mit mehr Gelassenheit und Akzeptanz begegnen zu können (siehe auch Abschn. 12.2).

Beim Hyperarousal finden sich dauerhaft erhöhte Katecholamin- (z. B. Adrenalin) und Kortisolwerte im Blut. Die Erholungsfunktion des Schlafes wird dadurch nachhaltig beeinträchtigt, selbst wenn Schlaf vorhanden ist. Hyperarousal, sei es bedingt durch Schlaflosigkeit oder anderweitigen, von außen einwirkenden Dauerstress – der, genauso wie Hyperarousal, durchaus auch eine Zeit lang als Eustress erlebt werden kann –, macht sich auf vier verschiedenen Ebenen bemerkbar: vegetativ, motorisch, emotional und kognitiv. Die vegetative Ebene äußert sich in erhöhter Herzfrequenz, erhöhtem Blutdruck, vermehrtem Schwitzen und erhöhter Körperkerntemperatur auch während der nächtlichen Hauptschlafperiode. Motorisch lässt sich ein erhöhter Muskeltonus nachweisen, der zu muskulären Verspannungen führen kann. Gereiztheit, depressive Verstimmungen und gesteigerte Ängstlichkeit sind Zeichen des emotionalen Hyperarousal. Die kognitive Übererregung macht sich bemerkbar als Grübeln und das Gefühl, nicht abschalten zu können.

| Übersicht: Mögliche Symptome eines Hyperarousal infolge einer chronischen Insomnie |
| --- |
| • auf motorischer Ebene: erhöhte Anspannung der Körpermuskulatur mit der Folge von Muskelverspannungen, Rückenbescherden, Spannungskopfschmerz<br>• auf vegetativer Ebene: erhöhte Herzfrequenz (Herzklopfen), erhöhter Blutdruck, erhöhte Körperkerntemperatur mit Schweißneigung<br>• auf kognitiver Ebene: Unkonzentriertheit, Störungen der Merkfähigkeit, Beeinträchtigung der Aufmerksamkeitsspanne, Fixierung auf Schlafprobleme, Grübelneigung<br>• auf emotionaler Ebene: Gereiztheit, Missmut, depressive Stimmungsschwankungen, Ängstlichkeit, Erwartungsangst im Hinblick auf Schlafprobleme, Dünnhäutigkeit. |

Die oben dargelegten Erkenntnisse über Zirkadianrhythmik und Hyperarousal-Phänomene dienen als naturwissenschaftliche Grundlage der wichtigsten Behandlungsstrategien bei Schlafstörungen. Hypnotherapeutisch in passender und die Selbstwirksamkeit und Veränderungszuversicht fördernder Weise aufbereitet, können sie zur Motivation des Patienten beitragen, von einem schlaffeindlichen auf einen schlaffreundlichen Lebensstil umzuschalten.

In Teil II wird dargelegt, wie mit effektiven Entspannungs- bzw. Selbsthypnosetechniken sowie chronobiologisch angepasster körperlicher Aktivität sowohl vegetativem als auch motorischem Hyperarousal wirkungsvoll entgegengewirkt und der natürliche Zirkadianrhythmus synchronisiert werden kann. Wirkungsvolle hypnotherapeutische Strategien, mit denen emotionales bzw. kognitives Hyperarousal aufgegriffen und »trance«formiert werden können, finden sich in Kapitel 10 und 11.

## 2.7 Exkurs: Schlafmedikamente mit chronobiologischem Wirkansatz

Bei den derzeit zur Verfügung stehenden Schlafmedikamenten mit chronobiologischem Wirkansatz handelt es sich um Substanzen, die ihre Wirkung an Melatoninrezeptoren entfalten. Zum einen handelt es sich um Melatonin selbst, zum anderen um neu synthetisierte Substanzen mit melatoninartiger Wirkung. Diese Schlafmittel ergänzen somit die spätabendliche körpereigene Melatoninausschüttung und unterstützen damit einen schlafförderlichen Zirkadianrhythmus.

Melatonin ist in den USA frei verkäuflich und als (billiges) Nahrungsergänzungsmittel erhältlich. In Deutschland lässt es sich über Internetversandhandel besorgen. Melatonintabletten werden vielfach bei chronobiologischen Rhythmusproblemen eingesetzt, vor allem beim Jetlag und bei Schichtarbeit. Das Ansprechen auf eine Melatonineinnahme ist jedoch individuell sehr unterschiedlich. In wissenschaftlichen Studien konnte kein statistisch signifikanter Wirksamkeitsnachweis erbracht werden (Buscemi et al. 2006). Möglicherweise hängt die empirisch nicht belegbare Wirksamkeit auch damit zusammen, dass exogen eingenommenes Melatonin rasch verstoffwechselt wird (Halbwertzeit: nur zirka 20 Minuten!) und sich von daher kein ausreichend langer Wirkspiegel im Gehirn aufbaut.

Seit 2007 ist in Deutschland ein Melatoninpräparat mit Retardwirkung als Medikament zugelassen. Sein Handelsname: Circadin®. Bei Circadin® handelt es sich um retardiertes Melatonin, welches verzögert freigesetzt wird mit einer gegenüber dem unretardierten Melatonin deutlich verlängerten Halbwertzeit von 3,5 bis vier Stunden. Es ist in Deutschland zugelassen für die Behandlung von Insomnie bei über 55-jährigen Patienten. Außerdem gibt es Hinweise für eine positive Wirkung bei Jetlag. Mit der Einführung einer Retardzubereitung hat sich die Verwendung von unretardiertem Melatonin erübrigt. Circadin® wird zirka ein bis zwei Stunden vor dem Zubettgehen in einer Dosierung von 2 mg (= eine Retardtablette), über einen Zeitraum von drei Wochen eingenommen. Seine Wirkung zielt darauf ab, die Einschlaflatenz und Schlafeffizienz bei über 55-jährigen Patienten, die über nicht erholsamen Schlaf klagen, zu verbessern. Die natürliche Abfolge von Non-REM- und REM-Schlafphasen bleibt unter einer Behandlung mit Melatonin erhalten (Wade et al. 2007).

In den USA ist eine Substanz namens Ramelteon als Medikament zugelassen, welches genauso wie Melatonin als reiner Melatoninrezeptoragonist wirkt. In Studien hat sich Ramelteon vergleichbar dem Circadin® als wirksam bei Schlafstörungen im höheren Lebensalter erwiesen. In einer Studie mit sechsmonatiger Laufzeit konnten positive Effekte auch bei längerfristiger Gabe festgestellt werden. Rebound-Effekte, also verstärktes Wiederauftreten der Zielsymptomatik, sind demnach nicht zu erwarten, ebenso wenig das Risiko einer Abhängigkeitsentwicklung (Mayer 2009). Die Europäische Arzneimittelagentur sieht die Wirksamkeit von Ramelteon als nicht erwiesen an, sodass es bisher keine Zulassung für den EU-Raum gibt.

Eine Sonderstellung nimmt die Substanz Agomelatin ein. Agomelatin (= Valdoxan®) ist seit 2009 in Bundesrepublik als Antidepressivum zugelassen. Die Substanz wirkt einerseits als Melatoninrezeptoragonist, andererseits als Antagonist für Serotoninrezeptoren. Vermutlich tragen beide Wirkansätze zur antidepressiven Wirksamkeit bei. Die bisherigen Erfahrungen sprechen für eine gute Wirksamkeit auf Einschlaflatenz und Schlafqualität bei insgesamt eher geringer Nebenwirkungsrate. Allerdings sind zu Beginn einer Behandlung mit Agomelatin anschließend in regelmäßigen Abständen Kontrollen der Leberenzyme (Transaminasen) zur Überwachung einer regulären Leberfunktion erforderlich.

Zu beachten ist außerdem, dass Agomelatin bei Rauchern so rasch verstoffwechselt wird, dass im Grunde kein ausreichender Wirkspiegel mehr aufgebaut wird. Als Dosierung werden 25 mg einmal täglich beim Zubettgehen empfohlen. Falls nach zwei Wochen keine Besserung eintritt, kann laut Hersteller die Dosis auf 50 mg erhöht werden.

# 3 Schlafphysiologisches Wissen – hypnotherapeutisch aufbereitet

Eine erste Einteilung von Schlafstadien begann bereits kurz nach der Entdeckung des EEGs 1929 durch Hans Berger in Jena. So verwundert es nicht, dass – auf der einen Seite – einige schlafphysiologische Grundbegriffe häufiger Bestandteil des Allgemeinwissens geworden sind. Viele Patienten beispielsweise wissen in etwa, dass vor allem im REM-Schlafstadium geträumt wird und dass es ein Tiefschlafstadium gibt. Auf der anderen Seite scheitern viele Psychiater und Psychotherapeuten bereits an der Frage, wie viele Schlafzyklen in der Nacht durchlaufen werden oder mit welchen Verhaltensweisen tagsüber bzw. welchen psychotropen Substanzen sich die nächtliche Schlafkurve beeinflussen lässt. Im Gegensatz dazu gibt es seit etwa der Jahrtausendwende in der Schlafwissenschaft einen immensen Zuwachs an Erkenntnissen. Einen ungefähren Überblick gewinnt man beim Blättern in der *Enzyklopädie der Schlafmedizin*. Dort wird auf 1.331 Seiten das heutige Spektrum des naturwissenschaftlichen Wissens der Schlafmedizin ausgebreitet (Peter, Penzel u. Peter 2007).

Unser Ziel ist es, aus diesem großen Wissensschatz den hypnotherapeutischen Honig saugen zu können, der als kognitiver Schlaftrunk an unsere Patienten weitergegeben wird. D. h., für eine effektive Hypnotherapie schlafgestörter Patienten ist das schlafmedizinische Grundlagenwissen relevant, welches sich unmittelbar nutzen lässt für eine schlaffreundliche Gestaltung des Alltags. Die hypnotherapeutische Aufbereitung schlafphysiologischer Schlüsselphänomene dient somit dem Kompetenzgewinn des Patienten. Es ist Wissen, das Handlungskompetenzen freisetzt, eine positive Veränderungserwartung induziert und die Erfahrung von Selbstwirksamkeit ermöglicht.

## 3.1 Schlafstadien und Schlafzyklen

Im natürlichen, erholsamen Schlaf werden vier bis sechs Schlafzyklen mit einer typischen Abfolge von unterschiedlichen Schlafstadien durchlaufen. Die Schlafstadien können über eine EEG-Ableitung bestimmt werden. In der heute am meisten verwendeten Einteilung werden drei Non-REM-Schlafstadien und das REM-Schlafstadium unterschieden.

REM ist die Abkürzung für »Rapid Eye Movements«. Diese schnellen, phasischen Augenbewegungen charakterisieren den REM-Schlaf. Früher wurde der REM-Schlaf auch als Traumschlaf bezeichnet, da fälschlicherweise angenommen wurde, dass ausschließlich im REM-Schlaf geträumt wird. Es hat sich jedoch gezeigt, dass fast 70 % der Menschen, die aus einem Nicht-REM-Schlaf geweckt wurden, auch von einem Traum berichten (Rasch 2021).

Der REM-Schlaf wird gerne als paradoxer Schlaf bezeichnet, denn er erinnert einerseits in einigen Aspekten (EEG, Herzschlag etc.) an den Wachzustand, andererseits ist der Tonus der Körpermuskulatur komplett erschlafft, und wir sind im REM-Schlaf nur schwer (er) weckbar (Rasch 2021). Erst am Ende eines REM-Schlafs besteht eine Aufwachtendenz. Aufwachen aus dem Nachtschlaf geschieht zu etwa 30 bis 40 % nach Ablauf eines REM-Schlafs und zu 60 % aus dem Leichtschlaf heraus, der auch als Non-REM-Schlafstadium N I bezeichnet wird (Peter, Penzel u. Peter 2007, S. 106 f.). Die Dauer des REM-Schlafs nimmt in der zweiten Nachthälfte bis zum Morgen hin kontinuierlich zu.

Im REM-Schlaf kommt es bei Männern häufig zu einer Erektion, bei Frauen zu einer vermehrten Durchblutung der Vagina. Die stärkere Durchblutung der Geschlechtsorgane in der REM-Schlafphase ist ein normaler Vorgang und geschieht unabhängig davon, ob wir gerade einen erotischen Traum haben oder nicht.

Vom REM-Schlaf lassen sich die drei Non-REM-Schlafstadien N I (leichter Schlaf), N II (mittlerer Schlaf) und N III (Tiefschlaf) abgrenzen. Je langsamer und tiefer die Schwankungen der Gehirnstromkurve – also im EEG – werden, umso mehr nähert sich das Gehirn dem tiefsten Schlafstadium Non-REM N III. Der Übergang vom Wachzustand zur ersten Schlafphase, dem Leichtschlaf, vollzieht sich nicht linear, sondern fluktuierend.

Wenn wir aus einem Leichtschlaf wieder aufwachen, sind wir uns häufig nicht sicher, ob wir überhaupt geschlafen haben. Falls wir uns an traumartige Bilder erinnern, spricht das eindeutig dafür, zumindest einen Moment lang geschlafen zu haben. Falls nach dem Aufwachen auf die Uhr geschaut wird und man sich wundert, dass viel mehr Zeit vergangen ist als gedacht, so ist das ein untrügliches Zeichen, diese Zeit »verschlafen« zu haben. Patienten mit Schlafstörungen, denen wir eine Entspannungstrance anbieten, schlafen nicht selten während der Trance ein. Das Einschlafen lässt sich dann an der deutlich vertieften Atmung erkennen, wobei meistens durch einen leicht geöffneten Mund ausgeatmet wird und leise, »schnarchende« Atemgeräusche zu hören sind. Auch beim leichten Schlaf handelt es sich bereits um einen besonders regenerativen Zustand für Körper und Geist, der deutlich erholsamer ist als z. B. der entspannte Wachzustand.

Der Tiefschlaf ist die wichtigste Schlafphase, die unser Organismus für seine Tiefenerholung braucht. Es gibt Hinweise aus der neueren Schlafforschung, dass Tiefschlafphasen auch für das Immunsystem und die Gedächtnisbildung im Schlaf von besonderer Wichtigkeit sind (Rasch 2021).

Die wellenförmig wiederkehrende Abfolge der Schlafstadien in Gestalt von vier bis sechs Schlafzyklen mit einer jeweiligen Dauer von 90 bis 110 Minuten wird als Schlafprofil bezeichnet. In Abbildung 6 ist das natürliche Schlafprofil eines jungen Erwachsenen in vereinfachter, schematisierter Form dargestellt. Zu erkennen ist, dass Tiefschlaf nur in der ersten Nachthälfte stattfindet. Das bedeutet, dass der Schlaf in den ersten drei bis vier Stunden der Nacht am tiefsten und erholsamsten ist.

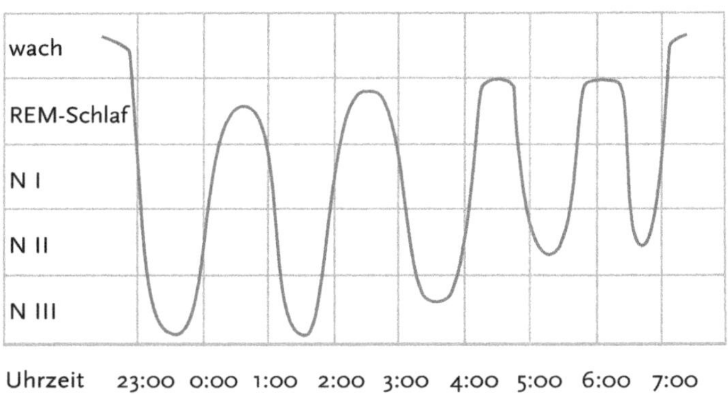


*Abb. 6: Schlafprofil eines jungen Erwachsenen (schematisierte Darstellung): Tiefschlaf (= Schlafstadium N III) kennzeichnet die ersten drei Stunden der Nacht. In der zweiten Nachthälfte nimmt die Schlaftiefe ab, der Anteil des REM-Schlafs dagegen zu.*

## 3.2 Visualisierung des Schlafprofils als therapeutisches Medium

Für Menschen, die unter Schlafstörungen leiden, bedeutet es eine große Hilfe, wenn sie »den Schlaf sehen« können. Und zwar vor allem dann, wenn dieses Bild vor ihren Augen im therapeutischen Miteinander entsteht, positive Assoziationen weckt und mit interessanten Informationen verknüpft wird. Das ist der Grund, warum die in Abbildung 6 zu sehende vereinfachte Darstellung des Schlafprofils – im Folgenden auch als »Schlafwellenkurve« oder einfach »Schlafkurve« bezeichnet – für die therapeutische Arbeit mit schlafgestörten Patienten so wichtig ist.

Es bietet sich an, zunächst das Vorwissen der Patienten zu nutzen und beispielsweise danach zu fragen, von welchen Schlafstadien sie schon gehört haben. Zumindest die Begriffe »REM-Schlaf« und »Tiefschlaf« sind den meisten Menschen nicht fremd. Sie werden auf einem Flipchart notiert, und zwischen diesen beiden »Wendepunkten« des Schlafzyklus werden die drei übrigen Schlafphasen ergänzt. Das reicht schon an Vorinformationen, damit man dann den Ablauf der Schlafphasen im Verlauf einer Nacht in Form der idealtypischen Kurve eines normalen Schlafprofils aufzeichnen kann.

Die wellenförmige Visualisierung des Schlafs ist mit einem hypnotherapeutischen Hintergedanken verknüpft. Sie weckt bei den meisten Menschen positiv besetzte Assoziationen (Meereswellen, Strand, sich von einer Welle tragen lassen). Im weiteren Verlauf kann – bei passender Gelegenheit – durch gestische Untermalung der wellenförmigen Vorwärtsbewegung des Schlafablaufs die suggestive Kraft solcher Assoziationen noch gesteigert werden. Diese Art der Vermittlung von schlafphysiologischem Wissen dient somit gleichzeitig dazu, die Entspannungsbereitschaft des zuhörenden (und zusehenden) Patienten zu fördern. Einer anschließenden Entspannungstrance, in der sich *das gerade Gelernte innerlich verankern kann,* wird auf diese Weise ein gut bestelltes Feld bereitet. In der Hypnotherapie wird die hier praktizierte Form einer indirekten, mittels unterbewusster Stimuli vorgenommenen Vorbereitung der sich anschließenden Trancearbeit als »Seeding« (= Säen) bezeichnet (vgl. Abschn. 1.9.3).

Anhand der aufgezeichneten »Schlafkurve« lassen sich die wichtigsten Phänomene des natürlichen Nachtschlafs plastisch erläutern: dass z. B. die normale Gesamtschlafzeit zum einen individuell unterschiedlich lang ist und zum anderen vom Lebensalter abhängt. Ein Säugling schläft zirka 16 Stunden während eines Tag-Nacht-Zyklus, während beim Erwachsenen die Gesamtschlafzeit im Durchschnitt sieben bis acht Stunden beträgt. Manche Erwachsene benötigen – konstitutionell vorgegeben – deutlich weniger Schlaf, andere mehr als acht Stunden. Johann Wolfgang Goethe beispielsweise war ein bekannter Langschläfer.

Im höheren Lebensalter ist der Schlaf weniger tief und häufiger unterbrochen als bei jüngeren Erwachsenen. Das Bedürfnis, am frühen Nachmittag ein kurzes »Mittagsschläfchen« zu halten, nimmt deutlich zu. Die für eine gute Erholung benötigte Gesamtschlafzeit von durchschnittlich sieben bis acht Stunden ändert sich im Alter nicht (Rasch 2021), jedoch wird der Schlaf mit zunehmendem Alter störanfälliger, und es kommt zu einem deutlichen Anstieg von Schlafstörungen sowie dem Gebrauch von Schlafmitteln. Deshalb gewinnt eine schlaffreundliche Selbstfürsorge bei älteren Menschen eine stark zunehmende Bedeutung.

Ab der zweiten Lebenshälfte nimmt bei vielen Menschen die Tendenz zu, nachts ein- oder zweimal aufzuwachen. Meistens geschieht das nach dem zweiten oder dritten Schlafzyklus, also in der Zeit zwischen 3 und 4 Uhr. Dieses Aufwachen ist, für sich genommen, keine Störung, sondern stellt ein physiologisches Phänomen des Nachtschlafs bei Menschen im reiferen Lebensalter dar. Erst wenn das Wiedereinschlafen Probleme bereitet, kommt es zu einer Störung der Erholsamkeit des Nachtschlafs. Wiedereinschlafstörungen gehören zu den häufigsten Formen der Insomnie bei Menschen ab dem mittleren Lebensalter.

Nicht selten wird das Wiedereinschlafen vor allem dadurch erschwert, dass der Patient aus seiner befürchteten Erwartung heraus, nicht wieder einschlafen zu können, sich selbst unter Druck setzt. Hier kann – visuell demonstriert anhand des natürlichen Schlafprofils – die Erläuterung der Tatsache, dass der so wichtige Tiefschlaf bereits nach den ersten beiden Schlafzyklen vollständig »absolviert« ist, zu einer sehr wirksamen, schlafförderlichen Entlastung beitragen. Die hierzu passende hypnotherapeutische Intervention könnte wie folgt lauten: *Wenn Sie nachts an dieser Stelle Ihrer Schlafkurve aufwachen, können Sie sich sagen: Der wichtigste Teil des Schlafs ist geschafft, und jetzt nimmst du die zweite Hälfte auch noch mit* (Formulierung nach einer Idee von Ghita Benaguid).

## 3.3 Traumhafter Schlaf – Von der Vielfalt des träumerischen Erlebens

Unser Schlaf ist voller Träume. Bereits das Einschlafen beginnt mit Träumen. Im gesamten weiteren Schlafzyklus setzt sich träumerisches Erleben fort. Sowohl im leichten, mittleren als auch im tiefen Schlaf sind wir träumerisch aktiv, nicht nur im REM-Schlaf, wie man früher gedacht hat. Zugleich ist der Schlaf ein Zustand von stark reduziertem bis fehlendem Bewusstsein (Rasch 2021, S. 55) mit aufgehobenem Zeitgefühl. Vom Schlaf erinnerbar sind nur die Träume.

Während des Übergangs vom Wachsein zum Schlaf vermischen sich Realität und Traum. Die bildhaft-träumerischen Erlebensweisen beim Einschlafen sind häufig relativ kurz und von starker Bildhaftigkeit geprägt (Rasch 2021). Sie wurden früher in der Schlafmedizin als hypnagoge Halluzinationen bezeichnet. Wir werden also über innere Bilder in den Schlaf getragen. Wann genau nun der Einschlafpunkt war, daran können wir uns nicht erinnern, zumal es sich beim Einschlafen gar nicht um einen linearen Prozess handelt, sondern vielmehr um ein Fluktuieren von bewusst-kognitivem Denken und bildhaft-träumerischen Erleben.

Werden schlafende Menschen aus einer Nicht-REM-Schlafphase geweckt, berichten nahezu 70 % von einem Traum (Montangero 2018). Zum Teil handelt es sich dabei eher um Gedanken, Ideen oder Schlussfolgerungen, größtenteils wird aber von traumtypischen, bildhaften Geschichten berichtet. Bei Weckungen aus dem REM-Schlaf berichten fast 80 % dieser Personen von intensiven Träumen (Erlacher 2019). REM-Schlaf-Träume sind meistens stark »bebildert« mit filmreifen, dramatischen bis bizarren Abläufen.

**Ein Regisseur, der Mittagsträume liebt**

Der bekannte Regisseur Sönke Wortmann *(Der bewegte Mann, Das Wunder von Bern)* meldete sich anlässlich der Erscheinung seines ersten Romans in der Tagespresse zu Wort: Die Couch in seinem Wohnzimmer sei schon lange sein Lieblingsplatz im ganzen Haus. Warum? »Weil man da so hervorvorragend Mittagsschlaf halten kann. Ich liebe den Mittagsschlaf – er ist für mich ein Power-Nap. Ich fühle mich danach besser, und ich träume so schön, viel deutlicher als nachts. Meine Mittagsträume sind immer sehr intensiv« (Neue Osnabrücker Zeitung, 21.10.2021).

Traumbilder werden vielfach als kreative Inspirationsquellen genutzt – von Schriftstellern, Architekten, Designern, Malern, Musikern und selbst von Wissenschaftlern (Otto Loewi, Nobelpreisträger; Dimitrij Mendelejew, Mitbegründer des chemischen Periodensystems; Auguste Kekulé, Entdecker der Ringstruktur des Benzols, siehe auch Abschn. 15.2). Salvador Dalí nutzte gerade die häufigen Traumsequenzen beim Einschlafen für seine künstlerische Kreativität. Dabei habe er, so heißt es, einen Schlüssel in der Hand gehalten. Sobald dieser Schlüssel beim Einschlafen herunterfiel, wurde er wieder geweckt (Rasch 2021). Vielleicht rührt daher die alte Redewendung »Endlich ist bei ihm der Groschen gefallen ...«.

Manchen Menschen ist es möglich, nach dem Erwachen aus einem Traum diesen Traum beim Wiedereinschlafen fortzusetzen. Die Kunst des Weiterträumens kann beispielsweise unter hypnotherapeutischer Anleitung trainiert werden (siehe Abschn. 12.6.2).

## 3.4 Koffein, Nikotin, Alkohol, Cannabis – Wirkungen auf das Schlafprofil

Wegen des weitverbreiteten Gebrauchs dieser vier Genuss- bzw. Rauschmittel sollte in schlaftherapeutischen Gruppenprogrammen stets auf die damit einhergehenden Veränderungen des Schlafmusters eingegangen werden. Und zwar in visualisierter Form, indem die einzelnen Auswirkungen auf der Kurve des Schlafprofils markiert werden. Passende Farben können nicht schaden: z. B. Braun für Koffein, Schwarz für Nikotin, Blau für Alkohol und Grün für Cannabis. Bei Einzeltherapien hängt es sinnvollerweise von den individuellen Gegebenheiten ab, welchen Raum dieses Thema einnehmen sollte. Spielt Suchtmittelkonsum eine Rolle, empfiehlt es sich allerdings, ihn zwar diagnostisch zu registrieren, aber ansonsten nicht unbedingt gleich in der ersten Stunde mit der Tür ins Haus zu fallen und den Suchtzeigefinger zu erheben. Es sei denn, der Patient signalisiert Interesse an diesbezüglichen Informationen.

Untersuchungen zeigen, dass der Genuss von Kaffee den Tiefschlaf verringert. Eine grundsätzliche Empfehlung, auf jegliches Kaffeetrinken zu verzichten, lässt sich aus diesen Ergebnissen m. E. jedoch nicht ableiten, allenfalls die Überlegung, auf die Menge des konsumierten Koffeins zu achten. Patienten mit Schlafstörungen wird empfohlen, nach 16 Uhr keine koffeinhaltigen Getränke, also auch keinen Tee mehr zu sich zu nehmen (siehe auch Abschn. 7.3).

Zigarettenrauchen direkt vor dem Schlafengehen beeinträchtigt REM- und Tiefschlaf. Die Wachperioden nehmen zu. Regelmäßiges Rauchen führt ganz allgemein zu einer Beeinträchtigung der REM-Schlafphasen und zur Verkürzung der Gesamtschlafzeit. Bei schwer ausgeprägter Nikotinsucht kann es entzugsbedingt zu nächtlichem Aufwachen kommen (siehe auch Abschn. 7.2).

Alkoholkonsum vor dem Zubettgehen verkürzt die Einschlafzeit, beeinträchtigt den Tiefschlaf und reduziert den REM-Schlaf. Durch den schnellen Abbau von Alkohol verkehrt sich im Laufe der Nacht die anfängliche REM-Schlafunterdrückung ins Gegenteil: In der zweiten Nachthälfte kommt es zu einer Verlängerung der REM-Phasen. Der Schlaf wird durch vermehrt auftretende Wachperioden häufiger unterbrochen. Zudem wird das Vorkommen unangenehmer oder gar albtraumhafter Trauminhalte befördert (siehe auch Abschn. 7.1).

Komplizierter sind die Verhältnisse beim abendlichen Cannabiskonsum. Während zunächst wie beim Alkoholkonsum die Einschlaflatenz verkürzt wird, wirken sich die beiden Cannabisinhaltsstoffe Tetrahydrocannabinol (THC) und Cannabidiol (CBD) unterschiedlich auf den weiteren Schlafverlauf aus. Während reines THC das Schlafprofil nicht beeinflusst, ruft die Kombination von THC und CBD dosisabhängig eine Reduktion des Non-REM-Schlafs sowie eine Verlängerung der nächtlichen Wachphasen hervor (Nicholoson et al. 2004).

## 3.5 Wie Schlafmedikamente das natürliche Schlafmuster verändern

Die Substanzklasse der Benzodiazepine weist ein großes Spektrum von Einzelsubstanzen auf (z. B. Diazepam, Lorazepam, Temazepam, Triazolam usw.). Außer dass sie das Risiko einer Suchtentwicklung enthalten, verändern Benzodiazepine das natürliche Schlafmuster im nicht unerheblichen Ausmaß: Die Tiefschlafphasen nehmen ab, und auch der REM-Schlaf wird unterdrückt. Nach Absetzen kommt es häufig zu einem sogenannten REM-Rebound-Phänomen, d. h., der Effekt kehrt sich um mit dem vermehrten Auftreten von REM-Phasen.

Unter den sogenannten Z-Substanzen Zaleplon, Zolpidem und Zopiclon, die vor allem als Einschlafmittel zum Einsatz kommen, wird der REM-Schlaf weniger beeinflusst als unter Benzodiazepinen. Im

Hinblick auf eine Beeinflussung des Tiefschlafs fanden sich in Untersuchungen sowohl vermehrte als auch verminderte Tiefschlafphasen.

Mirtazapin, ein sedierendes Schlafmittel bzw. Antidepressivum mit einschlaf- und durchschlaffördernder Wirkung, hat keine gravierenden Veränderungen des physiologischen Schlafmusters zur Folge. Insbesondere wird auch nicht der REM-Schlaf reduziert, wie dies im Gegensatz dazu bei älteren sedierenden Antidepressiva aus der Substanzklasse der sogenannten Trizyklika (z. B. Doxepin oder Amitryptilin) der Fall ist. Eine Ausnahme bildet das ebenfalls trizyklische Trimipramin (z. B. Stangyl®), das gleichzeitig das am stärksten sedierende Antidepressivum ist und die Schlafarchitektur kaum verändert.

Grundsätzlich gilt, dass Schlafmittel prinzipiell erst nach Ausschöpfen anderer Therapiemöglichkeiten gegeben werden sollten. Benzodiazepine und die sogenannten Z-Substanzen sollten möglichst nicht über längere Zeiträume, d. h. nicht für mehr als vier Wochen, verordnet werden. Die intermittierende, also nicht regelmäßige Einnahme dieser beiden Substanzklassen in besonderen Situationen bzw. für nicht mehr als vier bis sechs Nächte pro Monat gilt als weniger problematisch (Benkert u. Hippius 2009).

## 3.6 Wie das Schlafprofil aktiv beeinflusst werden kann

Bei diesem Thema handelt es sich um das eigentliche Herzstück der psychoedukativen Arbeit mit der »Schlafkurve«. Es geht darum, dem Patienten in einfacher und zugleich prägnanter Form das Wissen darüber zu vermitteln, wie er selbst mit seinen Verhaltensweisen Einfluss nimmt auf das eigene Schlafprofil – oder, anders ausgedrückt: was er tun (oder auch lassen) kann, um die Qualität, die Erholsamkeit seines Schlafes, positiv zu beeinflussen.

Eine Verringerung der Schlafzeit, in der Schlafmedizin auch als Schlafrestriktion bezeichnet, verbessert den Tiefschlaf bei gleichzeitiger Verringerung des REM-Schlafanteils. Bei einer komplett durchwachten Nacht wird in der darauffolgenden Nacht zunächst vor allem der Tiefschlaf nachgeholt. Erst danach, in den dann folgenden Nächten, gleicht sich der verlorene REM-Schlaf aus. Der tiefschlaffördernde Effekt einer Schlafrestriktion gewinnt vor allem dann an praktischer Bedeutung, wenn Patienten mit Schlafstörungen versuchen, ihren Mangel an erholsamen Schlaf durch sehr frühes Zubettgehen, verlängertes morgendliches Schlafen oder längeres Schlafen tagsüber auszugleichen. Durch diese Verhaltensweisen nämlich verschlechtert sich die Qualität des Nachtschlafs.

Noch ein weiterer wichtiger Aspekt lässt sich in diesem Zusammenhang herausstellen: Die natürliche Schlafregulation im menschlichen Gehirn verfügt über effektive Mittel, schlaflose bzw. schlafbeeinträchtigte Nächte in den darauffolgenden Nächten wieder auszugleichen. Diese Botschaft kann dazu dienen, Patienten mit Schlafproblemen mehr Gelassenheit zu vermitteln und ihre Zuversicht zu fördern.

Viele schlafmedizinische Therapieprogramme widmen dem Thema »Schlafrestriktion« große Aufmerksamkeit, während dem Thema »körperliche Aktivität im Alltag« nur wenig Beachtung geschenkt wird. Dabei ist die körperliche Aktivität tagsüber als der wichtigste Verhaltensfaktor für die Qualität des Schlafes anzusehen. Schon in den 90er-Jahren des vergangenen Jahrhunderts konnte nachgewiesen werden, dass dank 140 Minuten mäßiger körperlicher Aktivität pro Woche über fünf Stunden Schlaf gewonnen werden (King et al. 1997). Und zwar ein qualitativ deutlich verbesserter Schlaf, vor allem im Hinblick auf die Tiefschlafperioden. In Kapitel 6 werden praktische Einzelheiten und chronobiologische Aspekte körperliche Betätigung ausführlicher behandelt.

## 3.7 Exkurs: »Hypnose« und »Schlaf«

Der Begriff »Hypnose« geht letztlich auf das griechische Wort *hýpnos* = »Schlaf« zurück. Im Deutschen wird für Hypnose bzw. für den hypnotischen Zustand, die Trance, auch das Wort »Wachschlaf« gebraucht. Nur am unmittelbaren Beginn einer Hypnose (»hypnoides Stadium«) bestehen Ähnlichkeiten mit dem Zustand kurz vor dem abendlichen Einschlafen (siehe auch Abschn. 1.9 und 12.6). Im darauffolgenden Stadium einer leichten Trance beginnt der hypnotische Zustand, sich vom regulären Schlaf zu unterscheiden. So lässt sich im EEG, also bei der Ableitung von Hirnströmen, der hypnotische Zustand klar vom Schlafzustand abgrenzen. Hypnose und Schlaf stellen somit zwei unterschiedliche Funktionszustände des Gehirns dar.

Hypnose kann neurophysiologisch als entspannter Wachzustand aufgefasst werden. Im EEG unter Hypnose herrschen sogenannte niedrigamplitudige Alphawellen vor, während Schlaf durch langwellige Theta- und Deltawellen charakterisiert ist (Halsband 2009). Wie bereits oben dargelegt, weist der Anfangszustand unter Hypnose (das »hypnoide Stadium«) Ähnlichkeiten mit dem entspannten Noch-wach-Sein unmittelbar vor dem Einschlafen auf. Besteht ein größeres Schlafbedürfnis, nähern sich vor allem autohypnotisch induzierte Entspannungszustände (also Zustände unter Selbsthypnose wie z. B. beim autogenen Training) häufig unwillkürlich dem Punkt des Einschlafens und gehen dann nahtlos in das erste Schlafstadium (den leichten Schlaf) über. Im EEG lässt sich dieser Übergang durch das Auftreten erster, langsamerer Wellen (Thetawellen) erkennen.

Es empfiehlt sich in aller Regel, gegenüber Patienten, die wegen Schlafstörungen therapeutische Hilfe suchen, zunächst statt den Begriff »Hypnose« den weniger spektakulären und leichter verständlichen Begriff »Entspannungstrance« zu verwenden. Er trifft auch den entspannten Wachzustand, um den es hier vordringlich geht, am besten. Zudem gehört das Erlernen einer selbst induzierten Entspannungstrance zu den wichtigsten Therapieelementen bei der hypnotherapeutisch basierten Behandlung von Patienten mit Schlafstörungen. Auch für diese Zusammenhänge bietet sich eine passende und zugleich einfache Visualisierung an: Der Zustand, wie er unter einer Entspannungstrance eintritt, kann in der Kurve des Schlafprofils direkt ihrem Ausgangspunkt vor dem Einschlafen zugeordnet und dort markiert werden.

In der Gruppentherapie ist damit der ideale Zeitpunkt erreicht, den Teilnehmern eine Entspannungstrance anzubieten. Das Bedürfnis nach Entspannung wird jetzt, nach so viel kognitivem Input, groß sein bei den Teilnehmern. Und die Bereitschaft, in eine angenehme, entspannende Trance zu gehen, nach so viel »Seeding« ebenfalls.

Die geneigte Leserin, der geneigte Leser aber kann an dieser Stelle, wenn sie, wenn er möchte, sich zurücklehnen, die Augen schließen, um sich auszuruhen, um sich bewusst Zeit zu nehmen für eine Entspannung, und dabei langsam nach innen gehen. Das Auf und Ab der Schlafkurve kann angenehme Erinnerungen an einen schönen Tag am Strand auftauchen lassen, an glitzernde Wellen und beruhigendes Rauschen des Meeres, ...

# Teil II: Die fünf Säulen der schlaffreundlichen Selbstfürsorge

# 4 Zur schlaffreundlichen Selbstfürsorge – eine Übersicht

Teil II dieses Buches mit den Kapiteln 4 bis 9 enthält die fünf wichtigsten Elemente einer schlaffreundlichen Lebensweise. Beschrieben wird, wie wir durch Alltagsregeln und Gewohnheiten, die sich an den Fingern einer Hand abzählen lassen, wesentlichen Einfluss darauf nehmen, wie wir schlafen. Die fünf Säulen einer schlaffreundlichen Selbstfürsorge basieren auf dem derzeitigen schlafmedizinischen Wissensstand, auf den wichtigsten chronobiologischen Erkenntnissen und auf langjähriger klinischer Erfahrung.

## 4.1 Die fünf Säulen schlaffreundlicher Selbstfürsorge im Überblick

Milton Erickson, Wiederentdecker und Erneuerer der therapeutischen Hypnose, verknüpfte in seiner Behandlungsmethode die auf das Binnenerleben des Patienten gerichtete Trancearbeit mit individuell zugeschnittenen Aufträgen zu »äußerem« Aktivwerden (vgl. hierzu das Fallbeispiel in Abschn. 9.1). Ericksons Handlungsanweisungen hatten häufig den Charakter von paradoxen Interventionen wie Symptomverschreibungen oder aversiv besetzten Aktivitäten (man spricht hier von »Ordeals«). Er begründete damit ein wichtiges Prinzip der modernen Hypnotherapie, nämlich persönliche Vorlieben und Einstellungen, alltägliche Verhaltensmuster, Erfahrungen aus früheren Lebensphasen wie auch den individuellen Lebensstil von Patienten für innere und äußere Änderungsprozesse nutzbar zu machen. In ihrer alten, ziemlich direktiven Form sind Ordeals allerdings nur noch modifiziert anwendbar.

Persönliche Haltungen und Muster des Patienten zu nutzen spielt bei den fünf Säulen eine große Rolle. So wird bei der »Nummer eins« – hier geht es um regelmäßig praktizierte Selbstentspannung (siehe Kap. 5) – ein Hauptaugenmerk darauf gerichtet, welcher Selbstentspannungsmethoden der Patient sich bereits bedient. Und zwar auch im Hinblick auf Methoden aus dem Alltag, z. B. in Form von Dösen oder nachmittäglichem Nickerchen. Besonders wirksam ist es, eine 20- bis 30-minütige Entspannungstrance in den chronobiologisch vorgegebenen Wechselrhythmus von aktiven und regenerativen Tagesphasen einzubinden. »Power-Nap« nennt sich diese Form der »Siesta-Pause« in mitarbeiterzugewandten, innovativen Industriezweigen.

Am Schluss von Kapitel 5 werden in einem Exkurs (siehe Abschn. 5.7) zwei konzentrative Selbsthypnosetechniken vorgestellt, die zen-buddhistischen Meditationsformen entlehnt sind. Beide Selbsthypnosetechniken bewirken – bei etwas Übung – ein effektives Umschalten des Binnenfokus von einer Anspannungstrance in eine Entspannungstrance. Sie können von daher sehr hilfreich dafür sein, in eher »kopflastigen« Arbeits-, Verhandlungs-, Prüfungs- oder ähnlichen Beanspruchungssituationen innerlich abzuschalten – und das bei geöffneten Augen.

Säule »Nummer zwei« sind die beiden elementaren Zeitgeber »Licht« und »körperliche Bewegung«. Die in Kapitel 6 dargelegten schlaf- und sportmedizinischen Einzelheiten dienen auch dazu, dem Patienten eine Vorstellung davon zu geben, welche Möglichkeiten er hat, aktiv tagsüber darauf Einfluss zu nehmen, wie er nachts schläft.

Die psychotropen Substanzen Alkohol, Nikotin und Koffein gehören zu den am häufigsten benutzten Genuss- bzw. Rauschmitteln. Der Umgang mit diesen Substanzen stellt »Nummer drei« der Big Five dar. Welche Konsummuster besonders schlafstörend sind und wie sie verändert werden können, wird in Kapitel 7 beschrieben.

An vierter Stelle der fünf Säulen stehen Überlegungen zur schlaffreundlichen Gestaltung der Zeit vor dem Zubettgehen. Zentrale Botschaft: Menschen mit störanfälligem Schlaf sollten sich eine bildschirm-, arbeits- und problemfreie Zone in den letzten zwei Stunden vorm Zubettgehen schaffen und darauf achten, in dieser Zeit keine Nickerchen mehr zu machen (siehe auch Kap. 8).

Kapitel 9 beleuchtet ein typisches Konditionierungsphänomen bei chronifizierten Schlafstörungen: Bett und Schlafzimmer lösen bei den betroffenen Patienten eher einen Weckreiz aus, als dass sie Schlaf stimulieren. Beginnend mit einer Fallgeschichte von Milton Erickson, werden Anregungen für das fünfte Element einer schlaffreundlichen Lebensweise gegeben, nämlich wie dem Schlaf ein freundliches Zuhause geschaffen werden kann.

| **Übersicht: Fünf Säulen der schlaffreundlichen Selbstfürsorge** |
|---|
| 1) chronobiologisch angepasste Selbstentspannung<br>2) Licht und körperliche Aktivität als Zeitgeber<br>3) Umgang mit Alkohol, Nikotin und Koffein<br>4) schlaffördernde Gestaltung der letzten zwei Stunden vorm Zubettgehen<br>5) das Bett als guter Platz zum Schlafen. |

## 4.2 Empfehlungen genereller Art zum hypnotherapeutischen Umgang mit den fünf Säulen schlaffreundlicher Selbstfürsorge

In der Einzeltherapie kommt es darauf an, möglichst früh abzuschätzen, für welche wesentlichen, heilungsfördernden Verhaltensänderungen bzw. aktiven Maßnahmen der Betroffene bereits über die nötigen Ressourcen verfügt. Diesbezügliche Ressourcen können sein: Vorerfahrungen, bestehende Ambivalenzen oder Änderungsabsichten in Bezug auf eigene Verhaltensmuster, schlafmedizinisches Vorwissen, persönliches Interesse oder anderweitige intrinsische Motivatoren. Hieran gilt es im weiteren Verlauf anzuknüpfen.

Wird das Thema »Schlaffreundliche Selbstfürsorge« in einem Gruppensetting behandelt, sollten die Teilnehmer auf das Thema sorgfältig eingestimmt und vorbereitet sein. Dies geschieht u. a. dadurch, dass sie schlafmedizinisches und chronobiologisches Wissen so vermittelt bekommen, dass sich daraus alle konkreten Möglichkeiten einer aktiven Beeinflussung des eigenen Schlafes ableiten lassen.

Es ist davon abzuraten, in schematischer Weise bereits am Anfang einer Einzel- bzw. Gruppentherapie alle Basiselemente der schlaffreundlichen Selbstfürsorge anzusprechen oder als Anweisung für zukünftige Alltagsgestaltung mit auf den Weg zu geben. Die meisten Patienten könnten sich danach von den Ratschlägen erschlagen fühlen. Außerdem kommen manche Patienten anfangs mit einer traditionellen, vom medizinischen »Versorgungs«-System geförderten Heilserwartung, die sich nach außen auf den Therapeuten richtet (damit der z. B. »den inneren Schalter umlegt«). Sie befinden sich zunächst in einer gewohnten passiv-rezeptiven Patienten- bzw. Konsumentenrolle.

Oft geht es bei der Umsetzung einer schlaffreundlichen Lebensgestaltung um das Aufgeben jahrelang »lieb gewonnener«, eingeschliffener Gewohnheiten oder darum, dass gänzlich ungewohnte, tagtägliche Anstrengungen (»Ich und Sport – niemals!«) abverlangt werden. Nicht selten kommen Patienten zum Hypnotherapeuten in der Hoffnung, dass er sie wie bei einer Narkose »in Hypnose legt« und die Schlafstörungen »weg-hypnotisiert«. In Abschnitt 12.7 wird ein Ansatz vorgestellt, wie auch diesen Patienten ein hypnotherapeutisches Angebot gemacht werden kann.

# 5 Basisverfahren der Selbstentspannung – individuell anpassen und chronobiologisch einsetzen

Das Erlernen einer effektiven Entspannungstechnik gehört zu den Basiselementen in der Behandlung von Schlafstörungen. Sobald ein Patient hier seine ersten Erfolgserlebnisse verbucht, haben diese Erlebnisse häufig, im Nachhinein besehen, den Durchbruch zu seiner Genesung gebracht. Sich gezielt mittels einer selbst erlernten mentalen Technik in einen Entspannungszustand versetzen zu können entfaltet ein ganzes Bündel von Heilungskräften: Im Zentrum steht die Aneignung einer individuell angepassten, »persönlichen« Selbstentspannungsmethode, die als mentale Einschlaf- bzw. Wiedereinschlafhilfe genutzt werden kann. Über eine mentale (Wieder-)Einschlafhilfe zu verfügen geht mit einer Erfahrung von Selbstwirksamkeit und Selbstkontrolle einher. Erste Erfolgserlebnisse führen dazu, dass Gefühle der Ohnmacht, Hilf- und Hoffnungslosigkeit in den Hintergrund rücken. Ein weiterer wesentlicher Faktor ist der Entspannungseffekt selbst. Er bewirkt eine Reduktion der psychovegetativen Übererregung (des Hyperarousal) und greift damit an einer entscheidenden Stelle des pathogenetischen Bedingungsgefüges der Insomnie ein.

Hinzu kommt der Erholungseffekt. Entspannungspausen, über den Tag verteilt, können bis zu einem gewissen Grad mangelnden Schlaf ausgleichen und Tagesmüdigkeit reduzieren. In Japan ist diese Art von Pausenkultur, dort als »Inemuri« bezeichnet, sehr verbreitet. Keiner nimmt Anstoß daran, wenn Büroangestellte vor sich hin dösen oder der Ministerpräsident im Parlament ein kurzes Nickerchen einlegt. Hilfsmittel für ein kurzes Nickerchen zwischendurch gibt es überall zu kaufen, zum Beispiel aufblasbare Mousepads, die nebenbei als Kopfkissen dienen. Offenbar neigen viele Japaner dazu, nachts zu wenig zu schlafen, und gleichen ihr Schlafdefizit tagsüber durch »Inemuri« wieder aus, um »Karoshi« (was bedeutet: sich zu Tode zu arbeiten) zu vermeiden. Das scheint gut zu funktionieren, denn laut den Statistiken erreichen viele Japaner ein überdurchschnittlich hohes Alter.

Menschen mit ernsthafter Schlafstörung machen sich häufig ängstliche Gedanken darüber, wie sie den nächsten Tag bewältigen sollen, wenn sie schlecht oder zu wenig schlafen. Sie befürchten, den nächsten Tag »vergessen zu können«, oder denken, viel mehr schaffen zu können, wenn sie besser schlafen würden. Derartige Negativkognitionen erhöhen den inneren Druck, gut und lange schlafen zu müssen. Dieser wiederum bewirkt schlechten Schlaf. Gefühle des Ärgers, der Hilflosigkeit und Ohnmacht sind die Folge.

Der Weg aus diesem Kreislauf beginnt damit, die Aufmerksamkeit des Patienten darauf zu lenken, was er tun kann, um trotz einer schlechten oder »zu kurzen« Nacht einen guten Tag zu haben. Zum Beispiel dadurch, indem man von der in Japan üblichen Pausenkultur erzählt, die im Übrigen auch von vielen Spitzenpolitikern und Managern in Deutschland gepflegt wird, allerdings mehr im Verborgenen. Oder von Erkenntnissen über sogenannte ultradiane Rhythmen, denen gemäß nach zirka 90 Minuten intensiver körperlicher oder geistiger Aktivität ein physiologisches Pausenbedürfnis entsteht. Dem dann nachzugeben führt zu einer deutlichen Verbesserung der täglichen Leistungsfähigkeit (Schulz a. Lavie 1985).

»Autogene« Entspannungstechniken und Selbsthypnose verfügen über ein immens großes Potenzial an Selbsthilfemöglichkeiten, Selbsterfahrung und Selbsterkenntnis, Selbsttherapie und persönlicher Bereicherung, verfügbar an jedem Ort zu jeder Zeit in jeder Situation (siehe auch unten stehende Übersicht: »Therapeutische Effekte von Entspannungstraining und Selbsthypnose«). Damit dieses Potenzial wirklich ausgeschöpft werden kann, empfiehlt es sich, beim Patienten das Vertrauen in die Macht der eigenen Vorstellungskraft zu fördern. So gesehen, kann die Benutzung von Hilfsmitteln in Form von CDs mit Beruhigungsmusik oder Apps aus dem Internet mit durchformulierten Entspannungstrancen zwar ein erster Anfangsschritt sein, reicht aber in den Anwendungs-, Ausbau- und Entfaltungsmöglichkeiten nicht an das wirklich »autogene« Entspannungstraining heran. Vor allem, wenn Letzteres sich in Richtung der »autogenen« Selbsthypnose entwickelt, werden tiefere Dimensionen von Selbsterleben und Selbstwirksamkeit erreicht.

Patienten gegenüber lässt sich der Unterschied auch so erläutern: »Selbstentspannung und Selbsthypnose zu lernen ist so, als ob man lernt, auf einem Musikinstrument zu spielen, z. B. auf einer Gitarre, einem Keyboard oder auf einem Klavier. Am Anfang ist das häufig mühsamer, als einfach eine Entspannungs- bzw. ›Meditations‹-App anzuhören. Aber später, im Laufe der Zeit, entdecken Sie, welchen

Unterschied es macht, selbst ein Instrument spielen zu können oder nur vorgefertigte Musik aus der Konserve zu hören. Und wenn Sie sich selbst entspannen oder in Hypnose versetzen können, haben Sie dieses Instrument immer dabei. Sie können damit an jedem Ort, in jeder Situation, zu jeder Zeit spielen.«

Andererseits gibt es vielen Menschen mit Schlafproblemen, die große Schwierigkeiten haben, allein mit ihren Gedanken zu sein und sich dabei wohlzufühlen. Gerade dann, wenn der Alltagsbetrieb sich legt, benötigen sie einen Außenfokus, um innerlich zur Ruhe zu kommen oder, wie es typischerweise ausgedrückt wird, um »abschalten zu können«. Hier gilt es, als Therapeut genauer nachzufragen, welche Entspannungs- bzw. Meditationsapps oder Hörbücher in welcher Form benutzt werden, wann es eher gut, wann eher schlecht funktioniert und wo der Patient selbst die Vorteile bzw. Nachteile sieht.

Nicht selten denken Patienten, sie könnten »frisch« gelernte Selbstentspannungsübungen gleich abends im Bett als Einschlafhilfe einsetzen. Oder sie haben das schon einmal bei früheren Versuchen probiert und frustriert wieder aufgegeben, nicht selten mit dem vorschnellen Rückschluss, Selbstentspannung funktioniere bei ihnen nicht.

Menschen mit länger anhaltenden Schlafstörungen befinden sich abends im Bett meistens in einem Zustand des Hyperarousal, also in einem psychovegetativen Überregungszustand (vgl. Abschn. 2.6). In dieser Verfassung mit den ersten Entspannungsübungen zu beginnen stellt meistens eine völlige, möglicherweise frustrierende Überforderung dar. Auch hier passt der Vergleich mit dem Erlernen eines Musikinstruments: »Wer anfängt, Gitarre spielen zu lernen, wird sich mit seiner Gitarre auch nicht gleich auf die Bühne stellen, sondern sich in ›sein stilles Kämmerlein‹ zurückziehen, wo er entspannt und ganz in Ruhe üben kann. Selbst wenn man schon zwei Akkorde spielen kann, wird man noch kein Konzert geben. Genauso ist es beim Erlernen von Selbstentspannung bzw. Selbsthypnose. Wenn sich die ersten Erfolgserlebnisse nach etwa vier- bis sechswöchigem Üben gefestigt haben, können Sie es abends im Bett vor dem Einschlafen ausprobieren oder nachts, wenn Sie aufgewacht sind, zum Wiedereinschlafen.«

Am besten ist es, mit Übungen zur Selbstentspannung zu beginnen, wenn es am einfachsten ist. Der ideale, tagtäglich wiederkehrende Zeitraum dafür liegt in der Siesta-Zeit, also während des nachmittäglichen Absinkens der körperlich-geistigen Aktivitätskurve beim Menschen in der Zeit von zirka 14 bis 16 Uhr. Und zwar aus zweierlei

Gründen: Erstens schaltet die innere Zirkadianuhr in dieser Zeit alle Zellen des menschlichen Körpers in einen regenerativen Modus, d. h., der menschliche Organismus kommt mit seiner ohnehin hohen Entspannungsbereitschaft dem Entspannungstraining entgegen. Wer sich während dieser Siesta Zeit nimmt für eine Entspannungsübung, dem steht die Chronobiologie des Körpers zur Seite.

Zweitens wird mit einer Entspannungsphase, die sich einfügt in den natürlichen Zirkadianrhythmus, auf sehr effektive Weise das chronobiologische Uhrwerk selbst wiederum synchronisiert und stabilisiert. Klinische Erfahrungen zeigen, dass mit einer nachmittäglichen Entspannungstrance der natürliche Zirkadianrhythmus förmlich wieder angeschoben wird. Dieser Effekt bewirkt, nicht in jedem Fall sofort, aber regelmäßig auf längere Sicht eine nachhaltige Verbesserung des Nachtschlafes (vgl. Abschn. 2.5).

Für viele Patienten ist es wichtig zu wissen, mit welchen therapeutischen Effekten sie rechnen können, wenn regelmäßiges Entspannungstraining bzw. regelmäßige Selbsthypnose (siehe Abschn. 5.4) angewandt wird. In einer solchen Situation bietet es sich an, auf chronobiologische (Kap. 2) oder schlafmedizinische (Kap. 3) Hintergründe einzugehen. In den meisten Fällen reicht es völlig aus, zunächst nur einen Aspekt herauszugreifen, der für den Patienten am interessantesten sein könnte, beispielsweise den Verlauf der biologischen Aktivitätskurve und ihre Veränderungen beim Hyperarousal.

In der folgenden Übersicht sind die wichtigsten therapeutischen Auswirkungen regelmäßiger Entspannungsübungen zusammengefasst.

**Übersicht: Therapeutische Effekte von Entspannungstraining und Selbsthypnose**

- Reduktion der psychovegetativen Übererregung
- Triggerung des natürlichen Zirkadianrhythmus
- bessere Bewältigung von Tagesmüdigkeit
- Erfahrung von Selbstwirksamkeit und Selbstkontrolle
- mentale Einschlaf- und Wiedereinschlafhilfe
- Verbesserung der Wahrnehmung und Beeinflussung kognitiver Abläufe
- gegebenenfalls Aneignung meditativer bzw. achtsamkeitsbasierter Haltungen
- allgemein: Stärkung des Immunsystems, Verbesserung der Stressresistenz.

## 5.1 Zwei Fallbeispiele: »Der ungläubige Thomas« und die »Pendlertrance«

**»Der ungläubige Thomas«**

Thomas B., 37 Jahre alt, ist wissenschaftlicher Mitarbeiter an einem Forschungsinstitut für Lasertechnologie. Seitdem er vor einem halben Jahr die Leitung eines groß angelegten Forschungsprojekts übernommen hat, machen sich Schlafstörungen bemerkbar, in den letzten Wochen mit zunehmender Beeinträchtigung seiner Arbeitsfähigkeit.

Thomas hat an einem Kurs für autogenes Training teilgenommen. Er meint, das sei »vom Prinzip her« für ihn eine gute Methode. Am besten funktionieren bei ihm die Schwere-, Wärme- und Atemübung. Bei den anderen Übungen (Herz-, Sonnengeflecht- und Stirnkühleübung) spüre er keine Effekte, allerdings komme er auch kaum zum Üben. Während der Arbeit schon gar nicht, nach Feierabend nur unregelmäßig, da »mein dreijähriger Sohn auf mich wartet«.

Auf Nachfragen erklärt Thomas: »Entspannungsübungen in der Siesta-Zeit? Das geht bei meiner Arbeit nicht!« Tatsächlich bestehen im Institut, wo er manchmal bis in den Abend hinein arbeitet, auch bei näherem Hinsehen kaum Möglichkeiten, sich nach dem Mittag zu einer Entspannungsphase zurückzuziehen. Gelegentlich, »wenn mich möglichst keiner sehen kann«, setzt Thomas fort, »vertrete ich mir nach dem Mittagsessen die Beine in einem kleinen Park auf der Rückseite des Instituts«.

Im weiteren Gespräch ergibt sich, dass am Ende des Parks eine alte Kapelle steht, deren Eingangspforte tagsüber aufgeschlossen wird. Thomas B. reagiert zunächst etwas ungläubig, als ich ihm sage, dass Kirchen und Kapellen ideale Orte für eine Selbsthypnose sein können. Ich lade ihn ein zu einer Imagination: wie er am frühen Nachmittag durch den Park zur Kapelle geht, sie betritt, sich einen Platz sucht, das durch die bunten Kirchenglasfenster verwandelte Sonnenlicht beobachtet und dann die ersten drei Übungen des autogenen Trainings macht. Bei der nächsten Sitzung berichtet er ganz angetan von der »Siesta-Trance in meiner kleinen Kapelle«.

Natürlich gibt es Arbeitsverhältnisse, bei denen es nicht möglich ist, sich irgendwann in der Zeit zwischen 14 und 16 Uhr für 15 bis 20 Minuten zu einer »Siesta-Trance« zurückzuziehen. Man sollte sich aber als Therapeut nicht von vornherein damit zufriedengeben, dass es für ein 15- bis 20-minütiges Zurückziehen keine Möglichkeiten gibt. Wegweisend ist vielmehr, alle erdenklichen Möglichkeiten auszufantasieren und – wenn der Patient innerlich aufhorcht – infrage kommende Plätze, Orte und Zeiten konkret durchzuspielen. Falls eine nachmittägliche Pause sich nicht realisieren lässt, können andere zeitliche Möglichkeiten ausgelotet werden. Meistens stößt man z. B. auf eine Gelegenheit, nach der Arbeit auf dem Weg nach Hause sich 15 Minuten Zeit für eine Entspannungsübung zu nehmen.

**Fortsetzung: »Der ungläubige Thomas«**

Der Patient fand keinesfalls jeden Tag Gelegenheit, in »seine Kapelle« zu gehen. Alternativ machte er sein Entspannungstraining auf der Rückfahrt von seiner Arbeit nach Hause. Er hielt mit seinem Auto auf einem geeigneten Parkplatz, stieg aus, unternahm einige Dehnungsübungen, die er vom Jogging kannte, und setzte sich danach wieder ins Auto für Übungen des autogenen Trainings.

**»Pendlertrance«**

Ein anderer Patient prägte den Begriff »Pendlertrance«. Als Berufspendler benutzte er die S-Bahn und übte sich darin, auf der Bahnfahrt nach Hause in eine Entspannungstrance zu gehen. Dabei stimmte er sich ein mit folgender Autosuggestion: »Jetzt ist die Zeit da, ganz bei mir zu sein, mich zu erholen und alle Spannungen loszulassen. Wenn ich die Durchsage ›Nächster Halt: Südbahnhof‹ höre, werde ich wieder wach und fühle mich angenehm erfrischt.«

Die autosuggestive Einstimmungsformel bei diesem Patienten beinhaltet zugleich eine posthypnotische Suggestion, welche sicherstellt, dass er rechtzeitig wieder wach ist, um an der für ihn richtigen Haltestelle entspannt aussteigen zu können.

## 5.2 »Klassische« Methoden der Selbstentspannung, moderne Selbsthypnose und achtsamkeitsbasierte Verfahren

Autogenes Training (AT) ist eine aus der Hypnose abgeleitete Entspannungstechnik. Begründer ist der Nervenarzt Johannes Heinrich Schultz (1884–1970), ein in Jena, Dresden und später Berlin tätiger Spezialist für Hypnosebehandlungen. (Sein übles Wirken im Nationalsozialismus soll an dieser Stelle außer Acht bleiben.) Schultz beschrieb

1920 erstmals das Schwere- und Wärmeempfinden bei Hypnotisierten und entwickelte, darauf aufbauend, seine Grundidee, autonom-vegetativ gesteuerte Körpervorgänge mithilfe von Autosuggestionen in Richtung einer »trophotropen« Entspannungsreaktion zu beeinflussen. In seiner heutigen Form besteht autogenes Training daraus, unter Verwendung von insgesamt sechs verschiedenen »Übungsformeln« eine autohypnotische Entspannungstrance zu induzieren.

Vorteil des AT ist die relativ leichte Erlernbarkeit durch ein klar strukturiertes Vorgehen. Außerdem lässt es sich sehr gut mit Imaginationen verbinden. Untersuchungen haben gezeigt, dass Entspannungstechniken, die mit bestimmten Imaginationen verknüpft sind, gerade in der Behandlung von Schlafstörungen den ausschließlich auf körperliche Entspannungsreaktionen abzielenden Methoden deutlich überlegen sind.

Während autogenes Training in Deutschland sehr verbreitet ist, hat es im angloamerikanischen Raum keine größere Bedeutung erlangt. Dort hat sich vielmehr die Progressive Muskelrelaxation (PMR) nach Jacobson durchgesetzt. Darüber hinaus gehört PMR auch in Deutschland zum Standardprogramm verhaltenstherapeutisch ausgerichteter Therapiemanuale zur Behandlung von Schlafstörungen.

Begründer des PMR ist der amerikanische Arzt Edmund Jacobson (1888–1983), der in Harvard und Chicago gewirkt hat. Jacobson untersuchte, wie die psychische Verfassung von Menschen durch rein körperliche Vorgänge beeinflusst wird. Das Vorgehen beim PMR besteht darin, dass zirka 15–16 Muskelgruppen der Reihe nach jeweils kurz aktiv angespannt werden und dass dann die Anspannung gelöst wird. Außer in der sehr leichten Erlernbarkeit besteht ein weiterer Vorteil der PMR darin, dass sie keine hohen Ansprüche an das mentale Konzentrationsvermögen der Patienten stellt.

Der Aufmerksamkeitsfokus ist bei der PMR ausschließlich auf die Aktivierung bzw. Deaktivierung der willkürlichen Muskulatur gerichtet. Diese Form der Aufmerksamkeitsfokussierung gelingt selbst solchen Patienten, die in ihrem Konzentrationsvermögen stärker beeinträchtigt sind, was z. B. bei schwereren Ausprägungen depressiver Zustände der Fall ist. Patienten, die sich in der Akutphase einer schwereren Depression befinden, sind mit Entspannungsverfahren wie dem autogenen Training, die gewisse Anforderungen an das Fokussierungsvermögen stellen, in aller Regel überfordert. Auch bei Patienten mit somatoformen Störungen erweist sich PMR in der Regel als das besser geeignete Entspannungsverfahren, da AT die verstärkte Selbstbeobachtung körperlicher Missempfindungen begünstigen kann.

Der Übergang vom wachen Zustand in den Schlaf vollzieht sich über innere Bilder (»Hypnagoge Einschlafphase«, siehe auch Abschn. 3.3). Vor diesem Hintergrund überrascht es nicht, dass eine vorgestellte bildhafte Szene zu schnellerem Einschlafen führt als eine generell nicht bildliche Ablenkung von störenden Gedanken. Gerade auch Personen mit Schlafstörungen können schneller einschlafen und berichten von einer höheren Schlafqualität, wenn sie sich vor dem Schlaf Bilder vorstellen, als wenn sie sich lediglich verbale Gedanken machen (Rasch 2021, S. 308). Von daher eignen sich AT bzw. PMR als mentale (Wieder-)Einschlafhilfe in aller Regel nur dann, wenn sie mit szenisch-imaginativen Elementen verbunden werden.

In optimaler Weise dafür geeignet ist die von Betty Erickson entwickelte 5-4-3-2-1-Selbsthypnosetechnik (Gößling 2021). Sie ist eine zugleich ausgefeilte und einfach zu erlernende Technik, die der Hypnotherapie entstammt und dort weit verbreitet ist. AT und PMR können problemlos mit der 5-4-3-2-1-Selbsthypnosetechnik kombiniert werden. Mit dieser Verknüpfung steht dem Patienten eine hervorragende, jederzeit verfügbare mentale Einschlaf- bzw. Wiedereinschlafhilfe zur Verfügung (siehe 5.4, »Selbsthypnose zum ›inneren Paradiesort‹ mithilfe der 5-4-3-2-1-Technik«).

Durch die 68er-Generation haben sich Meditationstechniken aus dem buddhistisch-hinduistischen Kulturraum auch in der westlichen Hemisphäre ausgebreitet. Die bekanntesten sind die Meditationstechniken aus dem Zen-Buddhismus und die sogenannte transzendentale Meditation. Während die transzendentale Meditation fest in ein esoterisches Lehrsystem eingebunden ist, haben zen-buddhistische Techniken Eingang gefunden in aktuelle, wissenschaftlich evaluierte Programme westlicher Prägung. Dabei rückten die religiös-spirituellen Aspekte dieser Meditationstechniken in den Hintergrund. Hervorzuheben sind insbesondere achtsamkeits- und akzeptanzbasierte Methoden (Anderssen-Reuster 2007a), wie sie zum Beispiel in der Mindfulness-Based Cognitive Therapy angewandt werden (Ludwig a. Kabat-Zinn 2008).

Die meditative Achtsamkeitspraxis des Buddhismus gründet auf einer 2.500 Jahre alten Tradition, die nach dem Tod Buddhas zunächst mündlich überliefert und dann etwa 80 v. Chr. in Pali, einer westindischen Sprache, festgehalten wurde. In diesem sogenannten Pali-Kanon werden die zentralen Elemente der Entwicklung von meditativer Achtsamkeit beschrieben: die meditierende Betrachtung von Atmung und Körper, von Gefühlen, von geistigen Vorgängen und von Geistobjekten, d.h. von Inhalten des Bewusstseins (Anderssen-Reuster 2007b). Im Exkurs von Kapitel 5 (siehe Abschn. 5.7) werden zwei Beispiele für einfach zu erlernende Selbsthypnoseverfahren vorgestellt, welche beide an zentrale Meditationselemente aus dem Zen-Buddhismus anknüpfen.

An dieser Stelle soll noch etwas genauer auf den Begriff »Selbsthypnose« eingegangen werden. Alle hier skizzierten Techniken der Selbstentspannung können einen tranceartigen Zustand des entspannten In-sich-vertieft-Seins herbeiführen, welcher sämtliche Merkmale eines Trancezustands enthält. Phänomenologisch ist dieser Zustand durch eine Aufmerksamkeitsfokussierung mit Intensivierung des Binnenerlebens bei gleichzeitiger Reduktion der Außenwahrnehmung sowie erhöhter (Auto-)Suggestibilität gekennzeichnet. Von daher ist es gerechtfertigt, den angestrebten Zustand, unabhängig vom technischen Vorgehen, als Entspannungstrance zu bezeichnen. Insofern sind Selbstentspannungstechniken auch als eine spezifizierte Anwendung von Selbsthypnose aufzufassen.

Geht man über diese spezifizierte Anwendungsform hinaus und stellt die allgemeine Bedeutung von Selbsthypnose in den Vordergrund, dient Selbsthypnose zunächst der gezielten, autonomen Herbeiführung einer hypnotischen Bewusstseinsveränderung, d.h. einer Trance. Der angestrebte Trancezustand kann dann verschiedenen Zielen dienen. Mittels Selbsthypnose kann eine allgemeine, sowohl muskuläre, vegetative als auch kognitive Entspannung angestrebt werden, es können aber auch z.B. erwünschte Verhaltensmuster angebahnt oder Selbstheilungskräfte des Organismus gefördert werden.

**Übersicht: Entspannungsfördernde und achtsamkeitsbasierte Verfahren der Selbstfokussierung**

- progressive Muskelrelaxation nach Jacobson: Wechsel von motorischer Anspannung und Relaxation
- autogenes Training: Beeinflussung motorischer und vegetativer Parameter mithilfe autosuggestiver Übungsformeln
- moderne Selbsthypnose: Aktivierung der visuellen, akustischen, kinästhetischen und olfaktorisch-gustatorischen Sinnesebene verinnerlichter

Entspannungserfahrungen mithilfe der 5-4-3-2-1-Selbsthypnosetechnik (siehe Abschn. 5.4.)

- achtsamkeitsbasierte Verfahren: bewusste Wahrnehmung des gegenwärtigen Moments in Anlehnung an zen-buddhistische Meditationspraktiken.

## 5.3 Aufgreifen von Vorerfahrungen des Patienten

Stets sollte bei Patienten, die wegen Schlafstörungen therapeutische Hilfe suchen, nach den Vorerfahrungen mit Selbstentspannung gefragt werden. Sie reichen vom einfachen Sich-aufs-Sofa-Legen, »... und dann döse ich vor mich hin«, bis zur Beherrschung aller »Vier Verankerungen des Satipatthāna-Sutra«, natürlich im »ganzen Lotussitz«.

Andere Patienten berichten von ausgesprochen negativen Vorerfahrungen. Ein Beispiel von vielen: »In der Reha musste ich am autogenen Training teilnehmen. Sobald es mit der Ruheformel begann, wurde ich unruhig. Irgendwann schnarchten alle. Ich lag dann hellwach da.« Für diesen Patienten ist autogenes Training nicht die richtige Methode, zumindest nicht in der Form, wie er sie kennengelernt hat. Trotzdem kann auch in diesem Beispiel auf die Vorerfahrung zurückgegriffen werden. Anknüpfungspunkt ist die tatsächliche Erfahrung des Patienten, die darin besteht, in der auch von außen verstärkten Erwartung, sich zu entspannen und »endlich ruhig zu werden«, verstärkte Unruhesymptome wahrzunehmen. Die Symptome von Anspannung und innerer Unruhe werden zunächst exploriert, allerdings nur zur Orientierung in einem kurzen Vorgespräch. In der nachfolgenden Anleitung zu einer Entspannungstrance dienen die explorierten Symptome zur Induktion einer Aufmerksamkeitsfokussierung, die dann in Richtung eines entspannten Kontrasterlebens fortgeführt wird.

Ein Hinweis noch, bevor die Übung beginnt: Die Übung dient auch dazu, mehr darüber zu erfahren, wie der Patient auf verschiedene Fokussierungselemente reagiert, wie seine Mimik, die Körperhaltung, der Muskeltonus, wie Hände und Arme, die Beine, die Atmung reagieren, je nachdem, welcher Aufmerksamkeitsfokus gerade angeboten wird.

**Utilisation von Anspannungszuständen zur Induktion einer Entspannungstrance**

»Ich schlage Ihnen vor, jetzt eine andere Form des Entspannens kennenzulernen. Diese Form des inneren Umschaltens passt möglicherweise besser zu Ihnen. Sie beginnt mit einer bewussten Konzentration auf Gefühle von Anspannung und innerer Unruhe. Danach schalten Sie um und überlassen es Ihrem Organismus, ganz von selbst einen passenden Rhythmus zu finden, und Sie können beobachten, wie sich Anspannungen nach und nach lösen, wie von selbst, während Sie sich treiben lassen, vielleicht sogar ein wenig wegdösen … [Viele Patienten haben an dieser Stelle ihre Augen schon halb geschlossen.] Schließen Sie Ihre Augen ruhig ganz, um leichter nach innen gehen zu können. Beobachten Sie Ihren Körper, und halten Sie innerlich Ausschau, wo Sie Anspannung oder Unruhe wahrnehmen können. Nehmen Sie sich Zeit, die Zeichen von Anspannung und Unruhe noch genauer zu beobachten … im Bereich des … (Es folgen entsprechende Stellen des Körpers, die vom Patienten im Vorgespräch genannt worden sind, z. B. Nacken, Schultern, Herzschlag, Magengrube, Oberbauch etc.). Auch wenn es anstrengend ist, möchte ich Sie bitten, einige Momente lang noch auszuhalten und bei dieser inneren Anspannung zu bleiben. Sie können auch dagegen ankämpfen, wenn Sie wollen, aber konzentrieren Sie sich auf das, von dem Sie wollen, dass es weggeht, weit weggeht …

Und jetzt brauchen Sie sich nicht mehr anzustrengen. Jetzt können Sie sich davon lösen und erholen. Sie müssen nichts mehr tun. Sie können alles Ihrem Organismus überlassen, der für Sie sorgt, auch wenn Sie schlafen. Sie können sich innerlich zurücklehnen und wahrnehmen, wie Ihr Organismus dafür sorgt, dass Sie ein- und ausatmen und das Herz in seinem Rhythmus schlägt, selbst wenn Sie schlafen oder dösen oder noch tiefer wegtauchen.

Sie können noch tiefer, noch weiter weggehen und gleichzeitig wahrnehmen, wie sich das auswirkt, wenn alles in seinem eigenen Rhythmus strömt, überallhinströmt, wie sich das anfühlt, wenn die Muskeln sich lösen und loslassen, wie sich das anfühlt, wenn beim Einatmen Sauerstoff in die Muskeln der Arme, der Hände strömt und beim Ausatmen Anspannung abfließt, die Arme noch schwerer werden oder leichter sich anfühlen … Sie können, wenn Sie möchten, beim Einatmen an ein in sich ruhendes, angenehmes Lächeln denken … und beim Ausatmen an das Wort ›loslassen‹ denken …«

Nach dieser Übung ist eine sorgfältige Nachbesprechung wichtig. Der Patient wird in offener Weise nach seinen Eindrücken während der Übung gefragt. Anschließend kann gezielt nachgefragt werden, wobei es auf die persönlich bevorzugten Erlebensmodi ankommt, die mit Entspanntheit, Gelassenheit, Wohlgefühlen verknüpft sind. In Abschnitt 5.4 findet sich dazu eine Anleitung. Sie ermöglicht eine umfassende, ressourcenorientierte Diagnostik individuell präferierter Erlebensmodi bei Entspannungsübungen.

**Entspannungstrance als Schlüsselerlebnis**

Angelika B., 52 Jahre alt, hatte aufgrund ihrer Schlafprobleme schon verschiedene Entspannungsverfahren ausprobiert, aber noch nicht das Passende für sich gefunden. Sie zeigt sich sehr interessiert an einer Entspannungstrance in Form eines Kontrasterlebens, wie sie oben dargestellt wird. Nach der Übung berichtet Angelika von ihrem Erleben: »Mehrere Bilder tauchen auf. Ich sitze an einem strömenden Gewässer, mit den Füßen im Wasser. Ich sehe Blätter, wie sie vom Wasser getragen werden, denke an Fließen, Mittragen, … Es ist ein sehr angenehmes Gefühl, in so einem tiefen Atemrhythmus zu sein. Ich träume, wie ein Fisch im Wasser über Kiemen zu atmen, spüre wellenförmige Bewegung, von der ich getragen werde …«

Bei dem nachfolgenden Termin erzählt Angelika B. davon, wie es nach der letzten Sitzung weiterging: »Nach dem letzten Mal habe ich mich anders gefühlt. Als wenn etwas umgeschaltet wäre. Ich fühlte eine vollkommene Ruhe in mir. Als ich die Praxis verließ, spürte ich, dass ich jetzt mit beiden Beinen auf der Erde stehe. Und denke: Jetzt bin ich hier. Ich gehe jetzt die Meter zu meinem Auto. Und keine Gedanken mehr wie sonst: ständig etwas tun müssen, sich beweisen wollen, der Welt oder mir gegenüber. Von da an habe ich mir jeden Tag 20 Minuten Zeit für eine Entspannungstrance genommen. Die Entspannung ist zwar noch nicht ganz so intensiv wie in unserer letzten Sitzung, aber ich weiß jetzt, dass ich das Richtige für mich gefunden habe.«

Bei Patienten, die bereits über positive Vorerfahrungen mit Entspannungstechniken verfügen, sollte nachgefragt werden, wann sie sie zuletzt angewandt haben und wie sie dabei vorgegangen sind. Dabei ist es wichtig, genauer zu explorieren, wie sie anfangen, woran sie denken, worauf sie ihre innere Wahrnehmung richten und mit welchen inneren Bildern sie gegebenenfalls arbeiten. Je konkreter gefragt wird, umso mehr tauchen die Patienten selbst wieder in ihren persönlichen Entspannungsmodus ein. Die (Wieder-)Belebung von Selbstwirksamkeitserfahrungen löst einen starken inneren Motivationsschub aus. Patienten entwickeln Neugier, sich aktiver damit zu beschäftigen und z. B. Vorerfahrungen, welche schon halb vergessen schienen, wieder aufzugreifen und im Alltag zu nutzen.

## 5.4 Selbsthypnose zum »inneren Paradiesort« mithilfe der 5-4-3-2-1-Methode – eine effektive mentale Einschlaf- und Wiedereinschlafhilfe

Sowohl Forschungsergebnisse (Rasch 2021) als auch die klinische Erfahrung zeigen, dass Patienten mit Schlafstörungen auf Entspannungstechniken, die mit imaginativen Elementen verknüpft sind, deutlich besser ansprechen als auf ausschließlich somatisch ausgerichtete Entspannungstechniken wie PMR oder das klassische autogene Training. Vor allem bildhafte Vorstellungen, die mit einem intensiven sensorischen und szenischen Erleben verknüpft sind, führen zu einer Trancevertiefung und steigern dadurch die einschlaffördernde Wirksamkeit.

Bei der 5-4-3-2-1-Selbsthypnose zum »inneren Paradiesort« aktivieren wir eine individuell-persönliche, innere Ressource, vergleichbar der Selbsthypnose zum »inneren sicheren Ort« in der Traumatherapie. Der »innere Paradiesort« bezieht sich auf eine konkrete, quasi im Körpergedächtnis stabil abgespeicherte Erfahrung wohliger, unbeschwerter Entspanntheit und Gelöstheit (Gößling 2021). Viele Menschen denken dabei an ein wohltuendes Urlaubserlebnis, sei es am Meer, an einem See, einem Bach, in den Bergen oder sonst in der freien Natur. Manchmal taucht auch ein Ort bzw. Platz im Alltag auf, an dem man sich gerne aufhält, um sich auszuruhen, wie z. B. eine Bank im Park, ein Liegestuhl im Garten, auf der Terrasse oder dem Balkon, ein Platz an einem Fluss, auf einer Liegewiese oder unter einem Baum.

Der »innere Paradiesort« kann auch ein reiner Fantasieort sein, der mit einem Zustand tiefer Entspanntheit und Gelassenheit verknüpft ist, beispielsweise in einer Hängematte an einem Südseestrand, auf einem Schaukelstuhl einer Veranda in der Karibik, auf einem Segelschiff, auf einem fliegenden Teppich oder in einem Heißluftballon. Der paradiesische Ort, der im Zustand der Selbsthypnose aufgesucht wird, sollte möglichst ein Ort draußen in der freien Natur sein. Gelegentlich eignen sich allerdings auch intensive Entspannungserlebnisse, die nicht in der freien Natur stattfinden, wie z. B. während einer Zugfahrt, bei einem Saunabesuch oder bei einer Entspannungsmassage. In aller Regel sollte die für eine einschlaffördernde Selbsthypnose infrage kommende Entspannungserfahrung unabhängig sein von der Anwesenheit eines engeren Beziehungspartners.

**Übersicht: Beispiele für »innere Paradiesorte«**

- Urlaubserlebnisse am Meer, in den Bergen, an einem See, auf einer Wanderung, auf einer Luftmatratze im Swimmingpool etc.
- Entspannungsorte im Alltag wie z. B. eine Bank im Park, ein Platz auf einer Wiese oder unter einem Baum; ein Lieblingsplatz in der Natur; ein Liegestuhl im Garten, auf der Terrasse oder auf dem Balkon etc.
- Fantasieorte wie z. B. Hängematte an einem Strand an der Südsee, auf einem Schaukelstuhl auf einer Veranda in der Karibik, auf einem Segelschiff, auf einem fliegenden Teppich oder in einem Heißluftballon etc.
- Entspannungserlebnis während einer Zugfahrt, bei einem Saunabesuch, bei einer Entspannungsmassage etc.

Die Aneignung einer wirksamen, mentalen Einschlaf- bzw. Wiedereinschlafhilfe gehört zu den hypnotherapeutischen Basiselementen, die zur dauerhaften Überwindung einer Insomnie beitragen. Mit dem Erlernen einer effektiven Selbsthilfetechnik gewinnt der Patient das Erleben seiner Selbstwirksamkeit zurück. Allein dieser Effekt ist von großer therapeutischer Bedeutung, da gerade Patienten mit einer länger anhaltenden Schlafstörung unter Gefühlen der Ohnmacht, Hilflosigkeit und Verzweiflung leiden.

Von daher sollte die Aneignung einer Selbsthilfetechnik bei (Wieder-)Einschlafproblemen einen zentralen Platz im Austausch mit dem Patienten haben und in den Therapiesitzungen eingeübt werden. Dabei dient die hypnotherapeutische Anleitung im Behandlungszimmer dem Patienten als Modell für die selbstständige Anwendung unter Alltagsbedingungen. Wichtiger Bestandteil dieses Modells ist ein alltagstauglicher Einstieg in eine Selbsthypnose: Wie beginne ich damit, meinen Gedankenstrom umzulenken in Richtung eines einschlaffördernden, wohlig entspannten Zustands? Immerhin geht es dabei auch darum, grüblerisches Gedankenkreisen abends oder nachts im Bett unterbrechen zu können, um die Gedanken auf eine wohltuende Vorstellung umzulenken.

Bei der therapeutischen Anleitung ist somit ein besonderes Augenmerk auf die verschiedenen Möglichkeiten des Einstiegs zu richten, also auf die Vielfalt sich anbietender (Selbst-)Hypnoseinduktionen. Mit der Zeit lernt der Patient, die für ihn am besten passende Form des Beginns einer Hypnose, des Einstiegs für eine Tranceübung unter Alltagsbedingungen auszuwählen. Die nachfolgende Tabelle gibt zunächst eine Übersicht zu den verschiedenen hier infrage kommenden Einstiegsformen. Daran anschließend werden die verschiedenen Einstiegsmöglichkeiten näher erläutert.

**Übersicht: Einstiegsformen für eine Selbsthypnose zum »inneren Paradiesort«**

- ganz am Anfang: bewusstes Wahrnehmen der momentanen Gedanken und ihrer Inhalte, dann Selbstbeschluss, sich jetzt davon zu lösen und die Gedanken umzulenken auf …
- Vorstellung des wechselseitigen Ein- und Ausatmens (»bilaterale Pendelatmung«) über die beiden Hände oder …
- Verknüpfung der ersten Übung in PMR (Faustschluss) mit dem Einatmen und – bei der Relaxation – dem Ausatmen, einige Male abwechselnd zwischen rechter und linker Hand oder …
- kurze Achtsamkeitsübung mithilfe der 5-4-3-2-1-Methode (VAK-Achtsamkeit): Was sehe ich gerade? Was höre ich gerade? Was spüre ich gerade körperlich? Oder …
- (falls gut mit autogenem Training vertraut) die AT-Basisübungen »strömende Wärme«, »angenehme Schwere«, ggf. noch »Atem ruhig und gleichmäßig«.

Ganz am Anfang des Einstiegs in die schlafförderliche Selbsthypnose steht eine kurze, bewusste (»achtsame«) Wahrnehmung der Gedanken, die einem gerade durch den Kopf gehen: Welche Gedanken habe ich gerade? Was geht mir gerade durch den Sinn? Dabei kann es kann hilfreich sein, die bewusst registrierten Gedanken innerlich, also still für sich zu formulieren: *Ich denke gerade an …* Dann erfolgt der Übergang zur Selbstaffirmation, sich *jetzt von diesen Gedanken zu lösen und den Gedankenstrom umzulenken auf … die Pendelatmung/das abwechselnde Anspannen und Loslassen von rechter und linker Hand/der Hände/achtsames Wahrnehmen dessen, was ich gerade sehe, höre und spüre/meine AT-Basisübungen* (je nachdem, wofür sich der Patient entscheidet).

Die Vorstellung des wechselseitigen Ein- und Ausatmens über beide Hände ist eine einfach anzuwendende mentale »Reset«-Technik, die bei vielen hypnotherapeutischen Interventionen eingesetzt werden kann. Hier kann sie als einfach zu erlernender Einstieg in eine Selbsthypnose dienen. Die Wechselatmung – von mir auch als »bilaterale Atmung« oder »Pendelatmung« bezeichnet – verbindet die Fokussierung auf den Atemrhythmus mit der Vorstellung, wechselseitig über die rechte bzw. linke Hand (und umgekehrt) ein- und auszuatmen: ... *über die rechte Hand einatmen, Atem kurz halten, über die linke Hand ausatmen, dann über die linke Hand einatmen, Atem kurz anhalten, über die rechte Hand ausatmen, und in diesem Wechselspiel einige wenige Atemzüge sich das weiter so vorstellen.*

Der Vorteil dieser »Atemtechnik« ist, dass sie mit einer praktisch kompletten Absorption der Vorstellungskraft einhergeht. »Neben«gedanken (mit unerwünschten bzw. störenden und belastenden Inhalten) haben dadurch keinen Platz mehr im mentalen Vorstellungsraum. Darüber hinaus knüpft diese Technik an die rhythmisch wechselnde Stimulation von rechter und linker Hirnhemisphäre an, wie sie im EMDR oder auch bei bestimmten Yoga-Übungen (Ein- und Ausatmen wechselseitig über das rechte bzw. linke Nasenloch) praktiziert wird. Neurobiologisch wird postuliert, dass die wechselseitige (bilaterale) Stimulation zu einer Synchronisation beider Hirnhälften führt und hirnfunktional eine positiv (integrativ) sich auswirkende, innere Reorganisation und Vernetzung mentaler Repräsentationsinhalte gefördert wird. Um es kurz auszudrücken: Im Gehirn wird ein funktional günstiger Verarbeitungsmodus »eingeschaltet« (»Reset«-Funktion).

Manchen Patienten gelingt der konzentrative Einstieg über die Wechselatmung besser, wenn Sie sie mit einer kurzen Muskelanspannung in der jeweils »einatmenden Hand« verknüpfen und beim Ausatmen wieder lösen. Diese Variante koppelt somit die erste Übung in Progressiver Muskelrelaxation (»Faustschluss«) an den Atemrhythmus. Im Gegensatz zur PMR sollte der Faustschluss in nur leichter, angedeuteter Form erfolgen. Viele Patienten steigern die Intensität des Entspannungserlebens, indem sie beim angedeuteten Faustschluss an das Wort »Spannung« denken, beim Ausatmen dagegen an das Wort »loslassen«.

Eine dritte Variante der wechselseitigen, »bilateralen« Atmung stellt die »wechselseitige Überkreuzatmung« dar. Sie besteht darin, sich vorzustellen, über eine Hand einzuatmen und über den gegenseitigen Fuß wieder aus. Nach jedem Atemzug wechseln die Seiten: Statt über die – als Beispiel – rechte Hand wird dann über die linke Hand eingeatmet und über den rechten Fuß wieder aus. Einige Patienten schätzen es sehr, auch diese Variante mit im Repertoire zu haben. Die Vorstellung einer wechselseitigen Überkreuzatmung kann ebenfalls mit einem angedeuteten Faustschluss der »einatmenden Hand« und dem Denken an das Wort »Spannung« verbunden werden. Beim Ausatmen »über« den gegenseitigen Fuß wird dann an das Wort »loslassen« gedacht.

Die nachfolgende Tabelle enthält eine Übersicht über verschiedene Formen mentaler »Atemtechniken«.

**Übersicht: Mentale »Atemtechniken«**

- Vorstellung einer wechselseitigen, »bilateralen Pendelatmung«: Über die eine Hand (z. B. die rechte Hand) wird eingeatmet, über die andere (z. B. die linke Hand) wieder aus. Beim nächsten Atemzug über die linke Hand einatmen, über die rechte wieder aus, dann wieder Einatmen über die rechte Hand usw., insgesamt 5–8 Atemzüge lang wiederholen
- Vorstellung des wechselseitigen Ein- und Ausatmens (»bilaterale Pendelatmung«) verbinden mit einem angedeuteten Faustschluss der »einatmenden« Hand, gegebenenfalls dabei an das Wort »Spannung« denken, beim Ausatmen an das Wort »loslassen« denken
- Vorstellung einer wechselseitigen »Überkreuzatmung«: über eine Hand einatmen, über den gegenseitigen Fuß ausatmen; beim nächsten Atemzug über die andere Hand einatmen, über den gegenseitigen Fuß ausatmen usw., insgesamt 5–8 Atemzüge wiederholen
- Vorstellung einer wechselseitigen »Überkreuzatmung«, verbinden mit einem angedeuteten Faustschluss der »einatmenden« Hand, gegebenenfalls dabei an das Wort »Spannung« denken, beim Ausatmen über den gegenseitigen Fuß an das Wort »loslassen« denken.

Kommen wir nun zur bereits weiter oben erwähnten 5-4-3-2-1-Methode. Sie wurde erstmals von Betty Alice Erickson, der Tochter Milton Ericksons, als einfach zu erlernende, gut strukturierte Selbsthypnosetechnik beschrieben. Die 5-4-3-2-1-Methode wird in abgewandelter Form auch als Stabililisierungstechnik und Einschlafhilfe im Rahmen der Behandlung schwerer posttraumatischer Belastungsstörungen (Dolan 1991) eingesetzt. Außerdem findet sie Verwendung im systematischen Selbsthypnosetraining (Trenkle 1998; Gößling 2021). Die Technik hat Gemeinsamkeiten mit Meditationsformen aus buddhistisch geprägten asiatischen Kulturräumen. Von daher überrascht es nicht, dass sie auch als simples Schema für eine Achtsamkeitsübung verwendet wird.

Wird die 5-4-3-2-1-Methode für eine bewusste, »achtsame« Momentaufnahme eingesetzt, geht es zunächst darum, sich entlang dem VAKOG-Schema (siehe auch 1.9.3, »Glossar hypnotherapeutischer Schlüsselbegriffe«) auf die sinnliche Wahrnehmung des Hier und Jetzt zu fokussieren: Was sehe ich gerade? Was höre ich gerade? Was spüre ich gerade körperlich? Bei den körperlichen Empfindungen können der olfaktorische und gustatorische Sinnesmodus mit einbezogen werden. Es hat sich bewährt, für eine in dieser Form praktizierte Achtsamkeitsübung das 5-4-3-2-1-Schema zu reduzieren auf ein 3-2-1-Schema: Die Sinneskanäle werden im ersten Durchgang jeweils dreimal, im zweiten Durchgang zweimal und schließlich im letzten Durchgang einmal innerlich »angesprochen«.

**3-2-1-Achtsamkeitsübung nach dem VAK-Schema**

»Wählen Sie einen passenden Ort, an den Sie sich für 15 Minuten zurückziehen können. Nehmen Sie eine für Ihren Körper angenehme Position ein, und suchen Sie einen Punkt im Raum, auf dem Sie Ihren Blick ruhen lassen können.

Sagen Sie sich laut oder in Gedanken, was Sie mit Ihren Sinnen im Moment gerade wahrnehmen:

> Dreimal: ›Ich sehe (einen Punkt, die Farbe Blau, die Deckenleuchte ...).‹
>
> Dreimal: ›Ich höre (das Ticken einer Uhr, Vogelgezwitscher von draußen, fahrende Autos ...).‹
>
> Dreimal: ›Ich spüre (den Herzschlag, ein Kribbeln in meinen Händen, wie mein Kopf auf der Unterlage liegt ...).‹

Als Nächstes sagen Sie sich jeweils zweimal, was Sie sehen, was Sie hören und was Sie körperlich spüren.

Und schließlich ›sprechen‹ Sie im abschließenden dritten Durchgang jeden der drei Hauptsinneskanäle innerlich noch einmal an.

Danach können Sie noch einen Moment bei dem verweilen, was sich gerade innerlich vor ihrem geistigen Auge meldet. Anschließend beenden Sie die Übung, in dem Sie sich ein wenig bewegen, sich nach Belieben räkeln, recken oder strecken und spätestens jetzt die Augen wieder öffnen.«

Hinweise:

- Es können immer wieder dieselben Wahrnehmungen benannt werden.
- Wenn z. B. während der Phase des Sehens Geräusche in den Vordergrund rücken, wechseln Sie zum Hören.
- Wenn Sie mit der Abfolge durcheinandergeraten, können Sie an dem Punkt weitermachen, der Ihnen als Erstes einfällt.
- Wenn die Augen sich schließen wollen, lassen Sie es zu. Sie können dann die optischen Wahrnehmungen nach Augenschluss (Nachbilder bzw. Netzhautbilder) innerlich beschreiben oder nur noch hören und spüren.

Eine in dieser Weise vorgenommene sinnliche Wahrnehmung des Hier und Jetzt kann ebenfalls als Einstieg in die sich anschließende eigentliche Selbsthypnose genutzt werden. Das Erlernen der 3-2-1-VAK-Achtsamkeitsübung erfolgt mit geöffneten Augen. Später, wenn der Patient damit vertraut ist, kann er diese Achtsamkeitsübung auch mit geschlossenen Augen bzw. im Dunklen durchführen, also auch abends bzw. nachts im Bett. Er achtet dann auf die Netzhautbilder vor den »inneren Augen« in Form von punkt- bis fleckförmigen, manchmal auch ornamental-ausgezogenen, linienartigen Farbphänomenen.

Patienten, die regelmäßig autogenes Training praktizieren und auf dessen Übungen konditioniert sind, berichten über sehr gute Erfahrungen mit einer Verknüpfung der AT-Basisübungen »strömende Wärme«, »angenehme Schwere«, gegebenenfalls noch »Atem ruhig und gleichmäßig« mit der 5-4-3-2-1-Selbsthypnosetechnik. Sie nutzen also die zwei bzw. drei ersten Übungen aus dem AT zum Einstieg in die sinnliche »Ausmalung« ihres inneren Paradiesortes.

Nachdem wir somit verschiedene Vorgehensweisen beim Einstieg kennengelernt haben, folgt nunmehr der zweite Schritt, der Übergang in die Fokussierung auf sinnliche Repräsentanzen des inneren Paradiesortes. Hier hat sich für die meisten Patienten die 5-4-3-2-1-Methode bewährt. In aller Regel benötigen die Patienten dazu eine Anleitung, die im therapeutischen Kontext stattfindet. Aus Zeitgründen kann dabei das 5-4-3-2-1-Schema reduziert werden auf ein 4-3-2-1- oder 3-2-1-Schema. Nachfolgend werden die einzelnen Schritte der Anleitung beschrieben.

**Imagination des »inneren Paradiesortes« mithilfe der 5-4-3-2-1-Methode**

Übersicht zur Anleitung im therapeutischen Raum:

1) Vorbesprechung: gemeinsam Ausschau halten nach einem passenden, inneren Paradiesort
2) Tranceinduktion über eine der oben dargelegten Einstiegsformen
3) Trancevertiefung über das VAKOG-Schema mithilfe der 5-4-3-2-1-Methode
4) fakultativ: innere Verankerung mit posthypnotischer Suggestion
5) Reorientierung.

1) In der Vorbesprechung wird dem Patienten erläutert, dass es in der nachfolgenden Entspannungstrance darum geht, seine Gedanken auf einen Ort zu lenken, den er mit angenehmer Entspanntheit und Gelassenheit verbindet. Welcher Ort, welche Begebenheit kommt ihm dabei in den Sinn? Der Ort sollte sich dadurch auszeichnen, dass *»Sie dort in sich selbst ruhen und er mit Gefühlen von Unbeschwertheit, Zufriedenheit und Geborgenheit verbunden ist …«*. Wichtig ist, dass der Therapeut sich den vom Patienten angedachten Ort, seine Beschaffenheit sowie die Geschehnisse an diesem Ort kurz schildern lässt. Dabei ist von therapeutischer Seite insbesondere darauf zu achten, dass der gewählte Ort beim Patienten emotional ausschließlich positiv besetzt ist, also wirklich eine »paradiesischer« Ort ist. Ein Ort, der auch belastende, »negative« Gefühlsregungen wie z. B. Trauer auslöst, ist dafür nicht geeignet. Weitere Hinweise für die Suche nach einem passenden inneren Ort finden sich Anfang des Abschnitts 5.4.

2) Bei der Wahl des Tranceeinstiegs, der Tranceinduktion, sollte sich der Therapeut von der Frage leiten lassen, welche der verschiedenen Einstiegsformen für den Patienten möglicherweise am besten passt.

3) Danach erfolgt der Übergang zur Imagination, z. B. indem vorgeschlagen wird, *»die Aufmerksamkeit zu lenken auf … (Name bzw. Bezeichnung des paradiesischen Ortes), ein Ort, ein Platz, der Sie einlädt, sich wie im Paradies zu fühlen und alles loszuslassen … Sie können diesen Ort vor Ihrem geistigen Auge auftauchen lassen …«* Nunmehr werden die einzelnen Sinnesmodalitäten entlang dem VAKOG-Schema angesprochen. Wie bereits erwähnt, handelt es sich beim VAKOG-Schema um ein in der Hypnose viel verwendetes Standardinstrument dafür, szenisches Tranceerleben zu intensivieren. Dabei wird die Reihenfolge der im einzelnen angesprochen Sinnesmodalitäten (visuell, akustisch, kinästhetisch, olfaktorisch und gustatorisch) gemäß dem VAKOG-Schema eingehalten.

*»Was sehen Sie, wenn Sie sich an diesem Ort befinden? Was hören Sie dort? Was spüren Sie körperlich, wenn Sie es sich dort gemütlich gemacht haben? Auch Gerüche, Aromen, ein wohltuender Duft in der Luft gehören zu den körperlichen Empfindungen ...«*

Häufig reicht bei der Anleitung, wie bereits oben dargelegt, ein von 5-4-3-2-1 auf 4-3-2-1 oder gar 3-2-1 reduziertes Schema aus. Bei 3-2-1 werden die drei Hauptsinneskanäle Sehen, Hören, körperliches Spüren einschließlich Geruch und Geschmack jeweils dreimal hintereinander, im nächsten Durchgang zweimal und schließlich einmal angesprochen. Dabei wird der Patient jeweils gebeten, darauf zu achten, jede Sinneswahrnehmung für sich innerlich mit dem Satz zu benennen: Ich sehe ... Ich höre ... Ich spüre ...

4) Fakultativ kann über eine posthypnotische Suggestion das innere Erlebnis verankert werden, etwa mit folgender Formulierung: *»Sie können sich die Zeit nehmen, Ihr Wohlgefühl zu genießen, dieses tiefe Bei-sich-Sein ... entspannt ... gelöst ... Ihre Empfindungen und Gefühle strömen zu lassen ... ein- und ausströmen zu lassen ... und Ihr tieferes Unbewusstes kann sich diesen Ort, dieses Bild in aller Ruhe einprägen, etwas besonders Markantes, was besonders guttut, tief und fest verankern, um dorthin früher oder später, morgen oder in der nächsten Woche zurückzukehren, wenn Sie es wollen und Sie es gut gebrauchen können ...«*

5) Die Reorientierung wird behutsam angeregt mit z. B. folgenden Formulierungen: *»Jetzt möchte ich Sie bitten, sich darauf einzustellen, Schritt für Schritt in den wachen Zustand des Alltagsbewusstseins zurückzukehren ... kehren Sie mit Ihrem wachen Bewusstsein hier an diesen Ort zurück, indem Sie nach und nach in Ihrem Rhythmus, in Ihrem Tempo wacher werden ... wach werden und vielleicht bemerken, wie erfrischt Sie sich fühlen ... wenn alles wieder wach ist ... die Finger und die Füße ... der ganze Körper wach wird ... die offenen Augen ... vielleicht kommt ein herzhaftes Gähnen, wenn Sie möchten ...«*

In der Nachbesprechung wird der Patient nach seinen Eindrücken gefragt. Aus seinen Schilderungen kann gegebenenfalls abgeleitet werden, bei einer etwaigen Wiederholung dieser Übung in einer der nächsten Sitzungen Veränderungen vorzunehmen. Falls über eine eindrückliche Tranceerfahrung berichtet wird, können Hinweise für die Anwendung der Selbsthypnose im Alltag gegeben werden. Konkret wird nach seinen Orten und Plätzen gefragt, wohin er sich am besten zurückziehen kann. Dabei wird auch Ausschau gehalten nach Gelegenheiten, wo ihm eine Entspannungstrance im Liegen oder

Halbliegen möglich ist. Auch das eigene Bett kann dafür ausprobiert werden. Allerdings sollten im Bett Entspannungsübungen in der Anfangsphase ausschließlich während der Siesta-Zeit praktiziert und dann stets auf 20 bis maximal 30 Minuten begrenzt werden.

Die grundsätzliche Regel, tagsüber nach spätestens 30 Minuten sich aktiv wieder ganz wach zu machen, ist deshalb wichtig, weil mit längerer Entspannungszeit sich die Wahrscheinlichkeit erhöht, dass tiefere Schlafstadien durchlaufen werden. Durch tiefere Schlafstadien tagsüber wird jedoch der natürliche chronobiologische Rhythmus gestört und der physiologische »Schlafdruck« verringert. Von daher tragen alle Schlafstadien, die über ein leichtes »Wegnicken« (Schlafstadium I) tagsüber hinausgehen, eher zu einer Aufrechterhaltung von nächtlichen Einschlaf- und Durchschlafproblemen bei.

In diesem Zusammenhang sollte darauf hingewiesen werden, dass es beim Üben zu Hause häufiger bereits am Anfang der Übung zu einem Wegdösen bzw. Einschlafen kommen kann. Das wäre dann als Beleg dafür zu werten, dass diese Art der Selbsthypnose beim Patienten besonders gut funktioniert. Denn das Ziel der Übung besteht ja gerade darin, den Organismus in einen einschlaffördernden Zustand zu versetzen. Somit kommt es keinesfalls darauf an, alle Durchgänge zu »absolvieren«. Als hilfreich hat sich ferner der Hinweis erwiesen, dass der Patient, falls er beim Üben mit der Reihenfolge der einzelnen Sinneswahrnehmungen durcheinandergerät bzw. sie nicht mehr präsent hat, wieder zu der Sinneswahrnehmung zurückkehrt, die am angenehmsten war, und von dort die Übung fortsetzt, gegebenenfalls bis zum Einschlafen.

Wenn Patienten mit ihrer Selbsthypnosetechnik vertraut sind und ihre Wirksamkeit erfahren haben, kann sie als Einschlaf- bzw. Wiedereinschlafhilfe eingesetzt werden. Gelegentlich ist eine Modifizierung der erlernten Technik notwendig, damit man sie im Bett optimal nutzen kann. So verzichten Patienten, die beim Üben im Sitzen die Selbsthypnose mit einer visuellen Außenfokussierung begonnen haben, meistens auf einen außenfokussierten Einstieg, wenn sie im Bett liegen.

Wichtig ist es, bei den nächsten Therapiesitzungen sorgfältig auf die Übungserfahrungen des Patienten einzugehen. Häufig berichten Patienten in der Anfangszeit, »dass es allein nicht so gut funktioniert wie bei Ihnen in der Praxis«. Vor diesem Hintergrund ist auch die Empfehlung zu sehen, im Alltag zumindest ab und zu während der

Siesta-Zeit im Liegen oder Halbliegen zu üben. Diese Konstellation begünstigt intensivere »autogene« Anfangserfolge. Außerdem bereitet sie den Patienten darauf vor, in der späteren »Anwendungsphase« abends bzw. nachts, im Bett liegend, Entspannungstechniken als (Wieder-)Einschlafhilfen einzusetzen.

Fortlaufend sollte darauf eingegangen werden, welche Formen der autogenen Aufmerksamkeitsfokussierung beim Patienten am besten funktionieren und bei welchen Stellen Hemmnisse auftreten. Mit dem Ziel, die Form der Selbstentspannung an die individuellen Gegebenheiten optimal anzupassen, wird das, was bereits funktioniert, beibehalten und gegebenenfalls weiterentwickelt, und das, was nicht funktioniert, für die nächste Übungsfolge weggelassen.

Es wird somit eine fortlaufende, ressourcenorientierte Entspannungsdiagnostik vorgenommen. Die unten stehende Übersicht dient dazu, einen weitgespannten Blick für die inneren Ressourcen zu entwickeln, die der jeweilige Patient mitbringt, um sich auf seine Art autosuggestiv in eine schlaffördernde Entspannungstrance zu versetzen. In die Ressourcendiagnostik mit einfließen können selbstverständlich auch Erfahrungen aus spontanen Entspannungstrancen im Alltag (Alman a. Lambrou 2010).

**Übersicht: Ressourcenorientierte Diagnostik individueller Präferenzen bei Selbsthypnose**

- Was wird bevorzugt: ein vorgegebenes Vorgehensschema oder ein weitgehend offener Rahmen?
- Wird ein Übergangsritual oder eine mentale Einstimmung gewünscht?
- Wie erfolgt der Einstieg: eher über eine nach außen orientierte Fokussierung, z. B. Augenfixation, oder eher über eine nach innen gerichtete Fokussierung, z. B. Wahrnehmung des Atmens?
- Welche Sinnesmodalität ist vorherrschend: die visuelle, akustische, kinästhetische, olfaktorische, gustatorische?
- Wie ist das Ansprechen auf Wiederholungen, Zahlen, Variationen, Kontraste?
- Welche »Entspannungsorgane« werden bevorzugt: Lunge (Atmung), Herz, Bauch, Muskeln, Hände, Füße, Kopf?
- Wie wirken vom Therapeuten vorgeschlagene Schlüsselwörter oder innere Sätze?
- Wie ist die Wirkung von ideomotorischen Schemata wie z. B. beim Einatmen die Vorstellung eines »inneren, stillen Lächelns«?
- Welche Erinnerungen, Orte, Plätze, Szenen tauchen auf?

- Welche Rolle spielen körperlich-dynamische Erfahrungen aus Aktivitäten wie Laufen, Schwimmen, Radfahren etc.?
- Welche Metaphern und inneren Bilder entstehen?
- Wie ist das Verhältnis von statischen und dynamischen Ele-menten bei den Imaginationen?

## 5.5 Variationen der Selbsthypnose zum »inneren Paradiesort«

Manche Patienten berichten nach ihren ersten selbstständig durchgeführten Übungen zur Selbsthypnose, dass sie zu Beginn einer Übung von allen möglichen Gedanken »abgelenkt« werden. Oder sie können sich nur sehr schwer von dem lösen, mit dem sie vorher gerade beschäftigt waren. Hier empfiehlt sich eine Variation des Vorgehens, indem zu Beginn eine Art Übergangsritual, eine etwas längere Einstimmung auf die Übung, eingeführt wird:

**Einstimmung auf eine schlaffördernde Selbsthypnose mithilfe der meditativen, »achtsamen« Wahrnehmung des Gedankenstroms**

»Nehmen Sie sich vorher ein, zwei Minuten Zeit, alles, was Ihnen gerade durch den Kopf geht, wahrzunehmen. Sagen Sie sich dabei einige Male den inneren Satz: ›Ich nehme wahr, dass ich an ... (z. B. eine Arbeitssituation) denke. Ich nehme wahr, dass ich an ... (z. B. die Situation zu Hause) denke (usf.).‹ Danach sagen Sie sich: ›Jetzt beginne ich, mich davon zu lösen, so gut es geht. Ich nehme mir jetzt 15 Minuten Zeit, um abzuschalten und ganz bei mir zu sein.‹ Dann gehen Sie dazu über, sich einige wenige Atemzüge lang vorzustellen, wechselseitig über die rechte und linke Hand einzuatmen (siehe Abschn. 5.4). Anschließend lenken Sie die Gedanken auf Ihren ›inneren Paradiesort‹ (siehe Abschn. 5.4). ... Falls Sie zwischendurch in störender Form von anderen Gedanken abgelenkt werden, betrachten Sie sie in Ruhe vor Ihrem geistigen Auge wie Wolken, die am Himmel vorüberziehen, und kehren dann zu Ihrem inneren Paradiesort zurück. Und wenn Sie 100-mal abschweifen, kehren Sie 100-mal zu Ihrem Gelassenheitsfokus zurück.«

Beim klassischen autogenen Training lautet die Ruheformel zu Beginn einer Selbstentspannung: »Ich bin ganz ruhig und entspannt.« Bei vielen wird die innere Entspannungsbereitschaft durch diese sogenannte Ruheformel nicht wirklich erhöht. Besser geeignet als eine allgemeine Einstiegsformel ist ein innerer Satz, wie er schon im oben stehenden Beispiel verwendet wurde: »Ich nehme mir jetzt 15 Minuten Zeit, um abzuschalten und ganz bei mir zu sein.« Dieser Satz kann zu Beginn einer entspannungsfördernden Selbsthypnose innerlich gesprochen werden. Seine fokussierende Wirkung lässt sich steigern, indem man ihn vor dem inneren Auge wie auf einem Textband geschrieben visualisiert. Das Bild von »mitlaufenden« Textbändern ist heutzutage praktisch jedem durch bekannte Nachrichtensender wie CNN oder N24 vertraut.

In der sogenannten Mittelstufe des klassischen AT werden »formelhafte Vorsatzbildungen« verwendet, ein Begriff, den Johannes Heinrich Schultz, Begründer des AT, geprägt hat. »Formelhafte Vorsatzbildungen« stellen autosuggestive Affirmationen dar, die in ihrer Anwendung bei Schlafstörungen häufig eine gleichgültige bzw. indifferente Haltung dem eigenen Schlaf gegenüber bewirken sollen. Nicht selten werden dabei Formulierungen benutzt, die im klaren Widerspruch zum tatsächlichen Erleben stehen und von daher keine positive Wirkung entfalten.

**Formelhafte Vorsatzbildung beim AT**

Ein Patient hatte vor vielen Jahren autogenes Training erlernt und wieder regelmäßig praktiziert, seitdem er unter Schlafstörungen litt. In der dritten Sitzung fragte er nach, was von der von ihm verwendeten »formelhaften Vorsatzbildung« zu halten sei. Die Formel lautete: »Schlaf ist gleichgültig.« Der Patient wurde gebeten, den Satz noch einmal langsam auszusprechen. Danach wurde er gefragt, ob dieser Satz eher ein inneres Ja oder ein inneres Nein auslöst. »Ein klares Nein, das stimmt einfach nicht«, war die Antwort. Es sei lediglich ein starker Wunsch von ihm, nicht mehr wie bisher mit Argusaugen auf seinen Schlaf »aufzupassen«, sondern mehr Gleichgültigkeit zu entwickeln, auch gegenüber nicht so guten Nächten.

Ihm wurde vorgeschlagen, den Satz umzuformulieren in Richtung eines Ziels, dass er anstrebe, z. B. zu: »Schlaf wird immer gleichgültiger.« Diese neue Formulierung stieß auf eine spontane »innere« Zustimmung.

In Abschnitt 12.2.1 findet sich ein weiteres Beispiel dafür, wie eine stimmige Autosuggestionsformel für mehr Gelassenheit entwickelt werden kann.

Es gibt Patienten, die besonders intensiv darauf ansprechen, die Wahrnehmung des Einatmens und des Ausatmens mit einer bestimmten Vorstellung oder einem Schlüsselwort zu verknüpfen. Davon handelt das nachfolgende Fallbeispiel.

**Verknüpfungstechniken bei einer Atemkonzentration**

Sven S., 37 Jahre alt und mit einer 60-Stunden-Woche als Wirtschaftsprüfer tätig, waren Entspannungstechniken weitgehend fremd. Innerhalb kurzer Zeit eignete er sich eine zugleich einfache und für ihn effiziente Technik an. Entgegen meinem Rat benutzte er sie sogleich als (Wieder-)Einschlafhilfe – und das mit Erfolg. Er konzentriert sich auf die Wahrnehmung seines Atmens. Beim Einatmen stellt er sich ein in sich ruhendes Lächeln vor, »das«, wie er sagte, »stille Lächeln eines Buddhas«. Beim Ausatmen spricht er innerlich das Wort »Loslassen«.

Der Zustand des Zur-Ruhe-Kommens, des Dösens und des Einschlafens ist bei den meisten Menschen mit sehr früh erfahrenen Formen des Bewegt- und Berührtwerdens verknüpft. Die Wiege als erstes Bett des Menschen oder auch die Redewendung »in den Schlaf wiegen« weist auf eine solche möglicherweise genetisch vorprogrammierte Urform einschlaffördernder Körpererfahrung hin. Auch im Mutterleib ist es ja nie ganz still und bewegungslos gewesen.

Zur Reihe basaler Körpererfahrungen dieser Art gehören außerdem, getragen zu werden und berührt bzw. massiert zu werden. Nicht wenige Patienten stellen sich beispielsweise vor, wie sich das anfühlt, in einer Hängematte zu schaukeln oder eine Massage zu erhalten, um dann dabei einzuschlafen (siehe das Fallbeispiel »Rosentraum« in Abschn. 12.6.2).

Angesichts der skizzierten phylo- und ontogenetischen Hintergründe wird es kaum überraschen, dass solche basalen Körpererfahrungen eine wichtige Rolle bei entspannungs- und einschlaffördernden Imaginationen spielen.

## 5.6 Exkurs: Meditative Übungen – Achtsamkeitsbasierte Formen der Binnen- und Außenwahrnehmung

Ab den 60er-Jahren Jahren des vergangenen 20. Jahrhunderts verbreitete sich die Kenntnis und Lehre buddhistischer Meditationsformen – insbesondere des Zen-Buddhismus, des tibetanischen Buddhismus und des Vipassanā – in der westlichen Hemisphäre. Der amerikanische Molekularbiologe Jon Kabat-Zinn übernahm einzelne aus dem Buddhismus stammende Meditationstechniken und entwickelte daraus ein sehr populär gewordenes, therapeutisch konzipiertes Programm verschiedener Aufmerksamkeits- und Achtsamkeitsübungen (Mindfulness-Based Stress Reduction, abgekürzt MBSR).

Die bereits weiter oben, in Abschnitt 5.4, ausführlich beschriebene 5-4-3-2-1-Methode, ursprünglich als Selbsthypnosetechnik konzipiert, ist zugleich eine einfach zur erlernende Achtsamkeitsmethode, wenn sie zur bewussten Wahrnehmung des Hier und Jetzt eingesetzt wird (siehe auch »Achtsamkeitsübung nach dem VAK-Schema« in Abschn. 5.4).

Insofern hat sich Betty Alice Erickson, Tochter Milton H. Ericksons, welche diese Methode konzipierte, ebenfalls von der buddhistischen Meditationspraxis inspirieren lassen.

Überdies zeigt sich hier, dass meditative Aufmerksamkeit und hypnotische Fokussiertseit phänomenologische Überschneidungen aufweisen: Beide stellen eine konzentrative Aufmerksamkeitsleistung dar, die mit mentaler Relaxation und einer Loslösung vom diskursiven, kritisch-analytischen Denken einhergeht. Der Unterschied besteht zum einen darin, dass sich der meditative Fokus ausschließlich darauf richtet, was jetzt gerade da ist, verbunden mit einer Grundhaltung bedingungsloser Akzeptanz dessen, was da ist. Zum anderen unterscheidet sich das zumindest ursprüngliche Ziel einer meditativen Übung grundsätzlich von den therapeutischen Zielen einer Hypnose. Ziel des Meditierens – häufig auch eher als »Ertrag« bezeichnet – ist ein inneres »Leerwerden«, die Aufhebung des Verhaftetseins in Gedanken, Gefühlen, Impulsen. Viele Lehrer buddhistischer Meditation sprechen auch von einem »Weg der inneren Seelenruhe«. Auch das EEG-Bild des meditativen Versenkungszustands weist Unterschiede zum EEG des hypnotischen Zustands auf.

Die nachfolgend dargelegte Anleitung zu einer Meditationsübung verwendet Elemente der buddhistischen Achtsamkeitspraxis aus der Vipassanā-Meditation (*Vipassanā* [Pali-Sprache] = »Einsicht, Klarblick, Klarsicht«). In der hier vorgestellten vereinfachten Form wird das originäre Vorgehen so modifiziert, dass die Technik in praktisch jeder Situation an einem beliebigen Ort angewandt werden kann. Geeignet ist diese Methode für Patienten, die Interesse an Meditationspraktiken bekunden oder besonders motiviert sind, sich eine effektive und zugleich angenehme »innere Ab- bzw. Umschalttechnik« anzueignen.

**Grundversion einer Meditationsübung**

Der Einstieg erfolgt über den »defokussierten, ganzheitlichen Blick«: Der Patient wird gebeten, seinen »Kopf aufrecht zu halten, als ob ein unsichtbarer Faden von oben den Kopf gerade und aufrecht hielte. Lassen Sie Ihre Augen auf einer beliebigen, mindestens zwei Meter entfernten Struktur ruhen, die Sie vorne in Ihrem Blickfeld sehen. Das kann ein Bild, ein Gegenstand oder irgendein Punkt sein. Schauen Sie die Struktur an, und stellen Sie sich vor, Sie könnten gleichzeitig hindurchsehen, durch und hinter diese Struktur, wie in eine unendliche Ferne. So können Sie alles im Auge behalten.«

Es folgt der Übergang in die gleichzeitige Wahrnehmung des Atems.

»Bleiben Sie bei dieser ruhigen Blickhaltung, indem Sie alles im Auge behalten, und lenken Sie Ihre innere Betrachtung darauf, wie die Atemluft über die Nase einströmt, durch den Rachenraum bis tief in Ihre Lungen ... und wie die verbrauchte Luft wieder ausströmt über den leicht geöffneten Mund, ruhig und leicht wieder ausströmt.«

Im nächsten Schritt öffnet sich die innere Achtsamkeit für »Ablenkendes«. Damit sind Gedanken, Gefühle oder Körperempfindungen gemeint, die während der Atemkonzentration am inneren Horizont der Wahrnehmungen auftauchen.

»Während Sie das Ein- und Ausströmen Ihres Atems betrachten, nehmen Sie das Kommen und Gehen von Gedanken, Gefühlen und Körperempfindungen wahr.

Wenn Sie wahrnehmen, dass die Augen geschlossen sein möchten, dann lassen Sie es ruhig zu und kehren zur inneren Betrachtung Ihres Atems zurück. Sie betrachten das Ein- und Ausströmen der Atemluft.

Wenn eine Körperempfindung auftaucht, gleichgültig, ob unangenehm oder angenehm, nehmen Sie sie wahr, sagen sich z. B.: ›Ich spüre meinen Herzschlag‹, und kehren zur inneren Betrachtung Ihres Atems zurück. Sie betrachten das Ein- und Ausströmen der Atemluft.

Wenn ein Gedanke auftaucht, gleichgültig, ob angenehm oder unangenehm, nehmen Sie den Gedanken wahr und übergeben ihn dem Strom Ihrer Gedanken. Sie schauen auf den Strom Ihrer Gedanken und kehren zur inneren Betrachtung Ihres Atems zurück.

Wenn ein Gefühl auftaucht, gleichgültig, ob angenehm oder unangenehm, nehmen Sie das Gefühl wahr und übergeben es dem Strom Ihrer Gefühle. Sie schauen auf den Strom Ihrer Gefühle und kehren zur inneren Betrachtung Ihres Atems zurück.«

Zur Reorientierung wird der Patient gebeten, sich jetzt darauf einzustellen, sich »von der inneren Konzentration zu lösen und zurückzukehren in den wachen Zustand. Kehren Sie in Ihrem Rhythmus und Ihrem Tempo zurück, hier in diesen Raum. Werden Sie wach, indem Sie beginnen, Hände, Arme und Beine ein wenig zu bewegen, dann kräftiger zu bewegen, sich zu recken und zu strecken, und die Augen öffnen sich. Wach und erfrischt kommen Sie zurück in diesen Raum.«

Danach wird der Patient angeregt, diese Übung bei passender Gelegenheit für sich auszuprobieren, z. B. mit der Frage, ob er sich schon jetzt einen günstigen Ort dafür vorstellen kann. Ihm wird erklärt, dass das Grundprinzip darin besteht, sich mithilfe des »defokussierten Blicks« und der Atemkonzentration in einen leichten meditativen Trancezustand zu versetzen und ihn zu vertiefen, indem jeder »inneren Ablenkung« Beachtung geschenkt und danach zur Konzentration auf die Atmung zurückgekehrt wird.

Zentrales Element der inneren Aufmerksamkeit ist somit die Atmung. Der innere Leitsatz dazu könnte lauten: »Ich nehme wahr, wie mein Körper mich ein- und ausatmen lässt.« Über die Betrachtung des eigenen Atmens etabliert sich eine innere Beobachterposition, von der aus alle Phänomene des eigenen Körpers und Geistes innerlich wahrgenommen, angeschaut, eventuell benannt und wieder losgelassen werden. Der innere Beobachter nimmt dabei eine respektvolle, wertneutrale Haltung ein.

Wenn z. B. unangenehme Körperempfindungen wie Verspannungen oder gar Schmerzen auftauchen, lautet die Achtsamkeitsformel: »Ich nehme die Verspannungen im Nacken (oder: die Kopfschmerzen) wahr, schaue sie an und kehre zur Betrachtung meines Atems zurück.« Diese Form der inneren Achtsamkeit bringt somit allem, was gerade da ist, Achtung entgegen. Sie beruht letztlich auf einer Grundhaltung der vollkommenen Akzeptanz allen Soseins.

Gedanken und Gefühle werden unter der Vorstellung wahrgenommen, dass sie in uns strömen wie ein Fluss, der in Richtung Ozean fließt, wie glitzernde Wasserfälle, die sich von einem Becken zum nächsten ergießen, wie am Himmel ziehende Wolken, wie in Richtung Süden vorüberziehende Zugvögel, wie eine endlose Karawane am Horizont. Derartige Metaphern und Bilder erleichtern vielen Menschen die meditative Vorstellung, dass sie auf die Gedanken oder Gefühle, die in ihnen auftauchen, wie auf einen inneren Strom schauen können.

Taucht ein einzelner Gedanke auf, z. B. ein Gedanke an ein bestimmtes Tagesereignis, dann kann dieser Gedanke angeschaut und gemäß den oben beispielhaft erwähnten Metaphern als Wasser in einem Gefäß, als ein funkelnder Tropfen, als eine Wolke, als ein Vogel oder ein beladenes Kamel dem inneren Fluss der Dinge zurückgegeben werden.

Ziel des kontemplativen Bewusstseinszustands ist eine Wachheit, die alles wahrnimmt und sich zugleich an nichts bindet. Diese Form von Wachheit geht einher mit einer inneren Distanz zu allen Vorgängen des Körpers, der Sinne und der Psyche. Eigene Gefühle, Impulse, Gedanken werden quasi gewaltfrei unter Kontrolle gebracht – ohne dass man gegen sie ankämpft. Zweck und Ergebnis ist ein Zustand, frei von Bewertungen und mit vollkommen entspannter, ungetrübter und durchdringender »Klarsicht«.

**Übersicht: Meditative Selbsthypnose in Anlehnung an die zen-buddhistische Meditationspraxis (Vipassanā)**

- Einstieg über defokussierten Blick
- Fokussierung der inneren Aufmerksamkeit auf den Atem
- hierdurch Etablierung eines inneren wertneutralen Beobachters
- Wahrnehmung und Betrachtung, eventuell auch Benennung auftauchender Gedanken, Gefühle oder körperlicher Empfindungen
- Rückkehr zur Betrachtung des Atems
- Reorientierung.

Viele Anwender praktizieren diese Form der meditativen Versenkung morgens nach dem Aufstehen oder abends nach der Arbeit. Sie nimmt dann den Charakter eines Übergangsrituals an. Bewährt hat sich die Meditationsmethode außerdem bei Durchschlafproblemen mit längerem Wachliegen in der Nacht. Die meisten Anwender stehen dann auf, lesen in einem Text – z. B. aus der Philosophie, dem Zen-Buddhismus, dem Talmud, dem Sufismus, der christlichen Mystik –, der zur Kontemplation anregt, und gehen anschließend in eine meditative Trance. Danach legen sie sich wieder hin, um weiterzuschlafen.

# 6 Licht und körperliche Aktivität als elementare Zeitgeber

Der Einfluss von Licht und körperlicher Aktivität auf den Schlaf wird immer wieder unterschätzt. Das hängt möglicherweise auch damit zusammen, dass ihre positiven Auswirkungen sich häufig nicht unmittelbar im Anschluss an eine einzelne »Anwendung« zeigen, sondern die »Belohnung« einer Verhaltensänderung Tage bis Wochen auf sich warten lassen kann. Andererseits verfügen die meisten Menschen über ein intuitives Wissen über die elementaren Heilkräfte von Sonnenlicht und körperlicher Anstrengung – und dies hilft bei der Umsetzung, auch als beiläufig eingestreute Information bzw. Suggestion.

## 6.1 Sonne und Bewegung

Sonnenlicht ist der elementare *äußere* Zeitgeber, der den inneren chronobiologischen Rhythmus stabil hält. In unseren Breiten ist es tagsüber fast immer verfügbar, wie die unten stehende Tabelle mit Beispielen für Beleuchtungsstärken zeigt. Wie wertvoll alltägliches Sonnenlicht für den Schlaf ist, lässt sich auch daran ermessen, dass es den Ersatz dafür in Form von teuren Lichttafeln zu kaufen gibt, die zur Lichttherapie von Schlafstörungen eingesetzt werden (Murphy a. Campbell 1996).

| Übersicht: Beispiele für Beleuchtungsstärken in der SI2-Einheit Lux (modifiziert nach Staedt u. Riemann 2007) |
|---|
| • Mittagssonne am Strand: 100 000 Lux<br>• sonniger Sommertag: 50 000 Lux<br>• bewölkter Wintertag: 4 000 Lux<br>• Innenraumbeleuchtung: 400 Lux<br>• Großraumbüro: 1000 Lux<br>• sternenklarer Nachthimmel: 0,001 Lux. |

Bewegung ist der elementare *innere* Zeitgeber. Jahrtausendelang war das Leben des Menschen durch stundenlange Bewegung unter dem

Licht der Sonne geprägt. Wissenschaftliche Untersuchungen aus der jüngeren Zeit haben ergeben, dass vermehrte Schlafstörungen im höheren Lebensalter mitbedingt sind durch nicht ausreichende körperliche Aktivierung (Staedt u. Riemann 2007).

Mangelnde körperliche Aktivierung führt chronobiologisch zu Phasenverschiebungen und Desynchronisationen der Zirkadianrhythmik. Die Folge sind Einschlaf- und Durchschlafstörungen sowie insgesamt eine Verschlechterung der Schlafqualität. Therapiestudien zeigen, wie durch ein chronobiologisch angepasstes Ausdauertraining von 45 Minuten Dauer einer Re-Rhythmisierung des Schlaf-Wach-Rhythmus der betroffenen Patienten erreicht werden kann (Barger et al. 2004; van Someren et al. 1997).

In der Medizin fristete der »Muskelapparat« – das größte Organ des Menschen – lange Zeit ein verkümmertes Dasein. Die Bedeutung der Muskeln wurde auf die mechanischen Kontraktionselemente, auf Motoneurone und Golgi-Sehnenorgane reduziert. Dabei üben lediglich ein Sechstel aller Nervenfasern, die in Muskeln enden, motorische Aufgaben aus. Der überwiegende Anteil besteht mit mehr als 40 % aus sensorischen Nervenfasern. Muskeln sind somit auch das größte Sinnesorgan im Organismus, das mit seinen Signalen alle wichtigen Regelsysteme im zentralen Nervensystem beeinflusst (Leyk 2009). Großen Einfluss haben »Bewegungsmelder« der Körpermuskulatur vor allem auch auf die Synchronisierung chronobiologischer Rhythmen und den natürlichen Schlafablauf.

Mittlerweile liegen große epidemiologische Untersuchungen und prospektive Kohortenstudien über die gesundheitlichen Auswirkungen körperlicher Aktivität vor. Sie belegen, dass regelmäßiges Ausdauertraining eine enorme Bedeutung in Prävention und Therapie völlig verschiedener Erkrankungen besitzt. So wurde das »Wundermittel Bewegung« (ebd.) in der Schulmedizin entdeckt. Neben den bekannteren positiven Auswirkungen auf Depressivität (Babyak, Blumenthal a. Herman 2000; Neumann u. Frasch 2005), Stoffwechselstörungen und Erkrankungen des Herz-Kreislauf-Systems lässt sich beispielhaft anführen, dass körperliche Aktivität im Hinblick auf Darmkarzinome sowohl das Erkrankungsrisiko als auch die Prognose signifikant beeinflusst (Halle u. Schoenberg 2009).

## 6.2 Sportmedizinische Empfehlungen

Die sportmedizinischen Empfehlungen laufen zusammenfassend darauf hinaus, eine tägliche, mäßig intensive körperliche Aktivität von 30 Minuten anzustreben, sofern sie nicht schon aus beruflichen Gründen ausgeübt wird. Medizinisch günstig sind alle gängigen freizeitsportlichen Ausdaueraktivitäten wie rasches Gehen, Joggen, Schwimmen, Radfahren, Walking, Tanzen, Kanufahren etc. (Leyk 2009; Reimers, Knapp u. Reimers 2009; Halle u. Schoenberg 2009; Jeschke u. Zeilberger 2004).

Wird ein Idealzustand angestrebt, besteht die tägliche Bewegung an zwei bis drei Tagen in der Woche aus einer intensiveren Trainingseinheit. Sie hat eine individuell definierte, aerobe Ausdauerbelastung von 30 bis 45 Minuten als Ziel. Für eine solche Trainingseinheit gilt als Faustformel, dass sich bei einem gesunden, trainierten Freizeitsportler die angestrebte Pulsfrequenz während dieser Zeitspanne in Richtung 180 minus Lebensalter einpendelt. Ein trainierter 50-jähriger Freizeitjogger hätte somit für 30 Minuten einen idealen Trainingspuls von etwa 130 pro Minute.

Aerobe Ausdauerbelastung bedeutet, dass Sauerstoff in ausreichender Menge zur oxidativen Verbrennung der Energieträger (Kohlenhydrate, Fette) zur Verfügung steht. Ist die Sauerstoffzufuhr aufgrund zu hoher Belastungsintensität unzureichend, wird die Energie unter dem Eingehen einer Sauerstoffschuld bereitgestellt. Außerdem entsteht beim Verbrennungsprozess dieser Art als Abbauprodukt Milchsäure in Form von Laktat, welches sich im Gewebe ansammelt und dort zu einer Übersäuerung führt. Diese Form hoher sportlicher Belastungsintensität wird als anaerobe Ausdauerbelastung bezeichnet. Eine ideale sportliche Ausdauerbelastung im aeroben Bereich lässt sich auch daran erkennen, dass keine Atemnot bzw. Kurzatmigkeit auftritt und der Sportler während dieser Zeit ohne Atemprobleme reden könnte.

Sportmedizinisch wird zudem empfohlen, Ausdauersport etwa zwei- bis dreimal in der Woche mit Krafttraining zu verbinden. Starke Belastungsspitzen sollen dabei vermieden werden. Bei der Benutzung von Kraftgeräten ist eine fachkundige Anleitung für die richtige Handhabung wichtig.

**Übersicht: Sportmedizinische Empfehlungen für regelmäßige körperliche Aktivitäten**

- 30 Minuten täglich mäßig intensive Freizeitsportaktivitäten wie rasches Gehen, Joggen, Schwimmen, Radfahren, Walking, Kanufahren etc.
- gegebenenfalls Steigerung: zwei bis drei intensivere Trainingseinheiten in der Woche mit einer aeroben Ausdauerbelastung von zirka 30 bis 45 Minuten
- aerobe Ausdauerbelastung: 180 minus Lebensalter = Trainingspuls pro Minute (ungefähre Faustformel!)
- genauere Bestimmung der Pulsfrequenz unter aerober Idealbelastung durch spirometrische Untersuchung möglich
- subjektive Merkmale einer aeroben Belastung: keine Atemnot, keine Kurzatmigkeit, Sprechen ohne Atemprobleme möglich
- idealerweise Verbindung des Ausdauersports mit Krafttraining an zwei bis drei Tagen in der Woche.

Grundsätzlich sollte Patienten, welche dieses Idealziel anstreben, empfohlen werden, sich vorher allgemeinmedizinisch und internistisch untersuchen zu lassen. Vor allem müssen Leistungseinschränkungen, die vonseiten des Herz-Kreislauf-Systems herrühren, mit berücksichtigt werden. In Einzelfällen kann auch eine gezielte sportmedizinische Untersuchung sinnvoll sein, um u. a. die tatsächliche Pulsfrequenz bei aerober Belastung spirometrisch genauer zu bestimmen. Die oben genannte Faustformel gibt nur einen orientierenden Wert. Der tatsächliche individuelle Idealpuls für Ausdauertraining unter aeroben Bedingungen kann davon nach unten oder oben abweichen.

Wie meistens in der Medizin, ist bei den am stärksten wirksamen Medikamenten ein besonders behutsames Ein- und Aufdosieren erforderlich. Wer nie Sport treibt, sich im Zeitlupentempo bewegt und auf der Treppe schon im zweiten Stockwerk außer Atem gerät, bei dem stellt 30-minütiges Ausdauertraining gleich zu Anfang eine riskante Überdosis dar. Die individuellen Gegebenheiten sind entscheidend, schematische Empfehlungen dagegen meistens wenig hilfreich, manchmal eher schädlich.

Unbedingt zu berücksichtigen sind das Alter des Patienten, seine körperliche Verfassung, die Alltagspflichten, seine Eigenheiten, Vorlieben und seine persönlichen Beweggründe. Stets sollte nach Vorerfahrungen mit sportlicher Betätigung, auch in weiter zurückliegenden Lebensphasen, gefragt werden.

## 6.3 Fallbeispiel zur Sport- und Lichttherapie

**Sport- und Lichttherapie benötigt »längeren Atem« und ein Denken in langen Bahnen**

MARTHA H., 47 Jahre alt, war erstmals an einer schweren depressiven Episode erkrankt. Da sie sich nach Abschluss der stationären Behandlung noch nicht ausreichend stabil fühlte, begab sie sich im Anschluss daran zur teilstationären Nachbehandlung in eine psychiatrische Tagesklinik. Sie litt weiterhin unter Schlafstörungen, wenn auch nicht mehr so ausgeprägt wie in der Akutphase. Deshalb benötigte sie, neben dem antriebssteigernden Antidepressivum Venlafaxin, abends Mirtazepin zum Einschlafen und Durchschlafen. Unter Mirtazepin verbesserte sich der Schlaf zwar erheblich, aber die als typische Nebenwirkung dieses Medikaments einsetzende Gewichtszunahme frustrierte die Patientin. Ansonsten war sie körperlich gesund.

Bei ihrer Aufnahme in der Tagesklinik wurde Martha u. a. nach freizeitsportlichen Aktivitäten gefragt. Sie bezeichnete sich selbst als unsportlich. Die einzige Form von Bewegung, die ihr Spaß mache, seien Spaziergänge im Stadtwald zusammen mit ihrer Freundin. Auf Nachfrage stellte sich jedoch heraus, dass sie in ihrer Schulzeit gerne geschwommen und damals ihre »beste Figur« hatte. Außerdem verfügte sie über ein Fahrrad, welches allerdings im Keller stand. Martha erklärte, dass sie ansonsten alle ärztlichen Verordnungen einhalte, aber in ihrer jetzigen Verfassung wolle sie auf keinem Fall am Schwimmen teilnehmen, welches zum Therapieangebot der Tagesklinik gehörte.

Martha wurde gebeten, von ihrer Zeit als Schwimmerin zu berichten. Sie wurde nach ihrem Lieblingsschwimmstil gefragt und danach, was ihr beim Bewegen im Wasser am besten gefallen habe, welche Auswirkungen das Schwimmen auf ihren Körper und ihre Stimmungen gehabt habe. Martha erzählte unter anderem davon, dass sie es besonders angenehm fand, die Kraft ihrer Muskeln und ihres Herzschlags zu spüren.

Sport- und lichttherapeutisch verordnet wurde ein Spaziergang zum nahe gelegenen Stadtwald nach der Mittagspause. Martha wurde gebeten, darauf zu achten, dabei möglichst die »Sonnenseite« der Straße zu benutzen. Aufgabe im Stadtwald war, dreimal eine Minute lang etwas schneller zu gehen. »Achten Sie bitte währenddessen darauf, wie Ihr Kreislauf an Schwung gewinnt, der Puls etwas schneller wird und Sie ihre Muskeln spüren. Danach gehen Sie bitte für eine Minute wieder langsamer und wiederholen den Wechsel zweimal.«

Drei Tage später berichtete Martha etwas vorwurfsvoll, dass sie »gestern Abend« Mirtazepin weggelassen und wieder deutlich schlechter geschlafen habe. Vom Therapeuten wurde sie gebeten, Mirtazepin nicht zu früh wegzulassen. »Damit Sie die positiven Wirkungen von Licht- und Bewegungstherapie bemerken, braucht es einen längeren Atem und ein Denken in langen Bahnen, wie beim Schwimmen in langen Bahnen.«

Das Spazierengehen in der Mittagszeit wurde im Verlauf einer Woche auf 30 Minuten ausgedehnt. Dann wurde ihr empfohlen, nach den ersten zirka zehn Minuten fünf Minuten lang »etwas schneller« zu gehen. Die Mirtazepin-Dosis konnte in der zweiten Woche von 30 auf 15 mg reduziert werden.

In der dritten teilstationären Behandlungswoche wurde Martha zusätzlich verordnet, ihr Fahrrad aus dem Keller zu holen und damit morgens (7.30 Uhr) in die Tagesklinik und abends (16.30 Uhr) wieder nach Hause zu fahren (jeweils zirka 1,5 Kilometer). In der vierten Woche meldete sie sich zum Schwimmen an. Aufgrund des erheblich verbesserten und nun stabilen Schlafs wurde Mirtazepin ganz abgesetzt. Einige Wochen später wurde die Patientin im Stadtwald angetroffen, wie sie zusammen mit ihrer Freundin an einer Walking-Gruppe teilnahm.

In diesem Fallbeispiel zeigt sich, wie körperliche Aktivität und Sonnenlicht als basale chronobiologische Rhythmuselemente ideal miteinander kombiniert werden können. Das »Wundermittel Bewegung« wird behutsam ein- und aufdosiert. Zu beachten ist sein Einsatz in den chronobiologisch determinierten Aktivperioden vormittags und am späten Nachmittag bis zum frühen Abend. Bei Insomniepatienten sollte in der Zeit von zirka 14 bis 16 Uhr und nach 19 Uhr keine körperliche Aktivierung erfolgen.

Angeknüpft wird an die Vorlieben der Patientin und die von ihr selbst gestellten Eingangsbedingungen (Einhalten aller Verordnungen, damit sie nicht mit zum Schwimmen muss). Ihre innere Motivation wird angesprochen, indem »auf lange Bahn« in Aussicht gestellt wird, dass sie ohne Mirtazepin auskommen wird. Und die Patientin findet schließlich zu ihrer früheren Freude am Schwimmen zurück. Bei manchen Patienten stellt es sich als hilfreich heraus nachzufragen, welche »Modelle«, Vorbilder oder gar »Mitläufer« es im Bekanntenkreis geben könnte.

# 7 Umgang mit Alkohol, Nikotin und Koffein

Der Gebrauch von Alkohol und Nikotin sowie Koffein ist weit verbreitet und gehört zum Alltag vieler Menschen dazu. Die Auswirkungen auf den Nachtschlaf hängen von der Menge und den Zeitpunkten des Konsums dieser Substanzen ab. Und sie sind individuell sehr unterschiedlich ausgeprägt. Grundsätzlich gilt: Je störanfälliger der Schlaf ist, umso mehr fallen die schlafungünstigen Wirkungen ins Gewicht. Jeder Patient, der unter Schlafstörungen leidet, sollte nach dem Konsum von Alkohol, Zigaretten, Kaffee und Tee gefragt werden.

## 7.1 Wie Alkohol sich mit Schlaf verträgt

Alkoholkonsum vor dem Zubettgehen bewirkt schnelleres Einschlafen. Viele Konsumenten schätzen gerade diesen Effekt, trinken auch deswegen häufiger und verlernen andere Möglichkeiten, abends »runterzukommen«. Aufgrund des schnellen Abbaus von Alkohol kommt es in der zweiten Nachthälfte zu Alkoholabsetzeffekten. Der Schlaf wird unruhiger und ist in seinem Ablauf fragmentiert. Wachperioden nehmen zu, die Verlängerung der REM-Schlafphasen geht nicht selten mit unangenehmen Trauminhalten einher. Deshalb fühlt man sich nach einem »alkoholinduzierten« Schlaf morgens in aller Regel nicht wirklich erholt und gut aufgelegt.

Diese unangenehmen Folgeerscheinungen sind den meisten Betroffenen bekannt. Sie stellen in vielen Fällen eine wichtige Motivation dar, das Ausmaß des Alkoholkonsums zu überdenken. Von daher ist es wichtig, die subjektiven Erfahrungen der Patienten anzusprechen. Insomniepatienten mit regelmäßigem spätabendlichem Alkoholkonsum (innerhalb der letzten zwei Stunden vor dem Zubettgehen) können z. B. in sachlich-zurückhaltender Art gefragt werden, wie sie selbst den Einfluss des Alkoholkonsums auf ihr morgendliches Befinden, ihre Leistungsfähigkeit und ihren Alltag insgesamt einschätzen.

Viele Patienten wissen recht genau, ab welcher Menge zu welcher Zeit negative Auswirkungen überwiegen. So äußerte sich ein Patient folgendermaßen: »Wenn's bei einem Viertele (= 0,25 l Wein) zum Abendessen bleibt, geht's mir am andern Morgen bestens.« Mit dieser subjektiven Einschätzung folgte er, ohne sich dessen bewusst zu sein, wissenschaftlichen Empfehlungen, den Tageskonsum auf 0,25 bis 0,3 Liter Wein oder 0,5 bis 0,6 Liter Bier (bei Frauen die Hälfte) zu begrenzen.

Wenn sich im Verlauf einer Insomniebehandlung herausstellt, dass spätabendlicher Alkoholkonsum eine größere Rolle spielt, sollte er vom Therapeuten thematisiert werden. Ziel der Intervention ist es, beim Patienten ein Problembewusstsein anzuregen, welches im weiteren Verlauf Verhaltensänderungen mobilisiert (Miller u. Rollnick 1999). Falls die Gelegenheit passend erscheint und der Patient Interesse signalisiert, sollten »nüchterne« Informationen über alkoholrelevante schlafmedizinische Erkenntnisse gegeben werden, wie sie im ersten Absatz zusammengefasst sind. Weitere Einzelheiten hierzu finden sich in Abschnitt 3.4.

In der Entzugs- und Entwöhnungsbehandlung suchtkranker Patienten sind Schlafstörungen eines der zentralen Themen. Nach dem Absetzen fast aller Suchtmittel treten zum Teil gravierende, länger anhaltende Schlafprobleme auf. Die davon ausgehende Rückfallgefährdung kann durch hypnotherapeutische Hilfestellungen zu diesem Thema reduziert werden (vgl. Abschn. 1.5). Vor diesem Hintergrund spielt der sucht- bzw. rückfallpräventive Aspekt schlafmedizinischer Maßnahmen auch bei der Behandlung von Patienten mit schädlichem Cannabis-, Nikotin- und Schlaf- bzw. Beruhigungsmittelkonsum eine große Rolle. (Einzelheiten zu den Auswirkungen dieser Substanzen auf das Schlafprofil finden sich außer in Abschn. 3.4 auch in Abschn. 3.5.)

## 7.2 Schlafstörungen bei Rauchern

Aufgrund seiner weiten Verbreitung soll dem Nikotinkonsum in diesem Zusammenhang noch besondere Beachtung geschenkt werden. Tabakkonsum verändert das natürliche Schlafprofil (vgl. Abschn. 3.4). Als erlebte Schlafstörungen werden überwiegend Durchschlafstörungen und ein nicht ausreichend erholsamer Schlaf wahrgenommen. In ihrer schwersten Ausprägung führt Nikotinabhängigkeit zu entzugsbedingtem nächtlichem Aufwachen, ansonsten gilt als ungefähre Regel: Je kürzer der Abstand zwischen dem Aufwachen und der ersten Zigarette, umso schwerwiegender ist die Nikotinsucht ausgeprägt.

Betroffene Patienten sollten darüber aufgeklärt werden, dass Nikotinabstinenz vorübergehend mit einer Zunahme von Schlafstörungen einhergehen kann. Im weiteren Verlauf findet aber der Schlaf nach und nach zu seinem natürlichen Rhythmus zurück. Damit man diesen Belohnungseffekt einer Nikotinbefreiung spürt, braucht es einen »etwas längeren rauchfreien Atem«. Die häufig gestellte Nachfrage, wie lange abstinenzbedingte Schlafstörungen anhalten, kann damit beantwortet werden, dass der Normalisierungsverlauf individuell unterschiedlich ausgeprägt ist. Manche Patienten berichten schon nach wenigen Tagen über einen erholsameren Schlaf, bei anderen kann die Rückkehr eines natürlichen Schlafmusters einige Wochen dauern.

## 7.3 Kaffee und Tee

Koffeinhaltige Getränke verfügen über eine lang anhaltende, anregende Wirkung auf die Schlaf-Wach-Regulationszentren des Stammhirns. Die Dauer der anregenden Wirkung über einen Zeitraum von bis zu zehn Stunden nach Genuss wird häufig unterschätzt. Bei schwarzem Tee heißt es zwar, dass längeres Ziehenlassen des Aufgusses (länger als vier bis fünf Minuten) eher zu einer beruhigenden als anregenden Wirkung führt. Die Erfahrung zeigt jedoch, dass Menschen mit störanfälligem Schlaf keinen schwarzen Tee mehr nach 16 Uhr trinken sollten. Wie empfindlich der Schlaf auf Koffein reagiert, kann individuell sehr unterschiedlich ausfallen. Als Grundregeln gelten, dass erstens Patienten mit störanfälligem Schlaf empfindlicher reagieren und zweitens die eingenommene Dosis eine große Rolle spielt.

**Ein Tässchen zu viel**

Der Liebhaber eines sehr starken sizilianischen Espressos verabredete sich nachmittags um halb fünf mit einem Arbeitskollegen in der Espressobar »Palermo«. Während jener seine übliche Tasse trank, war der Arbeitskollege von der Würze und dem Aroma des Espressos so angetan, dass er sich ein zweites »Tässchen« bestellte. Am nächsten Morgen erschien der Kollege später als üblich zur Arbeit. Und erzählte davon, er habe nachts um 2 Uhr verwundert feststellen müssen, immer noch hellwach im Bett zu liegen.

# 8 Wenn Abendruhe »eingeläutet« wird

Kirchenglocken, die Abendruhe einläuten? Nur wenige können sich bewusst daran erinnern, jemals Abendglocken gehört zu haben. Aber im kollektiven Unterbewussten klingelt es, wenn davon die Rede ist, dass »zur Ruh die Glocken läuten« (z. B. im Kanon: »Oh, wie wohl ist mir am Abend …«). Intuitiv wissen die meisten Menschen, dass ein »wohliger« Abend zwischen 19 und 20 Uhr eingeläutet wird, dass Abendruhe etwas mit geselligem Beisammensein zu tun hat, mit Erzählen, gemeinsamem Essen, Geschichtenlauschen, Kartenspielen oder mit Zeit zum Zurückziehen, für ein Hobby, zum Schmökern.

## 8.1 Abendruhe in der Bildschirmära

Seit Beginn der Bildschirmära haben sich die heutigen Gewohnheiten, einen »wohligen« Abend zu verbringen, weit von den tradierten Formen entfernt. Und ein weiterer Wandel kündigt sich an. Der Fernseher im Wohnzimmer der Großeltern wird zum Auslaufmodell und abgelöst vom »Multi-Screening«: Ums Bett herum liegen Laptop, Tablet-Computer, Smartphone, Spielekonsole (Cajochen et al. 2011).

Es soll robuste Schlafnaturen geben, die um Mitternacht ihren Laptop zuklappen, sich ins Bett legen und in Tiefschlaf fallen. Wobei das kaum zu glauben ist, zumindest was den Tiefschlaf betrifft. Gerade Laptops mit LED-Backlight-Bildschirmen hemmen die Melatoninausschüttung so stark, dass Tiefschlaf in der Regel erst Stunden später möglich ist. Die Schlafstruktur ändert sich, möglicherweise auf Dauer sogar der individuelle Schlaftypus, in der schlafmedizinischen Terminologie auch als »Chronotypus« bezeichnet (ebd.). Der individuelle Chronotypus wird durch die Taktung der inneren Uhr festgelegt. Die individuelle Ausprägung des Zirkadianrhythmus umfasst eine Variationsbreite vom Lerchentyp über den Normaltypus bis hin zum Nachteulentyp (vgl. Abschn. 2.5).

## 8.2 Die Zeit vorm Zubettgehen

Für Menschen, die unter Schlafstörungen leiden und Hilfe suchen, gibt es für die letzten zwei Stunden vorm Zubettgehen eine einfache

Faustregel: Sie sollten sich eine bildschirmfreie, arbeitsfreie und problemfreie Zone schaffen. Und sie sollten darauf achten, in dieser Zeit jedes Nickerchen zu vermeiden. Die Standardfrage an Insomniepatienten lautet: »Was machen Sie in den letzten zwei Stunden, bevor Sie ins Bett gehen?« Diese Frage gehört mit an den Anfang eines therapeutischen Kontakts, unabhängig von einer etwaigen psychiatrischen Grunderkrankung, in welche die Schlafstörungen des jeweiligen Patienten eingebettet sein könnten.

Heutzutage sitzen oder liegen die meisten Menschen in den letzten zwei Stunden vorm Schlafengehen vor einem Bildschirm, sei es der Fernseher, ein Laptop oder das Handy. Diese Entwicklung begann ab den 50er-Jahren des vergangenen Jahrhunderts, als das Fernsehprogramm zu einem Massenmedium wurde. Seit dieser Zeit hat der Bildschirmkonsum immer weiter zugenommen und die Gestaltung des »Feierabends« im Vergleich zur davorliegenden, jahrtausendealten Menschheitsgeschichte bei vielen Menschen völlig verändert.

Die nachfolgende Übersicht stellt die möglichen schlafungünstigen Auswirkungen von Bildschirmkonsum bzw. -tätigkeit vorm bzw. beim Zubettgehen zusammen. Anschließend wird auf die einzelnen aufgeführten Aspekte im Hinblick auf die Förderung einer schlaffreundlichen Selbstfürsorge eingegangen.

**Übersicht: Mögliche Negativauswirkungen von Bildschirmkonsum/ -tätigkeit in den letzten zwei Stunden vorm Schlafengehen**

- unbeabsichtigtes, nicht selten auch unbemerktes Einnicken vorm Bildschirm mit erheblicher Reduktion des physiologischen Schlafsogs (in der Schlafmedizin auch als »Schlafdruck« bezeichnet)
- Beeinträchtigung der Ausschüttung des Schlafhormons Melatonin infolge des abgestrahlten Bildschirmlichts mit hohem Blaulichtanteil
- Hinauszögern der Schlafenszeit mit der Folge eines zu kurzen und chronobiologisch ungünstig verschobenen Nachtschlafs (»Netflix-Syndrom«)
- schlafungünstige Bilder, Nachrichten und Inhalte des Geschehens am Bildschirm.

Bei einer sorgfältigen Exploration der Feierabendgestaltung mit Fernsehkonsum zeigt sich, dass viele Insomniepatienten vor dem Bildschirm häufiger einnicken und kurz oder auch länger schlafen. Solche Nickerchen in den letzten ein bis zwei Stunden vor der Zubettgehzeit, selbst wenn sie nur kurz sind, mindern den physiologischen Schlafsog des Organismus, in der Schlafmedizin auch als »Schlafdruck« bezeichnet. Dadurch wird die Erholsamkeit des nachfolgenden Nachtschlafs erheblich beeinträchtigt. Der Nachtschlaf wird oberflächlicher und geht mit vermehrtem Aufwachen und Wiedereinschlafstörungen einher.

Das Konzept des Schlafdrucks beruht auf einem Zwei-Prozess-Modell der Schlafregulation, welches von dem Pharmakologen Alexander Borbély entwickelt wurde. Demnach hängt die Tiefe und Erholsamkeit des Nachtschlafs von zwei Faktoren ab: zum einen vom zirkadianen Rhythmus, also der chronobiologischen Taktung der inneren Uhr (siehe auch Abschn. 2.2), zum anderen vom Schafbedarf des Organismus, gemeinhin auch als Schlafdruck bezeichnet. Meines Erachtens ist hier der Begriff »Schlafsog« treffender als »Schlafdruck«. Bei Patienten jedenfalls, die unter Schlafstörungen leiden und zusätzlichen »Druck« nicht gut gebrauchen können, kommt die Bezeichnung »Schlafsog« sehr viel besser an. Also: Der physiologische Schlafbedarf, den wir vor allem Patienten gegenüber auch als »Schlafsog« bezeichnen, baut sich während der Wachzeit tagsüber auf und wird beim Schlafen wieder abgebaut. Diesen Schlafsog des Organismus gilt es aufrechtzuerhalten, bis man im Bett ist. Abends auf dem Sofa oder im Sessel vor dem Fernseher einzunicken ist bei vielen Insomniepatienten einer der Schlüsselfaktoren ihres Problems.

Alkoholkonsum beim abendlichen Fernsehen erhöht die Wahrscheinlichkeit, vor dem Bildschirm zwischendurch einzuschlafen. Auch starke Müdigkeit infolge von Schlafmangel oder Schlafstörungen begünstigen Nickerchen bzw. Einschlafen vor dem Zubettgehen. Es entsteht ein Circulus vitiosus: Unerholsamer Schlaf führt zu einer Gewohnheit, die selbst wiederum die Erholsamkeit des Schlafs beeinträchtigt.

Die weitaus meisten heute gebräuchlichen Bildschirme von Fernsehern, Computern, Laptops, Tablets und Handys strahlen ein kurzwelliges, »blaues« Licht ab. Auf dieses Licht reagieren diejenigen Netzhautzellen des Auges, welche die Ausschüttung des Schlafhormons Melatonin steuern, besonders empfindlich (siehe Abschn. 2.2). In wissenschaftlichen Studien dazu zeigte sich, dass zwei Stunden abendliche Bildschirmzeit zu Durchschlafstörungen führen, den Tiefschlaf beeinträchtigen und die nächtliche Ausschüttung des Schlafhormons Melatonin reduzieren (Übersicht in Rasch 2021, S. 141).

Bei Insomniepatienten, die abends eine längere Zeit vor einem Bildschirm verbringen, sollte man sich zehn Minuten Zeit nehmen, zunächst den Ausschüttungs- bzw. Wirkmechanismus des Schlafhormons Melatonin zu erläutern und dann darauf einzugehen, wodurch die Melatoninausschüttung gehemmt bzw. gefördert wird (siehe Abschn. 2.2). Eine Faustregel dazu lautet: Je störanfälliger der Schlaf ist, umso wichtiger werden chronobiologische Einflussfaktoren. Das bedeutet auch, dass mit zunehmendem Lebensalter die Anpassung an chronobiologische Gegebenheiten größere Bedeutung gewinnt als in jungen Jahren. Diese neuroedukative Schlafmedizin wirkt noch besser, wenn sie visualisiert, also mit einem Bild verabreicht wird. Dazu genügt eine einfache Skizze zum natürlichen Verlauf der Melatoninausschüttung und zum Bildschirmeffekt auf diese Kurve. Bei Patienten ab etwa dem 45. Lebensjahr kann auch der Alterseinfluss auf die Melatoninausschüttung skizziert werden (vgl. Abschn. 3).

Es gilt als nachgewiesen, dass ein hohes Maß an digitalem Medienkonsum die Schlafdauer verkürzt und den Beginn des Schlafs nach hinten verschiebt. Zahlreiche wissenschaftlichen Studien weisen darauf hin, dass die gravierenden Auswirkungen von »Bedtime Procrastination« insbesondere auch bei Kindern, Jugendlichen, Studenten und jungen Erwachsenen mit langen, ungeregelten Bildschirmzeiten festzustellen sind (Übersicht in Rasch 2021, S. 45). Für die chronobiologisch ungünstige Verschiebung des Nachtschlafs nach hinten enthält die neue, ab 2022 gültige Internationale Klassifikation krankhafter Störungen (ICD-11) in Kapitel 7, »Schlaf-Wach-Störungen«, eine eigene diagnostische Kategorie: 7A60 Delayed sleep-wake phase disorder.

**Überwindung einer »Bedtime Procrastination« mittels posthypnotisch wirksamer Suggestion**

In einem Ausbildungsseminar für Studierende der Klinischen Psychologie ging es um Anbahnung erwünschter Verhaltungsänderungen mithilfe posthypnotisch wirksamer Suggestionen. Für die praktische Demonstration des hypnotherapeutischen Vorgehens stellte sich eine Studentin, Anna B., zur Verfügung, die bei sich selbst eine »Bedtime Procrastination«, auch »Netflix-Syndrom« genannt, diagnostiziert hatte. Diese Begriffe habe sie im Internet gefunden, und die passten genau zu ihrem Aufschiebeverhalten spätabends, wenn sie sich eigentlich zum Schlafen hinlegen sollte, um morgens ausgeschlafen zu sein.

Wohl um möglichst noch »etwas Interessantes, Unterhaltsames zu erleben, daddle ich mit meinem Handy rum, verliere mich in Videospielen oder schaue mir noch eine Netflix-Serie an, manchmal drei Folgen hintereinander«. Manchmal finde sie erst weit nach Mitternacht, um 2 oder 3 Uhr, in den Schlaf, müsse aber trotzdem morgens um kurz nach sieben aufstehen, um ihr Tagespensum zu erledigen. Mittlerweile merke sie die Folgen ihres Schlafmangels. Sie sei reizbarer geworden, kümmere sich tagsüber nicht mehr ausreichend um ihr Studium und leide unter »Fressattacken«.

Die Dozentin lässt sich zunächst die alternative Verhaltensweise schildern, die sich Anna B. eigentlich wünscht. Im gemeinsamen Austausch entsteht ein detailliertes »Drehbuch« für den neuen »Zubettgeh-Film«. Dieser geht los, wenn Annas Küchenuhr abends auf »halb zehn« zeigt. Dann legt Anna ihr Handy beiseite, fährt den Laptop runter, zelebriert ihre ganz persönlichen Zubettgeh-Rituale und liegt um halb elf im Bett. Zu den einzelnen Schritten, die Anna beschreibt, macht sich die Dozentin Notizen. Anschließend bittet sie Anna, ihren »Augen es zu überlassen, einen Punkt, ein Objekt zu finden, der gut zu dem neuen Film passt ... und lassen Sie die Augen in Ruhe auf diesen Punkt schauen, während Sie mit einem anderen Teil Ihrer Aufmerksamkeit der Frage nachgehen, woran Sie tagsüber merken werden, dass der neue Film wirklich funktioniert ...«.

Anhand plastischer Beispiele beginnt Anna B., von den positiven Auswirkungen eines rechtzeitigen Zubettgehens auf ihre Tagesgestaltung zu erzählen. Währenddessen erfolgt ein spontaner Augenschluss, und mit Unterstützung der Dozentin vertieft sich ihr Trancezustand. Anna wird gebeten, sich ihren neuen »Film« vor dem geistigen Auge anzuschauen, während die Dozentin mithilfe ihrer Notizen die einzelnen Handlungsschritte darlegt und ihren Startpunkt an den gewählten Auslösereiz koppelt.

Nach der Reorientierung wird Anna noch der Hinweis mit auf dem Weg gegeben, sich im Rahmen einer Selbsthypnose den neuen »Film« immer mal wieder anzuschauen.

Im obigen Fallbeispiel wird illustriert, wie mittels einer intensiven Imagination im Zustand tieferer Trance eine erwünschte alternative Handlungssequenz posthypnotisch angebahnt werden kann. Der Therapeut selbst muss dazu einen genauen »Film« vor Augen haben, um diesen Prozess zu begleiten und mit posthypnotisch wirksamen Suggestionen zu verflechten. Kern dieser Suggestionen ist die Betonung der Unwillkürlichkeit des Geschehens, sobald der gewählte Auslösereiz unmittelbar zu Beginn der veränderten Verhaltensweise erfolgt – in diesem Fall: die Küchenuhr zeigt auf »halb zehn«. Eine Formulierung dazu könnte sein: »Sobald die Zeiger der Küchenuhr auf halb zehn stehen, geschieht es wie von selbst ... vom intuitiven Wissen gesteuert ... legt Ihre rechte Hand völlig automatisch das Handy beiseite ...«

Für den Erfolg dieser Intervention ist eine hohe Kongruenz der alternativen Verhaltensweise mit übergeordneten Wünschen und Zielen des Patienten erforderlich. Von daher bietet es sich an, zwecks Wirksamkeitsverstärkung die Tranceinduktion mit dem Erleben des Ziel- bzw. Wunschzustands zu verbinden: »Woran werden Sie tagsüber merken, dass Sie den Abend so gestaltet, wie Sie sich das wünschen ...?«

In seiner bahnbrechenden, 1954 erschienenen Publikation *Pseudo-orientation in time* hat Milton Erickson die Grundlagen und Wirksamkeitsfaktoren wunsch- bzw. zielerfüllender Imaginationen anhand von fünf Fallbeispielen beschrieben. In allen fünf Fallbeispielen arbeitet er mit tiefen Trancezuständen. Erickson betont, dass ein vertiefter Trancezustand vor allem auch dazu dient, Verändertes, Neues, Ungewohntes vor der kognitiv-rationalen Zerlegung zu schützen. Eine fundierte klinische Erfahrung zeigt tatsächlich, dass tiefere Trancezustände die Wahrscheinlichkeit, dass eine neue, das bisherige Verhaltensmuster hinter sich lassende Verhaltensweise sich etabliert, deutlich erhöhen.

Regelmäßige Selbsthypnose mit wiederholter Imagination der erwünschten Verhaltenssequenz ist eine weitere wichtige Möglichkeit, die Erfolgsrate posthypnotisch angebahnter Verhaltensalternativen zu erhöhen.

**Übersicht: Vorgehen einer Behandlung von Aufschiebeverhalten beim Zubettgehen (»Bedtime Procrastination«) mithilfe posthypnotisch wirksamer Suggestionen**

- sorgfältiges Vorgespräch mit dem Ziel, eine alternative Handlungssequenz in all ihren Einzelheiten wie in einem Filmdrehbuch zu beschreiben
- besonders wichtig dabei: die Verknüpfung des erwünschten neuen Handlungsablaufs mit einem konkreten Auslösereiz/Handlungsstimulus unmittelbar am Beginn des »neuen Films«

- Tranceinduktion über eine Augenfixation in Verbindung mit der Frage, »woran Sie tagsüber merken werden, dass der neue Film wirklich funktioniert«
- nach Augenschluss Trancevertiefung und Visualisierung der erwünschten neuen Verhaltensweise
- posthypnotische Suggestion: ... beim Auftauchen des Auslösereizes/ Handlungsstimulus läuft die neue Handlungssequenz wie von selbst, automatisch, von innen her ab
- nach der Reorientierung Hinweis für den Patienten, wie er durch Selbsthypnose mit wiederholtem Imaginationstraining die Wirksamkeit der Intervention steigern kann.

### 8.2.1 Anregungen für eine schlaffreundliche Abendgestaltung

Wir werden über innere Bilder in den Schlaf getragen (siehe auch Abschn. 3.3). Von daher liegt – zumindest, falls Schlafprobleme bestehen – die Frage nahe, welchen digitalen Bildern bzw. Inhalten wir uns direkt vor dem Zubettgehen besser nicht mehr aussetzen sollten: Bildern von brutaler Gewalt, von Unglück, Leid, Ohnmacht, Ungerechtigkeit, Verzweiflung, die dann möglicherweise mit ins Bett genommen werden und uns beim Einschlafen begleiten. Die Frage ist, wem oder was wir unsere Aufmerksamkeit, unsere gedankliche Hinwendung schenken wollen, um zu einer schlafförderlichen Gestimmtheit zu finden.

Eines der therapeutischen Grundprinzipien bei Milton Erickson lautete: Nimm dem Patienten nichts weg, ohne ihm etwas anderes dafür anzubieten. Viele Patienten kommen von selbst mit der Frage, was sie denn statt fernsehen (oder am Computer sitzen oder sich mit dem Handy beschäftigen) in den Abendstunden machen können. Die Alternativen müssen vom Therapeuten konkret angesprochen werden. Zunächst in eher offener Form: »Wenn abends ein Stromausfall wäre, was würden Sie denn dann machen?« (Diese Form der Frage zieht allerdings nicht bei Handy- oder Laptop-Nutzern!) Eine andere denkanstoßende Frage könnte sein: »Was brauchen Kinder abends, damit sie gut schlafen?« Oder auch: »Seit wann gibt es eigentlich Bildschirme? Was haben Menschen vor dieser Zeit abends gemacht?«

Nachfolgend zusammengestellt eine Auswahl der Ideen, die von Patienten für eine schlaffreundliche Abendgestaltung genannt wurden:

a) **schlaffreundliche Aktivitäten am Abend, zu zweit oder mit mehreren zusammen:**
   - Skat, Doppelkopf, Mühle, Halma, Schach, Tantrix u. a spielen
   - gemeinsamer Abendspaziergang
   - zusammen mit dem Hund rausgehen
   - tanzen
   - sich etwas vorlesen
   - in die Badewanne gehen
   - Musik machen, singen
   - gemeinsam Musik, Radio, Podcasts oder Hörbücher hören
   - sich massieren, mit Massageöl einreiben
   - sich die Haare schneiden
   - sich etwas erzählen
   - in die Sauna gehen
   - gemeinsam einen schlaffördernden Kräutertee (Melisse, Lavendel, Orangenblüten, Fenchel, Baldrian, Hagebutte) zubereiten und trinken.

b) **schlaffreundliche Aktivitäten am Abend, allein:**
   - Yoga machen, meditieren
   - Radio, Podcasts, Hörbücher hören
   - singen, Musik spielen, Musik hören
   - basteln, Modellbau
   - Fotos sortieren oder in Alben kleben
   - stricken, häkeln, spinnen
   - zum Nachbarn gehen
   - rumstöbern, irgendwas wiederfinden
   - Dinge in alten Schubladen aus- oder einsortieren
   - Abendspaziergang, mit dem Hund Gassi gehen
   - Zeitungen, Zeitschriften, Bücher lesen
   - Kreuzworträtsel, Sudoku lösen
   - eine Freundin, einen Freund anrufen
   - kneippsches Fußbad nehmen
   - Füße mit Fußbalsam einreiben
   - einen schlaffördernden Kräutertee (Melisse, Lavendel, Orangenblüten, Fenchel, Baldrian, Hagebutte) zubereiten und trinken.

Zwei Stunden arbeitsfreie Zone vor dem Zubettgehen – das bedeutet eine Umstellung vor allem für Schüler, Studenten, Freiberufler,

Bücherschreiber, Lehrer und viele weitere Heimarbeiter. Dabei ist die Angewohnheit, später abends noch Arbeiten zu erledigen, zunehmend damit verknüpft, vor bzw. neben einem Computerbildschirm zu sitzen. So können nebenbei auch noch E-Mails und Meldungen aus den sogenannten sozialen Netzwerken abgearbeitet werden. Wenn der Schlaf störanfälliger geworden ist, aus welchen Gründen auch immer (Prüfungsstress, Abgabedruck, persönliche Probleme etc.), wird gerade diese Form der Abendgestaltung zu einem gravierenden zusätzlichen Hindernis für erholsamen Schlaf.

Die letzten zwei Stunden vorm Schlafengehen sind keine optimale Zeit dafür, Probleme zu lösen. Weder allein, zu zweit oder mit noch mehr Teilnehmern einer Konfliktkonferenz. Wenn Streitgespräche, Krisensitzungen, Problemtelefonate warten konnten bis zum späten Abend, dann wird es auch nicht schaden, sie zu vertagen. Auf eine Zeit tagsüber, in der sie besser aufgehoben sind.

# 9 Wo der Schlaf sein Zuhause hat

## 9.1 »Ordeals«

Wer in den Fallgeschichten nachstöbert, die von Milton Erickson überliefert sind, findet nicht viel zum Thema Schlafstörungen. Einerseits verwunderlich, denn Hypnose und Schlaf sind eng miteinander verwoben. Und bei wissenschaftlichen Wirksamkeitsstudien über die psychotherapeutische Behandlung von Schlafstörungen schneiden Hypnoseverfahren besonders gut ab. Andererseits ist zu vermuten, dass Schlafstörungen in den 1950er- und 1960er-Jahren, also zu der großen Wirkzeit Ericksons, noch nicht die Bedeutung und Häufigkeit hatten, die sie heutzutage einnehmen.

**Bohnerwachs als Schlafmittel**

Explizit zum Thema »Schlafstörungen« finden sich bei Erickson nur einige wenige Fallgeschichten bzw. Fallbeispiele. Die bekannteste handelt von einem älteren peniblen Herrn, welcher unter Schlafstörungen litt. Dieser Mann war stolz darauf, seinen Haushalt ohne Inanspruchnahme von Hilfe selbst in Ordnung zu halten. Er hasste es jedoch, die Holzfußböden seines Hauses zu wachsen.

Erickson eröffnete ihm, dass es eine offenkundige Lösung für seine Schlaflosigkeit gebe, die ihm aber vielleicht nicht zusagen werde. Daraufhin versicherte der Patient, dass er bereit sei, alles zu tun, um wieder schlafen zu können. Dennoch fuhr Erickson zunächst damit fort, Bedenken zu äußern, während der Patient seine Entschlossenheit mit einer Reihe von Beispielen untermauerte. Auf diese Weise vergewisserte sich Erickson der tiefer gehenden Bereitschaft des Mannes, auch unangenehme Dinge zu tun, um noch unangenehmere Dinge zu vermeiden.

Schließlich wurde ihm gesagt, dass er aufstehen und die Böden wachsen müsse, wenn er 15 Minuten nach dem Zubettgehen noch nicht eingeschlafen sei. Erst wenn er dann das Gefühl habe, wirklich müde zu sein und einschlafen zu können, dürfe er sich wieder hinlegen. Falls er nach weiteren 15 Minuten immer noch nicht schlafe, müsse er wieder aufstehen und diese Prozedur so lange wiederholen, bis er eingeschlafen sei. Wochen später berichtete der alte Herr, dass er zu Hause sehr gepflegte Fußböden habe und ausgezeichnet schlafen könne (Erickson u. Rossi 1999, S. 68).

Diese Fallgeschichte ist ein typisches Beispiel dafür, wie Erickson Ordeals (*ordeal* = »harte Probe, Tortur, Quälerei«) einsetzte. Er ordnete Verhaltensmaßnahmen an, die von Patienten einiges abverlangten, weil sie diese Aktivitäten eher unangenehm fanden und sich ihnen zudem zumindest anfangs nicht ihre therapeutische Sinnhaftigkeit erschloss. Milton Erickson setzte Ordeals z. B. auch in der Rauchertherapie ein in Form von Symptomverschreibungen oder durch Setzen einer alternativen Zwangshandlung (Gerl u. Freund 2009).

## 9.2 Langes Wachliegen im Bett und die Alternativmaßnahmen

In der obigen Geschichte wird das aversiv erlebte Wachliegen aus dem Schlafzimmer verbannt und ersetzt durch das ebenfalls aversiv besetzte Bohnern von Fußböden. Während jedoch grüblerisches Wachliegen im Bett nur Frustration und Ärger hinterlässt, ist die Alternativmaßnahme immerhin mit einem unmittelbar eintretenden positiven Endergebnis verbunden. Mit der »Bohnerwachs-Verschreibung« nimmt Erickson eine Verhaltensmaßregel vorweg, die 20 Jahre später von verhaltenstherapeutischer Seite als Stimuluskontrolltherapie bei Insomnien konzipiert wurde (Bootzin et al. 1991). Dahinter steht die Annahme, dass für viele Insomniepatienten das Bett einen Wachreiz darstellt und seine Qualität als Stimulus für erholsamen Nachtschlaf verloren hat. Ziel der Stimuluskontrolle ist somit, diese Fehlkonditionierung rückgängig zu machen. Bett und Schlafzimmer sollen nur dem nächtlichen Schlafen (wobei auch das Miteinanderschlafen inbegriffen ist) dienen, nicht dem Fernsehen, Laptop, Handy, Essen, Nachdenken, Grübeln, Arbeiten, morgendlichen Nachschlafen etc.

Zentraler Bestandteil der Stimuluskontrolle ist die Vermeidung längerer Wachzeiten im Bett. Bootzin (ebd.) empfiehlt, nach zirka zehn Minuten Wachliegezeit das Bett wieder zu verlassen, bei älteren Patienten über 60 Jahren nach zirka 20 Minuten, und einer angenehmen Tätigkeit nachzugehen, z. B. im Wohnzimmer zu lesen oder Musik zu hören. Erst bei starker Müdigkeit soll wieder ins Bett zurückgegangen werden. Prinzipiell soll auch abends erst bei ausgeprägter Müdigkeit ins Bett gegangen werden. Eine weitere wichtige Regel der Stimuluskontrolle besteht darin, morgens regelmäßig um die gleiche Zeit aufzustehen, unabhängig von der Dauer des Nachtschlafs.

Vielen Insomniepatienten fällt es ausgesprochen schwer, diese Verhaltensmaßregeln durchzuhalten, da der Erfolg meistens längere Zeit auf sich warten lässt und die Tagesmüdigkeit der Betroffenen anfangs häufig sogar noch stärker wird. Von daher ist es wichtig, sich die individuellen Gegebenheiten genauer anzuschauen. Wenn der Patient über eine ausgeprägte Grübelneigung im Bett berichtet, besteht die hypnotherapeutische Strategie zunächst darin, dieses Symptom in den Therapieraum – und damit aus dem Bett weg – zu holen und für eine Trancearbeit zu nutzen (Einzelheiten in Kap. 10).

Eine alternative Herangehensweise bietet sich an, falls der Patient in typischer Weise schildert, wie sein Bett ihn reflexartig in einen Wachzustand versetzt. Charakteristisch für dieses »Weckstimulus«-Phänomen sind Aussagen wie diese: »Bevor ich ins Bett gehe, bin ich hundemüde. Wenn ich dann im Bett liege, bin ich wieder hellwach.« Daran lässt sich anknüpfen mit einer Hypnoseintervention, bei der aus einer Distanz heraus das Symptom genauer betrachtet und dann in eine zielprojektive Zukunft geschaut wird. Einzelheiten dieser Intervention sind im nachfolgenden Abschnitt 9.3 beschrieben. Das dort dargestellte Fallbeispiel zeigt in krasser Weise, wie dem Schlaf des Patienten sein Zuhause abhandengekommen ist.

## 9.3 Wenn dem Schlafzimmer ein Weckreiz innewohnt

Nicht selten offenbart sich unter Hypnose ein bisher im Unterbewussten verbliebener »Weckreiz« des Schlafzimmers, der dem bewussten Wissen des Patienten noch nicht zugänglich ist. Beispielsweise, wenn es sich um ein gemeinsames Schlafzimmer handelt und der Weckreiz vom Partner bzw. von einem ungelösten Partnerschaftskonflikt ausgeht. Der Insomniepatient steckt dann im Symptom fest und zahlt es als Preis für seine Konfliktvermeidungsstrategie.

**Wachbleiben bei einer Konfliktvermeidungsstrategie**

Eva B., 54 Jahre alt, ist schon seit längerer Zeit mit der Situation in ihrer Ehe unzufrieden. Die Zeit abends verbringt ihr Ehemann vor dem Fernseher. Sie selbst findet Fernsehen eigentlich langweilig, bleibt aber »ihm zuliebe« im Wohnzimmer sitzen. Außerdem trinkt ihr Mann ihrer Meinung nach abends zu viel Bier. Im Bett wird Eva B. vom lauten Schnarchen des Ehemannes und anschließenden längeren Atempausen wachgehalten. Vom Schnarchen ist sie genervt, angstvoll verfolgt sie die langen Atempausen dazwischen.

Den Rat einer Freundin, für sich einen Schlafplatz in einem anderen Zimmer einzurichten, quittierte sie mit den Worten: »Wenn wir nicht mehr in einem Bett schlafen, ist das der Anfang vom Ende unserer Ehe.« Sie war blockiert von dem Glaubenssatz: »Entweder ich ertrage das Symptom, oder meine Ehe zerbricht.« Das Zerbrechen ihrer Ehe aber stellte Eva sich als Katastrophe vor, da sie glaubte, ohne ihren Mann nicht leben zu können. Ohne ihren Mann zu leben wäre schlimmer als die Schlafstörungen.

Der Patientin wurde vorgeschlagen, einerseits ihr Problem, andererseits ihre für seine Lösung bereitstehenden inneren Ressourcen unter Hypnose genauer zu betrachten. Angewandt wurde die Technik einer Problem- und Ressourcenexploration mithilfe einer beidseitigen Armkatalepsie. Eine genaue Beschreibung des Vorgehens findet sich in Abschnitt 10.7.

Wichtig ist im hier vorliegenden Fall, das Problem nicht als Entweder-oder-Dilemma zu formulieren. In der Trancearbeit wurde es hypnotherapeutisch so formuliert, dass zwar von den situativen Bedingungen der Schlafprobleme gesprochen wurde, aber auch von dem Wunsch der Patientin, »etwas unabhängiger von ihrem Mann zu werden, vielleicht, weil sie tiefer in sich ahnt, dass etwas mehr Unabhängigkeit ihrer Ehe guttäte«.

Bei der Exploration der Ressourcenseite zeigte sich, dass Eva B. »eigentlich ein unternehmenslustiger, kontaktfreudiger Mensch« ist. Die Patientin begann, »etwas mehr« Unabhängigkeit auszuprobieren. So verabredete sie sich beispielsweise mit Freundinnen, mit denen sie jetzt öfter abends etwas unternahm. Es dauerte etwas länger, aber schließlich wurden auch von ihrem Mann »die Zeichen der Zeit erkannt«.

Vor dieser Entwicklung gab es noch einen Übergangsschritt. Der Hypnotherapeut hatte zu einer scheinbar streng verhaltenstherapeutischen Maßnahme gegriffen. Er hatte die Prinzipien der Stimuluskontrolle erläutert und der Patientin aufgetragen, nach zirka 20 Minuten Wachliegen das Schlafzimmer zu verlassen und sich mit irgendetwas halbwegs Angenehmem zu beschäftigen. Wenn sie so müde sei, dass sie den Eindruck habe, sie könne ihre Augen kaum offen halten, »dürfe« sie sich aufs Sofa legen, um ein wenig zu dösen. Eva B. schlief in den folgenden Nächten mehrmals nach wenigen Minuten auf dem Sofa ein und wachte erst nach mehreren Stunden erholsamen Schlafs wieder auf. Ihr diese Erfahrung zu ermöglichen war genau der hypnotherapeutische Hintergedanke à la Erickson.

An dieser Stelle bleibt schlussendlich darauf hinzuweisen, dass sich für stärker aversionserregende Ordeals wie z. B. nächtliches Putzen der Wohnung, Kühlschranksaubermachen, Autowaschen, Schreibtischschubladenaufräumen – alles Bespiele für postsuggestive Aufträge, die Erickson tatsächlich erteilt haben soll (Alman u. Lambrou 2010, S. 346) – keine aktuellen Erfolgsberichte in der Behandlung von Schlafstörungen finden. Eine therapeutische Anweisung zu Verhaltensmaßnahmen, welche dem Patienten klar widerstreben, sollte somit allenfalls Einzelfällen vorbehalten bleiben.

# Teil III: Unterbewusst schlummerndes Störungswissen nutzen

# 10 Kognitives Hyperarousal – Zur »Trance«-Formation des Grübelns

Menschen mit länger andauernden Schlafstörungen leiden unter einem erhöhten psychophysischen Erregungsniveau. Diese Übererregung wird in der Schlafmedizin als »Hyperarousal« bezeichnet. Hyperarousal macht sich auf kognitiver, emotionaler, vegetativer und motorischer Ebene bemerkbar (siehe auch Abschn. 2.6). Kognitives Hyperarousal äußert sich in vermehrter ungewollter Denktätigkeit des Gehirns. Grübeln im Bett – zum einen abends beim Versuch einzuschlafen, zum anderen nachts nach ungewolltem Aufwachen beim Versuch, wieder einzuschlafen – stellt die Haupterscheinungsform des kognitiven Hyperarousal dar. Fast jeder Mensch kennt dieses Phänomen. Bei Schlafstörungen zählt es zu den pathogenetischen Hauptfaktoren, die zu einer Chronifizierung führen können.

## 10.1 Die Phänomenologie des Grübelns und ihre therapeutische Nutzung

Tagsüber funktioniert das menschliche Gehirn als nahezu unermüdliche Gedankenfabrik. Unablässig werden wichtige und unwichtige, banale und kreative, ernste oder lustige Gedanken produziert. Kognitives Hyperarousal bezeichnet eine besonders fleißige, aber leider meistens unergiebige Arbeitsweise dieser *mind machine.* Ungefragt legt das Hirn eine Sonderschicht ein, gerne als mentale Spätschicht beim Versuch einzuschlafen oder auch als Nachtschicht, in der letztlich nur Durchschlafprobleme fabriziert werden.

Was als Grübeln, Nicht-abschalten-Können oder Gedankenkreisen erlebt wird, ist der kognitive Ausdruck eines erhöhten psychophysischen Aktivierungsniveaus. Befinden wir uns in einem normal wachen, ausgeglichenen psychophysischen Aktivierungszustand, lässt sich, falls wir uns darauf etwas bewusster konzentrieren, ein fortdauerndes mentales Hintergrundrauschen vernehmen. Steigt das kognitive Erregungsniveau, wird aus dem leisen Rauschen ein lautes, nicht abstellbares Gedankengeschnatter. In der Schlafmedizin hat sich für das mentale Phänomen des Grübelns der Begriff »kognitives Hyperarousal« durchgesetzt. Fast jeder kennt diese in aller Regel ungewollte und unangenehme Form des Nachdenkens. Eine schlaflose Nacht reicht dafür, sein Gehirn von dieser nicht ganz so sympathischen Seite kennenzulernen. Grübeln kann am Anfang einer länger dauernden Schlafstörung stehen und im Rückblick wie ihr ursprünglicher Auslöser erscheinen. Oder es tritt erst im Verlauf einer Reihe von schlaflosen Nächten auf. Im zirkulären Erklärungsmodell der »primären Insomnie« wird es als einer der Hauptfaktoren für die Aufrechterhaltung und Chronifizierung von Schlafstörungen angesehen (Backhaus u. Riemann 1999, S. 17).

Häufig helfen Techniken der Selbstentspannung, vom Grübeln wegzukommen. Sie tragen zu einer Absenkung des psychophysiologischen Erregungsniveaus bei. Zugleich lernt der Patient, sich vom Grübelfokus zu lösen und seinen Binnenfokus auf erwünschte, entspannungsfördernde Gedanken zu lenken. Bei der Behandlung länger bestehender Schlafstörungen allerdings reichen Techniken der Selbstentspannung meistens nicht dafür aus, längeres Grübeln nachhaltig zu verringern. Vor allem in der Anfangsphase einer Insomniebehandlung ist das Risiko diesbezüglich frustrierender Selbstentspannungsbemühungen hoch. Es kann sogar zu einer Verstärkung von Gefühlen der Hilflosigkeit, Ohnmacht und Verzweiflung kommen, von denen ausgeprägte Grübelzustände begleitet werden.

Zudem gibt es Formen von Schlafstörungen, in denen ein länger schwelender, häufig bisher unausgesprochener Konflikt des Patienten einen wesentlichen Faktor darstellt, welcher die Symptomatik aufrechterhält. Fast immer spiegelt sich dieser Konflikt in den Grübelinhalten wider, sei es in offener, direkter Weise oder sei es in verschlüsselter Form. Ursächliche Zusammenhänge dieser Art könnten mit ein Grund dafür sein, dass sich die übliche »Grübelstopp«-Technik verhaltenstherapeutischer Programme als wenig wirksam erweist. Kaum Beachtung wird dem Phänomen des Grübelns vonseiten der neurobiologisch ausgerichteten Schlafmedizin geschenkt. In der 1.331 Seiten starken *Enzyklopädie der Schlafmedizin*, in welcher der aktuelle Wissensstand der Neurobiologie zum Thema »Schlaf« zusammengetragen wurde (Peter, Penzel u. Peter 2007), tauchen im Verzeichnis der ausführlicher abgehandelten Hauptstichworte Begriffe wie »Bruxismus« oder »Insomnie bei Nahrungsmittelallergie« auf. Das schlichte Wort »Grübeln« sucht man vergebens, selbst »kognitives Hyperarousal« fehlt. Die Arbeit mit Phänomenen und Inhalten des Grübelns gehört zu den Domänen der Psychotherapie von Schlafstörungen.

Der in diesem Kapitel vorgestellte Behandlungsansatz greift Grübelphänomene und -inhalte auf, um sie therapeutisch zu nutzen. Auf diese Art ein Symptom zu utilisieren kann auch als »Pacing« aufgefasst werden. Hypnotherapeutisches Pacing holt den Patienten bei dem ab, was gerade da ist und er daher schon gut kennt. Der Patient wird in der Therapiesitzung gebeten, aktiv zu grübeln. Dabei dient der Grübelmodus als einfach zu handhabende Tranceinduktion. Die Grübelinhalte bzw. die sie begleitenden Phänomene werden als Quelle von Selbsterkenntnis und Veränderungsprozessen utilisiert. Auf diese Weise vollzieht sich im aktiven und kommunikativ eingesetzten Grübeln ein umfassendes Reframing des Schlüsselsymptoms chronifizierter Schlafstörungen.

Um eine gewisse Kontrolle über unseren Gedankenstrom zu haben und ihn gegebenenfalls in eine gewünschte Richtung lenken zu können, benötigen wir die Fähigkeit, eigenen Gedanken bzw. Inhalte dieser Gedanken bewusst von einer inneren Beobachterinstanz aus wahrnehmen und gegebenenfalls auch verbalisiert wiedergeben können. Es ist keinesfalls immer vorauszusetzen, dass Patienten über diese Fähigkeit im ausreichenden Maß verfügen, gerade auch in den Situationen, in denen sie grübeln. Gemäß klinischen Erfahrungen die bewusste Wahrnehmung von Grübelgedanken insbesondere bei solchen Patienten eingeschränkt, die unter einer schon länger bestehenden, chronifizierten Insomnie leiden. In solchen Fällen antworten betroffene Patienten auf die Frage, welche Gedanken ihnen durch den Kopf gehen, wenn sie abends länger wach im Bett liegen, häufig mit: »Ich denke an gar nichts« oder »Ich denke an nichts Besonderes, ich kann einfach nicht einschlafen«.

In solchen Fällen kann es hilfreich sein, die Fähigkeit, eigene Gedanken »lesen« und aussprechen zu können, zu fördern, also die »metakognitive Kompetenz« des Patienten zu trainieren. So können therapeutisch induzierte Trancezustände dafür genutzt werden, eine innere Instanz zu etablieren, die sich darauf »spezialisiert«, den Gedankenstrom wahrzunehmen und die Gedankeninhalte – auf die Frage des Therapeuten: *»Welche Gedanken ziehen gerade vor ihrem geistigen Auge vorbei?«* – zu benennen. Aber auch im Alltag gibt es häufig typische Situationen, in denen Menschen ihren Gedankenstrom bewusst wahrnehmen können. Beispiele dafür sind längere Autofahrten, abdriftende Gedanken während einer monotonen Tätigkeit bzw. in langweiligen Besprechungsrunden, beim Spazierengehen oder Joggen, beim Radfahren, beim Schwimmen oder beim Duschen.

## 10.2 Über die Lust des Gehirns, Probleme zu lösen

Erfahrungsgemäß reagieren Patienten mit Grübelneigung besonders aufgeschlossen, wenn dieses Thema vom Therapeuten aufgegriffen wird. In Gruppentherapien mit Schlafpatienten werden damit meistens lebhafte Diskussionen ausgelöst. Jeder kann mitreden beim Thema »Grübeln«. Als Einstieg bietet sich an, zunächst eine These über die Lieblingsbeschäftigung menschlicher Gehirnzellen in den Raum zu stellen. Die These lautet: Das Gehirn des Menschen macht nichts lieber, als Probleme zu lösen.

Um diese These zu untermauern und um einen mehr spielerischen, kreativen Gedankenaustausch anzuregen, kann man einige alltagstaugliche Beispiele mit unmittelbarem Evidenzcharakter nennen. Zum Beispiel wie ein Kind sich freut, wenn es beim Bilderpuzzeln ein passendes Puzzleteil gefunden hat. Warum es in fast jeder Zeitung ein Kreuzworträtsel gibt. Was der Grund dafür ist, dass selbst schlicht gestrickte Quizsendungen im Fernsehen ein Millionenpublikum finden. Oder wie sich die Beliebtheit von Sudoku erklärt.

Wenn Sie auf diese Weise die Diskussion in Gang setzen, betreiben Sie quasi nebenbei hypnotherapeutisches Seeding. Gesät werden Ideen zur aktiveren Freizeitgestaltung, die Lust auf geistige Beschäftigung wird (wieder)geweckt. Und ein problemlastiges Thema wird utilisiert, indem es zur Anregung eines interessanten und zugleich entspannenden Gedankenaustauschs dient.

Sind genug Beispiele für spaßbereitendes, problemlösendes Nachdenken gefunden, kann das Augenmerk auf eine kontrastierende Form von Denktätigkeit gerichtet werden. Dies geschieht am besten, indem man überlegt, wie das Gehirn zum Grübeln gebracht werden kann. Hier einige der am meisten genannten Empfehlungen: Grübeln geht nur allein, wenn man seine Ruhe hat. Dabei sollte man sich nicht unnötig anstrengen, denn wir grübeln unwillkürlich, ohne aktives Zutun. Besondere Alltagserlebnisse sind für sich zu behalten und das »Nach«denken darüber fürs Insbettgehen aufzusparen. In vertikaler Körperhaltung, also in der Regel tagsüber, Probleme möglichst ignorieren, erst in der Horizontallage, z. B. abends im Bett, mit dem Nachdenken beginnen. Damit man eine optimale Konditionierung erreicht, ist regelmäßiges Grübeln immer am gleichen Ort erforderlich. Gedanken ziellos im Kreis laufen lassen. Nur denken, nichts aufschreiben oder erst gar nicht mit jemandem darüber reden. Immer wieder über das gleiche Thema nachdenken. Wenn ein Gedanke gerade zu Ende gedacht wurde, wieder von vorne anfangen; usf.

Auf diese Art kann ein fruchtbares Feld für die weitere Arbeit mit konkreten Grübelveränderungsstrategien bereitet werden. Das Vorgehen im einzeltherapeutischen Setting hebt sich naturgemäß davon ab. Ein zunächst allgemeinerer Gedankenaustausch, wie oben skizziert, ist in den meisten Fällen unnötig. Im Vieraugenkontakt bietet es sich an, ohne längere Umschweife ganz konkret bei passender Gelegenheit auf Grübelgewohnheiten und Grübelinhalte des Patienten einzugehen.

## 10.3 Monothematisches Grübeln als Ausgangspunkt für eine Imagination

Ergibt sich also im therapeutischen Einzelkontakt eine passende Gelegenheit, kann der Patient eingeladen werden, eine möglichst grübelfördernde Haltung einzunehmen, sich z. B. auf dem Therapiesessel zurückzulehnen, seine Augen zu schließen, Arme und Beine wie beim Einschlafen schwer werden zu lassen. Er wird gebeten, damit zu beginnen, seine typischen Grübelgedanken auftauchen zu lassen und auszusprechen. Wenn es dann nur so aus ihm heraussprudelt, ist allein dadurch therapeutisch schon viel gewonnen. Was haben wir gemacht? Wenn bei Patienten mit Schlafstörungen, die unter Grübelneigung leiden, genau dieses Grübeln in den Fokus gestellt wird, handelt es sich um ein exzellentes Pacing. Und in dem Moment, in dem er beginnt, von seinen Grübelgedanken zu erzählen, vollzieht sich eine entscheidende Musterunterbrechung. Vergegenwärtigen wir uns die wesentlichen Merkmale grübelnder Denktätigkeit. Sie erfolgt passiv im inneren Monolog und meistens in der horizontalen Körperhaltung, wenn der Grübler mit sich allein ist. Indem wir das Symptom quasi verschreiben und in den therapeutischen Raum holen, verliert es schlagartig seinen lähmenden Charakter. Es mutiert möglicherweise sogar zu einem therapeutischen Schatzkästlein, angefüllt mit wichtigen Informationen, Assoziationen, Metaphern, interessanten somatopsychischen Reaktionen etc.

Zugegeben, so einfach geht in den meisten Fällen die hypnotherapeutische Utilisation eines Schlüsselsymptoms der Schlaflosigkeit nicht vonstatten. Grübeln kann extrem monothematisch sein und sich zum Beispiel konsequent auf einen einzigen Gedanken konzentrieren.

Die Kunst des Hypnotherapeuten besteht dann darin, diesen einen Gedanken, der wie eine komprimierte Computerdatei vieles andere in hochgradig verdichteter Form enthält, zu entkomprimieren, wie das nachfolgende Beispiel zeigt.

**Wie monothematisches Grübeln über eine Imagination aufgelöst wird**

Frau M., 48 Jahre alt und in leitender, dann zunehmend leidender Position bei einem großen Versicherungskonzern tätig, wachte häufiger nachts mit Schmerzen im Unterleib auf und begann zu grübeln. Sie grübelte über ihre Arbeitssituation. Darüber ärgerte sie sich besonders, wie sie gleich zu Anfang unserer Grübelstunde mitteilte. Sie ärgerte sich darüber, dass sich jetzt die Probleme in ihrer Abteilung auch noch zu Hause ausbreiteten, wo sie sich bisher immer sicher und geschützt vor den Querelen aus der Firma gefühlt hatte. Mag sein, dass zu der Zeit ein großer Film über den Trojanischen Krieg im Kino lief, jedenfalls tauchte bei mir ein Bild von den Trojanern auf, wie sie sich nach dem tagtäglichen Kampf vor den Toren der Stadt abends zurückzogen hinter die riesigen Stadtmauern. Diese Assoziation ließ ich eher beiläufig einfließen (in der Hoffnung, im Sinne eines Seeding den inneren Raum der Patientin für Visualisierungen zu öffnen), dann bat ich Frau M., »sich in eine grübelfördernde Haltung zu begeben«, um ihren »Grübelgedanken freien Lauf zu lassen«.

So spartanisch wie der Lebensstil, den die Patientin trotz eines lukrativen Gehalts pflegte, fiel auch ihr Grübeln aus. Es beschränkte sich auf diesen einen Satz: »Ich schaffe das nicht!« Ich wiederholte diesen Satz mehrmals, dabei die Betonung variierend, indem mal stärker das »ich« oder das »schaffe«, weniger das »nicht« hervorgehoben wurde. Zwischendurch bat ich Frau M., die ihre Augen noch geöffnet hielt, die Augen zu schließen, damit sie »die Grübelgedanken noch genauer untersuchen« könne, und dann solle sie »noch etwas konzentrierter hinschauen auf das, was da vor Ihrem inneren Auge auftaucht«.

Frau M. imaginierte eine große Mauer, unüberwindlich, mit einem riesigen Steinblock mittendrin: »Ich sehe die Mauer ganz nah, direkt vor mir.« In dieser Situation einer imaginativen Arbeit ist Leading durch den Therapeuten gefragt, und fast immer wird er den Patienten anregen, zu dem innerlich Gesehenen etwas auf räumlichen Abstand zu gehen, sich »das entstandene Bild aus größerer Entfernung anzuschauen. So wird Übersicht gewonnen«, und der innere Erlebensraum des Patienten wird erweitert. Nun können aus dem neu geschaffenen Abstand heraus »Details betrachtet werden, einzelne Steine zum Beispiel, ihre Größe, Farbe, Beschaffenheit und wie sie möglicherweise beschriftet sind«. Frau M. entdeckte auf diese Weise zahlreiche Hinweise für eine Bewältigung der vor ihr liegenden Aufgaben.

Allerdings war vorher noch etwas anderes passiert, etwas, das den inneren Weg freigeräumt hatte für eine neue, kreative Sicht der Dinge. Der bereits erwähnte riesige Steinblock hatte sich zunächst jeder genaueren Betrachtung entzogen und hatte allein durch seine erdrückende schiere Größe gewirkt. Frau M. wurde gebeten, diesen Steinblock auf sich wirken zu lassen, »in sich hineinzuspüren, was dieser gewaltige Stein in Ihrem Körper, in Ihren Empfindungen, in Ihren Gedanken bewirkt«. Die innere Verbindung zu den Bauchschmerzen, mit der die Patientin nachts aufwachte, stellte sich ein in Form von heftigen Wutgefühlen demjenigen Hauptabteilungsleiter gegenüber, der ihr eine unlösbar erscheinende Aufgabe eingebrockt hatte.

Im dargestellten Fall wird durch vorbereitendes Seeding (die Stadtmauer von Troja) eine Visualisierung induziert. Der ursprüngliche Grübelgedanke wandelt sich in eine intensive Imagination, welche den inneren Erlebensraum maßgeblich erweitert und den emotionalen Zugang zu einem begleitenden psychosomatischen Symptom ermöglicht. Die Vorgehensweise des Hypnotherapeuten entwickelt sich aus der individuellen therapeutischen Situation, sie ist somit ausgesprochen prozessorientiert und verfolgt kein konkretes Ergebnis. Ganz allgemein gesprochen, besteht das übergeordnete Ziel darin, ein ursprünglich sich dysfunktional auswirkendes kognitives Muster zu utilisieren in Richtung eines tieferen »Selbstverständnisses«. Grübelmodus und Grübelinhalte wandeln sich zu einem ich-stärkenden Erleben.

## 10.4 Aufgreifen ideomotorischer Reaktionen beim aktiven Grübeln

Statt mit dem Patienten über die Ursachen einer Störung zu grübeln, heißt der Hypnotherapeut das störende Symptom selbst in seinem therapeutischen Raum willkommen. Bei der Arbeit am Symptom kommt es genau auf diese Kontextveränderung an. Sie führt beim Grübeln dazu, dass aus einem belastenden inneren Monolog ein entlastender, kreativer Dialog wird. Mit der Aufmerksamkeitsfokussierung auf die Inhalte monologisch kreisender Gedanken wird ein tranceartiger Zustand induziert. Die Problemtrance transformiert zur therapeutischen

Trance (Gilligan 1998), in welcher beide – Patient und Therapeut – in eine besondere, hypnotische Form der Kommunikation eintauchen.

Beim Mitgehen in den gemeinsamen Tranceraum nimmt der Therapeut eigene innere Bilder wahr, die bei ihm durch das Erzählen des Patienten angeregt werden. Gleichzeitig ist er mit seiner Aufmerksamkeit auf sein Gegenüber, auf den Klienten, gerichtet und registriert selbst kleinste ideomotorische Signale. Bei dem Klienten wiederum geht der hypnotische Zustand mit einer vermehrten ideomotorischen Reaktionsbereitschaft einher. Das folgende Beispiel zeigt, wie sie hypnotherapeutisch genutzt werden kann.

**Arbeit mit ideomotorischen Begleitreaktionen beim aktiven Grübeln**

Frau L. ist 78 Jahre alt. Als sie von ihren Grübelgedanken erzählt, beginnt auch sie zunächst mit einem Satz: »Ich schaffe das alles nicht.« Als ich den Satz nach einem kurzen Innehalten wiederhole, bemerke ich eine beginnende kataleptische Körperhaltung bei der Patientin, wobei mir vor allem die angedeutete Levitationsstellung des rechten Arms auffällt. Die Patientin spricht weiter, in leiser, fast gepresster Tonlage: »Ich bin wie gelähmt, wie erstarrt, wie Stein.«

Ich bitte sie, sich jetzt noch einen Moment lang auf das Gefühl des Gelähmtseins zu konzentrieren und darauf zu achten, »wo an Ihrem Körper Sie dieses Gefühl besonders intensiv spüren«. Sie bemerkt ihren »gelähmten« rechten Arm, berichtet von der Vorstellung, im Badezimmer ihre Zähne putzen zu wollen, der rechte Arm jedoch in dieser Haltung feststeckt. »Auch meine Augen fühlen sich starr an, ich kann mich nicht mehr umsehen, und das Atmen fällt mir schwer.«

Jetzt frage ich die Patientin, »an welcher Stelle Ihres Körpers Sie zuerst etwas verändern möchten, am Arm, an der Atmung, am Blick …« Frau L. löst sich aus dieser Körperhaltung durch ein tiefes, seufzendes Einatmen, sie lockert ihre Schultern und Arme, beginnt, sich umzuschauen. Auf die Frage, was sie sich gerne anschaut, antwortet sie mit einem Lächeln: »Immer etwas Gelbes, Stiefmütterchen zum Beispiel, und ich stelle mir Bilder von der Sahara vor.«

Auch in diesem Beispiel induziert zunächst die von außen gesetzte Wiederholung des zuvor monologisierten Grübelsatzes eine leichte Trance. Statt zu einer Imagination kommt es in diesem Fall jedoch zu einer unwillkürlich sich vollziehenden ideomotorischen Begleitreaktion. Eingetreten ist eine Brücke zwischen bewusstseinsnaher sprachlicher Kognition (»Ich schaffe das alles nicht«) und unbewussten Automatismen in der Körperhaltung.

Nun werden die innere Aufmerksamkeit der Patientin auf den körperlichen Ausdruck des Gelähmtseins geleitet und durch Hinlenkung auf einzelne markante Details das Erleben des eigenen dissoziierten Körperausdrucks intensiviert. Erst dieses Vorgehen ermöglicht den abschließenden transformierenden Schritt, nämlich durch willentliche Einflussnahme die Körperhaltung in eine erwünschte Richtung zu verändern und aufzulösen. Das tiefe, seufzende Einatmen der Patientin kurz vor Schluss der Séance »verkörpert« eine neue, das integrative Ich bereichernde und stärkende Erfahrung. Gilligan spricht vom »Integrationsseufzer«, welcher als »minimaler kinetischer Hinweis« erkennen lässt, dass eine Integration stattgefunden hat (Gilligan 1998, S. 154).

Die Sitzung klingt aus, indem das Erleben der Patientin vom kinästhetischen Modus umschwenkt auf den visuellen Modus und in der Reorientierungsphase stark positiv besetzte Bilder auftauchen. Auch an der Art dieser Bilder ist erkennbar, dass ein integrativer innerer Prozess stattgefunden hat.

Beim nächsten Termin beginnt die Patientin erstmals, von den traumatischen Kriegsbildern zu berichten, die vor ihrem inneren Auge auftauchen, wenn sie abends im Bett liegt. Offenbar hatte sie vorher keinen bewussten Zugang zu diesen Bildern gefunden, oder ihre innere Kraft hatte nicht ausgereicht, darüber zu berichten. Die traumatischen Kriegserlebnisse der Patientin rücken nunmehr in den Hauptfokus der weiteren Therapie. Im Rückblick war ihr dieser Schritt möglich geworden, weil sie aus den spontanen positiven Imaginationen, die sich aus der körperlichen Erstarrung entwickelt hatten, Kraft und Zuversicht geschöpft hatte.

## 10.5 Grübelinhalte »trance«formieren durch ein wunsch- oder zielerfüllendes Zeiterleben

Hypnose beinhaltet die Kunst, durch intensives inneres Erleben eine alternative Wirklichkeit zu konstruieren. Auf diese Weise können bedeutsame therapeutische Veränderungen angestoßen werden (Peter 2006).

Eine therapeutisch ausgesprochen wirksame Anwendungsform dieser Kunst stellt die lösungs-, wunsch- bzw. zielorientierte Zeitprogression dar. Die Grundlagen dazu wurden von Milton Erickson gelegt. Er ermöglichte seinen Patienten ein in die Zukunft versetztes Erleben mithilfe der von ihm entwickelten »Crystal Ball Technique«.

Anschließend ging er häufig von dieser »Zukunftsvision« aus zurück, um die wichtigsten imaginären Schritte auf dem Weg dorthin zu beleuchten. Der berühmte Satz »Gehe weit voraus zu dem Punkt, von dem aus du zurückschaust« bringt diese Vorgehensweise prägnant zum Ausdruck (Erickson 1954).

Ausgangspunkt für eine mit Zeitprogression arbeitende Trance können vom Patienten berichtete Grübelinhalte sein, in denen ein umschriebenes Problem, eine vor ihm stehende Aufgabe und eine damit zusammenhängende bestimmte Wunschvorstellung bzw. ein persönliches Ziel spontan oder in der Exploration auftauchen. In einem ersten Schritt werden die belastenden, vom Patienten als problemhaft erlebten Aspekte seines Themas sorgfältig erfragt. Der zweite Schritt besteht darin, den Patienten einzuladen, sich auf ein gedankliches Experiment einzulassen: sich vorzustellen, dass zu einem bestimmten in der Zukunft liegenden Zeitpunkt er sein Ziel erreicht hat, also beispielsweise sein Problem gelöst ist oder ein für ihn wichtiger Wunsch sich erfüllt hat.

Im nachfolgenden Fallbeispiel wird diese Technik bei einer Sonderform des Phänomens sich aufdrängender, zwanghaft wiederkehrender mentaler Inhalte angewendet. Der betroffene Patient leidet darunter, dass er häufiger nachts aufwacht und dann, ohne es zu wollen, die Phrase eines Liedes hört, vergleichbar dem inneren Hören eines ununterbrochen sich wiederholenden Ohrwurms.

**Erleben einer Wiederbegegnung in der Zukunft**

Alberto G., 37 Jahre alt, stammt aus Mexiko, lebt aber schon seit vielen Jahren in Deutschland. Er leidet unter Durchschlafstörungen. Häufiger, wenn er nachts zwischen 2 und 3 Uhr aufwacht, kommt ihm die Phrase eines Liedes in den Sinn. Die Melodiesequenz drängt sich ihm förmlich auf, und er hat manchmal das Gefühl, dass seine Zunge sich bewegt, als wenn er mitsingen müsste. Für ihn sei das eine Störung, die ihm Stress bereite und manchmal quälerische Züge annehme. Er fragt mich, ob ich das verstehen könne.

Meine Antwort lautet: »Ich versuche, mir das gerade vorzustellen, und mir kommt das Bild einer Schallplatte in den Sinn, eine von diesen alten, schwarzen Schallplatten, die manchmal einen Sprung hatten und dann immer die gleiche Stelle spielten.«

Der Patient lacht über diesen Vergleich und sagt: »Was mir fehlt, ist eine Gleichgültigkeit, um wieder einschlafen zu können. Gelassenheit, das fehlt mir.« Daraufhin formuliere ich diese Aussage um als einen positiv ausgedrückten Wunsch: »Ach so, Sie wünschen sich mehr Gelassenheit in solchen Situationen, damit Sie ungestört weiterschlafen können.« Und sage weiter: »Ich schlage vor, dass wir in Trance gehen und uns die Vorstellung erlauben, wir treffen uns wieder in zwei Jahren. Und ich frage Sie, wie es weitergegangen ist bei Ihnen. Wir stellen uns vor, dass Ihre Antwort lautet: ›Es ist gut für mich weitergegangen; ich freue mich so, dass der Sprung in der Platte mich nicht mehr stresst.‹

[Nachdem der Patient Einverständnis signalisiert hat:] Jetzt erlauben wir es uns, mit unseren Gedanken in die Zukunft zu gehen. Wir malen uns das einfach so aus. Zwei Jahre sind vergangen, wir begegnen uns wieder, und es hat sich etwas Wunderbares ereignet. Um das auszukosten, bitte ich Sie, eine Haltung einzunehmen, in der Sie sich gut entspannen können. Sie können darauf achten, wie Ihr Atem ein- und ausströmt. Wissen Sie, das ist so ein Rhythmus, auf den wir uns blind verlassen können, dieses Ein- und Ausströmen des Atems, ganz von selbst, selbst im tiefsten Schlaf.

Das kann ganz angenehm sein. Das Fließen des Atems einfach so wahrzunehmen, so gelassen und vielleicht auch ein bisschen gleichgültig. Es passiert wie von selbst, und manchmal passiert auch etwas Wunderbares wie von selbst. Es hat sich einfach so entwickelt. Fast unmerklich ist die Gelassenheit gewachsen, so gewachsen, dass Sie von selbst wieder einschlafen, wenn Sie mal nachts aufwachen.

Wir begegnen uns, und ich sehe, wie Sie sich über Ihre gewachsene Gelassenheit freuen. Ich sehe es an Ihrem Gesicht, vielleicht auch an Ihrer Gestik. Woran werde ich erkennen, dass Sie sich freuen, jetzt so gut schlafen zu können?«

Patient: »Ich fühle mich so richtig wohl, ein klarer Blick, ein entspanntes Lächeln, ich sitze vollkommen locker da.«

Therapeut: »Ich schlage vor, dass wir dieses Gefühl jetzt ein wenig auskosten, dieses Gefühl genießen. Wir wissen aus der Forschung, wie wichtig es für uns Menschen ist, für unsere inneren Heilkräfte die guten Gefühle zu genießen. Und dann möchte ich Sie fragen: Alberto, wie haben Sie das gemacht, dass Ihr Schlaf so viel besser geworden ist? Was antworten Sie mir da im Jahre 20…?«

Patient: »Ich habe meine Gleichgültigkeit wachsen lassen …«

Therapeut: »Vielleicht haben Sie auch Ihrer inneren Gelassenheit zum Wachsen verholfen? Was haben Sie getan, um diese Gelassenheit wachsen zu lassen …?«

Die Trancearbeit endet mit einer spontanen Imagination des Patienten. Er sieht eine Bucht, Sand und Meer vor seinem inneren Auge. Eine Bucht in der Nähe von Acapulco. Das Meer wird größer und größer. Die Perspektive wechselt: Der Strand ist weiß, und der Patient betrachtet die Bucht von einem Schiff aus. Drei Wochen später berichtet er von seinem Entschluss, nach Mexiko zu reisen – die letzte Reise in seine Heimat liege schon sehr lange zurück –, um dort einige für ihn wichtige Angelegenheiten zu klären. Es handele sich um Angelegenheiten, von denen er bisher fälschlicherweise gedacht hatte, sie seien ihm gleichgültig.

Die in dem Fallbeispiel angewandte Technik des zielprojektiven Zeiterlebens stellt die modifizierte Variante eines von Milton Erickson vielfach praktizierten Vorgehens dar. Einzelheiten dazu finden sich im nachfolgenden Abschnitt 10.6.

## 10.6 Wiederbegegnung in der Zukunft – eine Variation der »Crystal Ball Technique«

Erickson hatte seine Technik einer vom Patienten erlebbaren positiv konstruierten Zukunftsvision bereits 1954 publiziert. 30 Jahre später wurde diese Grundidee einer zielgeleiteten Zeitprogression von Vertretern der »lösungsorientierten Kurzzeittherapie« wieder aufgegriffen. Allerdings wandelten sie die ein wenig an Magie und Wahrsagerei erinnernde Technik Ericksons, in eine imaginative Kristallkugel zu schauen, ab und reduzierten sie auf die »miracle question«, die »Wunderfrage« (de Shazer 1988); sie lautet etwa: »Nehmen Sie an, dass, während Sie heute Nacht schlafen, ein Wunder geschieht und Ihre Probleme, weswegen Sie hergekommen sind, sich gelöst haben. Woran werden Sie morgen früh nach dem Aufwachen als Erstes merken, dass über Nacht dieses Wunder geschehen ist?«

Die im obigen Fallbeispiel (siehe Abschn. 10.5) angewandte Technik des Erlebens einer Wiederbegegnung in der Zukunft lässt den mirakelhaften Kontext der beiden Vorläufer beiseite. In den Vordergrund rücken stattdessen die kreativen Potenziale einer interpersonalen Trance, in die sich Patient und Therapeut gemeinsam begeben, um unter optimalen Bedingungen kooperieren zu können (Gilligan 1998). Der Therapeut geht als enger Begleiter des Patienten mit auf eine innere Zeitreise in die Zukunft. Hierbei lässt er sich von eigenen imaginativen Einfällen leiten und erkundet gemeinsam mit dem Patienten dessen Wegmarken, die ihn zum Zielpunkt geführt haben.

Bei dieser Technik wird den Schlüsselbegriffen, die der Patient im assoziativen Feld seiner Wunsch- bzw. Zielvorstellung verwendet, besondere Aufmerksamkeit geschenkt. Im oben dargestellten Fallbeispiel lässt sich der Therapeut von den Begriffen »Gleichgültigkeit« und »Gelassenheit« inspirieren.

Darüber hinaus werden in der hypnotherapeutischen Gesprächsführung alle sich gerade ergebenden Möglichkeiten ausgeschöpft, ein ich-stärkendes, lösungs-, wunsch- bzw. zielgeleitetes Binnenerleben des Patienten zu intensivieren: Die Fragen des Therapeuten können sich auf die Körperhaltung und Atmung, auf Mimik und Gestik beziehen: »Woran werde ich an Ihrer Atmung (Ihrem Gesicht, Ihrem Blick, Ihrer Körperhaltung) erkennen, dass Sie Ihr Ziel erreicht haben?«

Bei der Erkundung des Weges, der zum Zielpunkt geführt hat, wird mit den Fragen des Therapeuten die innere Aufmerksamkeit auf begleitende innere Dialoge und Gedanken, auf wegweisende Entschlüsse, auf gegebenenfalls vor dem inneren Auge entstehende Bilder und auf die konkreten Handlungsschritte des Patienten gerichtet: »Und dann, wenn ich Sie frage, wie Sie das genau gemacht haben (was Sie dabei gedacht haben, was Sie sich selbst gesagt haben, welche inneren Entschlüsse Sie gefasst haben, welches Bild vor Ihrem inneren Auge auftauchte usf.), wie antworten Sie darauf?«

## 10.7 Vertiefen von Problem- und Ressourcenexploration unter Hypnose

Abends im Bett über akute oder schon länger vor sich her geschobene Probleme nachzudenken verringert die Chancen auf eine passende Lösung und erhöht die Wahrscheinlichkeit, schlechter zu schlafen. Auch für das Nachdenken über anstehende Entscheidungen ist das Bett ein eher ungünstiger Ort. Oft endet solches Unterfangen in wenig ergiebigen, grüblerischen Gedankenkreisen. Berichtet ein Patient über derartige gedankliche Anstrengungen im Bett, kann ihm eine alternative Methode zur Lösungs- oder Entscheidungsfindung angeboten werden. Die nachfolgende Hypnosetechnik eignet sich vor allem dann, wenn der Patient angibt, über ein umschriebenes Problem, über eine konkrete Konfliktsituation oder über eine schwierige Entscheidungsfindung zu grübeln.[2]

2 Die Konzeption dieser Technik und eine Reihe von Formulierungen verdanke ich einem Seminar bei Paul Janouch 2004 in Bad Salzuflen.

**Übersicht: Hypnotherapeutische Problem- und Ressourcenexploration mithilfe einer beidseitigen Armkatalepsie**

1) *Kurze Exploration der Problemseite im Wachzustand*
Zunächst lässt sich der Therapeut das Problem (bzw. den Konflikt oder die Entscheidungssituation) schildern und fragt vielleicht an der einen oder anderen Stelle rein aus informatorischen Gründen nach. Er sollte sich die wichtigsten Formulierungen oder Schlüsselbegriffe des Patienten wörtlich merken, um sie später gegebenenfalls auch wörtlich aufgreifen zu können. Die hier vorgeschlagenen Formulierungen für die therapeutischen Instruktionen sind an die jeweiligen individuellen Gegebenheiten anzupassen. Die Begriffe »Problem« oder »Problemseite« z. B. werden dementsprechend ersetzt durch »Konflikt«, »Entscheidungsfrage« oder im übergeordneten Sinn durch den Begriff »Thema«, je nachdem, was am besten passt.

2) *Erläuterung des Ablaufs der Hypnosesitzung*
Anschließend wird dem Patienten vorgeschlagen, »in eine leichte Trance« zu gehen. Dann falle es »in der Regel leichter, den unterbewussten Wissens- und Erfahrungsschatz bei der Suche nach Lösungen zurate zu ziehen«. Wie bei jeder expliziten Trancesitzung ist es wichtig, den Patienten vorab über den Ablauf dieser Sitzung zu informieren. Da die nachfolgende Trancearbeit sich ausschließlich auf eine nonverbale Kommunikationsebene stützt, ist eine klare Absprache über diese Form der Verständigung zu treffen: »Sie können sich ganz auf Ihre inneren Erlebnisse konzentrieren und brauchen nichts zu sagen. Überlassen Sie es Ihrem Körper, auf Ja-/Nein-Fragen zu antworten, über die Gestik z. B. oder ein leichtes Kopfnicken bzw. -schütteln. Falls ich eine Frage stelle, werde ich Ihnen jedes Mal kurz erläutern, über welches Signal Ihr Körper antworten kann.«

Die Induktion der nachfolgenden Trancearbeit erfolgt über eine Armhaltung, die an die kataleptische Haltung der Armlevitation erinnert. Die beiden Oberarme sind locker am Oberkörper angelehnt. Die Unterarme sind in einem Winkel von zirka 60 Grad nach vorne gebeugt, wobei die Handflächen sich anschauen. Hilfreich für den Patienten ist die Vorstellung, seine Hände hielten in ganz entspannter Haltung einen großen Badeball. Bei dieser Vorstellung wird die beschriebene Arm- und Handhaltung in der Regel spontan eingenommen.

Diese beschriebene Armhaltung gilt als klassisches Induktionsverfahren (Weitzenhoffer 1957, 1989) und geht im weiteren Verlauf der Sitzung unwillkürlich über in eine trancetypische Katalepsie beider Arme. Im nächsten Schritt werden die Arme zur Ratifizierung der inneren Bereitschaft als ideomotorische Signalgeber genutzt (Peter 2009).

Das Herzstück dieser Arbeit besteht dann darin, die unter Trance ablaufende innere Exploration der Problem- und anschließend der Ressourcenseite mit dem langsamen Absinken eines Armes zu verknüpfen. Im Vorgespräch wird der Patient gefragt, welcher Arm bei ihm die »Problemseite« und *vice versa* die »Ressourcenseite« verkörpern soll. Mit Ressourcenseite ist die persönliche Seite des Patienten gemeint, in der seine Fähigkeiten, sein Erfahrungsschatz, seine Stärken, sein Wissen, seine Kompetenzen abgespeichert sind.

3) *Fixierung der Aufmerksamkeit und Herstellung des Rapports*
»Stellen Sie sich vor, Sie halten einen Badeball zwischen Ihren Händen, einen ganz leichten Badeball in angenehm entspannter Haltung. Dann können Sie Ihre Augen schließen und Ihre innere Aufmerksamkeit dem Raum zwischen Ihren Händen zuwenden. Es kann sein, dass Sie eine Art Kraftfeld zwischen Ihren Händen wahrnehmen, vergleichbar einem magnetischen Kraftfeld. Oder Sie spüren eine Form von Wärme, von strömender Energie zwischen Ihren Händen.«

4) *Ratifizierung der inneren Bereitschaft*
»Jetzt können Sie Ihren unterbewussten Wissensschatz, Ihre intuitiven Fähigkeiten für sich arbeiten lassen, und Ihr bewusster Verstand kann dabei zuschauen, wie Sie sich dem Unterbewussten, wie Sie sich Ihrer Intuition anvertrauen, die Antworten und Ideen zu finden, die Sie gerade im Moment gut gebrauchen können. Wenn Ihr Unterbewusstes innerlich bereit ist, sich diesem Problem zuzuwenden und sich dafür zu öffnen, dann kann es uns ein Signal über die Hände geben. Wenn es bereit ist, wenn es Ja sagt, öffnen sich die Hände, indem sie etwas auseinandergehen, wenn es Nein sagt, schließen die Hände den inneren Raum und bewegen sich ein wenig aufeinander zu.«

In vielen Fällen erfolgt diese ideomotorische Ratifizierung einer inneren Trancebereitschaft relativ rasch, in anderen dauert sie länger und braucht Zeit. Von daher ist ein entspanntes Zuwarten wichtig, bei dem die Art der ideomotorischen Signalgebung – wie im obigen Absatz beschrieben – wiederholt formuliert wird, gegebenenfalls unterstützt durch Formulierungen wie: »Lassen Sie sich und Ihrem Unterbewussten ruhig Zeit. Sie haben genug Zeit, bis sich eine Entscheidung herauskristallisiert und sich durch Ihre Hände mitteilt.«

Eher selten tritt der Fall ein, dass eine verneinende Antwort erfolgt. Selbstverständlich ist sie zu akzeptieren und die Trancesitzung dann zu beenden, etwa mit folgender Formulierung: »Ich sehe, dass Ihr Unterbewusstes im Moment nicht bereit ist, sich auf diese Weise dem Problem zuzuwenden. Dafür kann es viele völlig berechtigte Gründe geben, und wir respektieren diese Entscheidung mit absoluter Selbstverständlichkeit. Vielleicht ergibt sich zu einem späteren Zeitpunkt eine bessere Möglichkeit, das Problem auf diese oder eine andere Weise zu beleuchten. Wichtig ist heute auch, dass Ihr Unterbewusstes Ihnen überhaupt ein Signal gegeben hat.

Jetzt bitte ich Sie, sich wieder ganz wach zu machen, indem Sie Ihre Hände und Ihre Arme ein wenig bewegen, sich recken, strecken, wie Sie es gerade mögen, und die Augen öffnen.«

5) *Exploration der Problemseite*
»Sie und Ihr Unterbewusstes untersuchen jetzt die Problemseite Ihres Themas. Bitte registrieren Sie alles ganz sorgfältig, was bei Ihnen innerlich auftaucht. Welche Gedanken, welche Fragen, welche Erkenntnisse Ihnen gerade durch den Kopf gehen. Und während Sie das tun, beginnt Ihr rechter (gegebenenfalls linker) Arm wie von selbst ganz, ganz langsam, fast unmerklich tiefer zu sinken. Welche Bedeutung hat dieses Problem für Sie? Was macht es so schwierig für Sie? Welche Hindernisse gibt es? Und während das Problem weiter und tiefer untersucht wird, sinkt Ihr rechter (gegebenenfalls linker) Arm ganz sachte noch ein wenig tiefer.

Auch das Altbekannte können Sie betrachten. Es gibt Dinge, die man immer mal wieder übersieht. Welche Details sind es? Worauf kommt es an? Wann und wo genau tritt das Problem auf? Wenn es sich um ein größeres Problem handelt, in welche Teilprobleme kann es zerlegt werden? (*Falls gerade passend:* Von den Himalaja-Expeditionen wird erzählt, dass die Sherpas beim Besteigen des Mount Everest nie auf den Gipfel schauen, sondern immer nur auf das nächste Etappenziel, das sie erreichen wollen.) Wer oder was ist noch an dem Problem beteiligt, was gehört sonst noch alles dazu?«

6) *Abschließen der Problemexploration*
Der absinkende Arm sollte etwa in einem Winkel von 100 Grad »stehen« bleiben. Die Formulierung dazu lautet: »Und jetzt wird der rechte Arm (gegebenenfalls der linke) ganz fest und stabil, fast so, als würde er wie bei einem Zahnrad einfach in dieser Position einrasten. Er bleibt einfach fest stehen, ganz fest und ruhig.«

7) *Exploration der Ressourcenseite*
»Lassen Sie den Arm jetzt so, wie er ist, und richten Sie Ihre Aufmerksamkeit auf den anderen Arm, die andere Hand. Jetzt können Sie sich Ihren starken Seiten zuwenden, Ihren Fähigkeiten, Ihrem Wissensschatz, Ihren inneren Ressourcen, die Sie haben, und während Sie das tun, sinkt die linke (gegebenenfalls rechte) Hand langsam, ganz langsam tiefer nach unten.

Im Leben lernt man ja unglaublich viel, man vergisst auch einiges wieder, aber es ist ja nie wirklich ganz verschwunden, so wie es eine Binsenweisheit ist, dass niemand seine Fähigkeiten wirklich alle kennt. Sie können daran denken, wie viele schwierige Situationen im Leben Sie schon gemeistert haben. Und wie Sie das gemeistert haben. Auf welche positiven Erfahrungen können Sie zurückgreifen? Wo ist Ihnen etwas besonders gut gelungen? Wann und in welchen Situationen haben Sie den besten Kontakt zu Ihren Fähigkeiten, sodass sie Ihnen voll zur Verfügung stehen?

Sie können bei einer Situation verweilen ... nehmen Bilder wahr ... oder die Gefühle, die Gedanken, die körperlichen Empfindungen, die damit verknüpft sind, im Kontakt mit Ihrer inneren Stärke zu sein. Was sagen Sie sich, wenn Sie im guten Kontakt sind mit Ihrer inneren Stärke, Ihrem Wissen, Ihrer Intuition? Was sind das für innere Sätze, die auftauchen, wenn Sie Ihre Stärken, Ihr Können spüren?

Und vielleicht werden Sie diese Zuversicht spüren, Zuversicht in Bezug auf das Wissen, das Sie besitzen, in Bezug auf sich selbst, auf all die Ressourcen, die Sie gut gebrauchen können, wachsende Zuversicht, die es Ihnen ermöglicht, Schritte in die Richtung zu gehen, in die Sie gehen wollen.«

8) *Abschließen der Ressourcenexploration*
Auch der »Ressourcenarm« sollte etwa in einem Winkel von 100 Grad »stehen« bleiben. Die Formulierung dazu lautet: »Und jetzt wird der linke Arm (gegebenenfalls der rechte) ganz fest und stabil, so wie ein starker Ast eines Baumes. Er bleibt einfach fest stehen, ganz fest und ruhig.«

9) *Abschließende Kommunikation zwischen Ressourcen- und Problemseite, Abspeicherung und posthypnotische Suggestionen*
»Jetzt möchte ich Sie bitten, sich auf das Feld zu konzentrieren, das zwischen Ihren Händen liegt und gleichzeitig zwischen ihnen eine Verbindung schafft. Sie können sich Zeit nehmen, das Kraftfeld zu spüren, vielleicht eine Art Anziehungskraft, ein Hin-und-Herfließen von Energien, von Gedanken, Körperempfindungen, Gefühlen. Nehmen Sie wahr, welche Gedanken auftauchen, wenn Ihre Fähigkeiten, Ihre Stärken, die Sie haben, sich mit der Problemseite austauschen. Sie brauchen nicht bewusst darüber nachzudenken. Lassen Sie es einfach fließen ...

Wichtiges können Sie sich bewusst merken, während Ihr Unterbewusstes es schon abgespeichert hat ... Unwichtiges können Sie vergessen, vielleicht wird es später, morgen oder übermorgen oder nächste Woche, für Sie nützlich sein, wenn Sie bewusst gar nicht mehr daran gedacht haben, während Ihr unterbewusstes Wissen alles aufbewahrt und es Ihnen von selbst zur Verfügung stellt, dann, wenn Sie diese Tranceerfahrung gut gebrauchen können.

*(Gegebenenfalls als Angebot:)* Wenn ein innerer Plan entsteht für die nächsten Schritte, die Sie tun werden, merken Sie sich die Reihenfolge über die Finger Ihrer rechten Hand (›Problemhand‹). Der Daumen steht für den ersten, der Zeigefinger für den zweiten, der Mittelfinder für den dritten Schritt und so weiter.«

10) *Inneres Bedanken und Reorientierung*
»Zum Abschluss können Sie sich bei Ihrem unterbewussten Wissen und dem bewussten Verstand bedanken für die gute Kooperation, die sie gezeigt haben ... und dann die Trance beenden, indem Sie Schritt für Schritt sich wieder ganz wach zurückorientieren in diesen Raum, sich auf Ihrem Stuhl genüsslich recken, die Arme und Beine strecken, herzhaft gähnen, wie Sie möchten, und dann die Augen öffnen.«

11) *Schlussbemerkungen zu dieser Hypnosetechnik*
Alle hier vorgeschlagenen Formulierungen sind beispielhaft gemeint. Je genauer der Therapeut seine Interventionen dem individuellen Anliegen anpasst und Formulierungen des Patienten aus dem Vorgespräch einfließen lässt, umso ergiebiger und intensiver wird die Arbeit verlaufen. Wie bereits anfangs erwähnt, erfolgt während der Trance nach Möglichkeit kein verbaler Austausch zwischen Patient und Therapeut. Vielmehr lässt sich therapeutisches Pacing und Leading hier von der intuitiven Kommunikation einer interpersonalen Trance (Gilligan 1998) leiten. Deshalb sollte bei der Vorbereitung dieser Hypnosesitzung ausreichend Zeit für eine Nachbesprechung eingeplant werden.

## 10.8 Zusammenfassung: »Trance«-Formation des Grübelns

Berichtet ein Patient mit Schlafstörungen über wiederkehrende nächtliche Grübelzustände, sollte ihnen in der Behandlung besondere Aufmerksamkeit geschenkt werden. Phänomenologisch zeichnet sich der Grübelzustand durch eine tranceartige Binnenfokussierung mit charakteristischen Wiederholungsmustern aus. Dieser mentale Modus des Grübelns kann zur Induktion einer therapeutischen Trance genutzt werden. In der therapeutischen Trance dienen Hypnosephänomene wie z. B. Imaginationen, ideomotorische Reaktionen oder Zeitprogression dazu, Grübelinhalte einem das Thema öffnenden, kreativen Erlebensmodus zuzuführen und dem Patienten dadurch einen ich-stärkenden Erkenntnisgewinn zu ermöglichen.

| Übersicht: Utilisation nächtlichen Grübelns durch Hypnose |
|---|
| • das Grübeln fördernde Körperhaltung des Patienten induzieren: zurücklehnen, Augen schließen und Arme schwer werden lassen<br>• Exploration der Grübelinhalte, dient zugleich einer vertiefenden Tranceinduktion<br>• inneren Monolog aussprechen lassen<br>• Beachtung der Sinnesmodalitäten<br>• Einbeziehen metaphorischer Elemente<br>• Aufgreifen ideomotorischer Phänomene<br>• Beachtung von etwaigen Zielvorstellungen<br>• Registrieren persönlicher Problem- bzw. Konfliktthemen<br>• falls markante Visualisierungen auftauchen: Imagination intensivieren lassen (siehe Abschn. 10.3)<br>• falls »Verkörperungsphänomene« in der Körper- und Armhaltung, Gestik oder Mimik auftreten: Erlebensintensivierung und Verändern ideomotorischer Reaktionen (siehe Abschn. 10.4)<br>• falls Vorstellungen von einem Zielzustand geäußert werden: in eine ziel- bzw. wunschprojektive Zeitprogression gehen (siehe Abschn. 10.5 und 10.6)<br>• falls Suche nach einer expliziten Lösung oder Entscheidungsfindung thematisch im Vordergrund steht: Vertiefung der Problem- oder Ressourcenexploration unter Hypnose (siehe Abschn. 10.7). |

# 11 Emotionales Hyperarousal – Von Ängsten, Ärger und dünner Haut

Sehr häufig tritt bei länger anhaltenden Schlafstörungen ein psychisches Phänomen zutage, welches in der Schlafmedizin als »emotionales Hyperarousal« bezeichnet wird. Die betroffenen Patienten reagieren auf widrige Tages- und Lebensereignisse besonders empfindlich. Sie ärgern sich schnell und nachhaltig, wenn etwas schiefgeht oder sie sich schlecht behandelt fühlen. Mit Problemen, Nöten und Sorgen des Alltags sind sie innerlich intensiv beschäftigt, dagegen wird Alltagsfreuden, Lichtblicken und spaßigen Wendungen wenig Aufmerksamkeit geschenkt. Ängstliche Überbesorgtheit äußert sich häufig auch im Hinblick auf die eigene Gesundheit. Ständig wird z. B. mit einer überängstlichen Erwartungshaltung in den Körper hineingehorcht und er nach möglichen Krankheitssymptomen durchforstet.

## 11.1 Wenn Selbstkonzepte ins Schwanken geraten

Überbesorgtheit oder eine ängstliche Erwartungshaltung können einerseits als sekundäre Folge von länger andauernden Schlafproblemen auftreten. Andererseits können sie aber auch, besonders bei prädisponierten Menschen und manchmal noch von ärztlicher Seite befördert, zum Ausgangspunkt einer Schlafstörung werden, wie das nachfolgende Fallbeispiel zeigt.

**Was aus einem akuten Schwindel werden kann**

Daniel M., 46 Jahre alt, engagierter und erfolgreicher Rechtsanwalt, bezeichnet sich im Erstgespräch selbst als »Machertyp«. Vor sieben Wochen traten bei ihm plötzlich Schwindelgefühle auf. Der konsultierte HNO-Arzt diagnostizierte eine Neuronitis vestibularis und verordnete Betahistin, ein schwindeldämpfendes Antihistaminikum. Wegen zunehmender Nebenwirkungen (Magen-Darm-Beschwerden) setzte der Patient das Medikament ab, woraufhin sich der Schwindel wieder verschlimmerte. Die Ehefrau meinte, seine Symptomatik sei »rein psychisch« bedingt. Erste Durchschlafstörungen machten sich bemerkbar, gefolgt von »verschärfter« Selbstbeobachtung und morgendlicher Depressivität.

Herr M. telefonierte daraufhin mit einem Therapeuten, den er vor zirka drei Jahren schon einmal konsultiert hatte, nachdem sein Vater bei einem Autounfall ums Leben gekommen war. Der Therapeut stellte die Ferndiagnose einer posttraumatischen Belastungsstörung und prophezeite am Telefon, als nächstes Symptom seien Panikzustände zu erwarten. Daraufhin weitete der Patient seine Selbstbeobachtung auf erste Anzeichen von Panikattacken aus und schlief noch schlechter.

Was war passiert? Im Selbstkonzept von Daniel M. nahm die Gewissheit, »stets gut zu funktionieren« und »alles unter Kontrolle zu haben«, einen wichtigen Platz ein. Sie entsprach seinem Selbstverständnis eines »Machertyps«. Durch die Schwindelsymptomatik war diese Seite des Patienten ins Wanken geraten. Im Zuge des plötzlichen Störereignisses war er aus dem (Selbst-)Konzept gebracht, und es kam eine zunehmend verunsicherte, ängstlich-besorgte und zugleich ausgesprochen hilfsbedürftige, anlehnungssuchende Seite zum Vorschein. In dieser Verfassung sind Menschen besonders empfänglich für Äußerungen, die explizit oder implizit eine Suggestion enthalten, vor allem dann, wenn sie von Vertrauenspersonen – wie Ärzten, Therapeuten, Fachleuten – stammen.

Ursprüngliche, organische Ursache einer Neuronitis vestibularis ist eine unspezifische Entzündung des Gleichgewichtsorgans. Sie klingt im weiteren, natürlichen Verlauf der Erkrankung wieder ab und heilt innerhalb einiger Wochen aus. Der Verlauf der Schwindelsymptomatik allerdings hängt ganz wesentlich von der Erwartungshaltung des Patienten ab. Ist sie positiv ausgerichtet, verschwindet der Schwindel sukzessive. Sind die Erwartungen eher ängstlicher Natur, besteht die Gefahr der Entwicklung einer länger anhaltenden Symptomatik, die als »phobischer Schwankschwindel« bezeichnet wird. Unabhängig vom abklingenden Entzündungszustand des Gleichgewichtsorgans setzt dabei eine Verselbstständigung der Schwindelsymptomatik ein.

Hypnotherapeutisch kann die Situation von Daniel M. auch als eine Form der Musterunterbrechung aufgefasst werden. Sein gewohntes Muster, dass bei ihm alles »gut funktioniert« und er »die volle Kontrolle« hat, ist plötzlich unterbrochen worden. Musterunterbrechungen gehen mit einer erhöhten Suggestibilität einher. Ein zweiter Punkt kommt dazu: Der Zustand erhöhter Angstbereitschaft selbst führt in aller Regel zu einer gesteigerten Bereitschaft, auf Suggestionen zu reagieren.

Erhöhte Suggestibilität ist für Hypnotherapie eine elementare Ressource. So wird auch in diesem Fall daran angeknüpft. Die Behandlung verfolgt zwei Richtungen. Die eine Richtung besteht darin, den oben genannten natürlichen Verlauf, das Abklingen der Entzündung im Innenohr, in jeder Sitzung mindestens einmal – zeitweilig nahezu gebetsmühlenartig wiederholt – hervorzuheben. Am Anfang der Behandlung geschieht dies im Rahmen einer ersten leichten Entspannungstrance.

**Fortsetzung: Was aus einem akuten Schwindel werden kann**

»Die Medizin weiß, dass diese Form von Entzündungen stets von selbst ausheilt. Innerhalb weniger Wochen sorgen die Selbstheilungskräfte des Körpers dafür. Darauf können Sie sich verlassen. Es ist wissenschaftlich erwiesen, dass Entspannungstrancen, auch in Form von Selbstentspannung, die Selbstheilungskräfte des Organismus fördern. Aber bei einer Neuronitis vestibularis ist das nicht unbedingt nötig. Sie müssen keine Selbstentspannung anwenden. Die Entzündung heilt auch so ganz von selbst aus. Aber wenn Sie wollen, können Sie den natürlichen Heilungsverlauf durch regelmäßige Selbstentspannung fördern.«

Nach dieser ersten Trance zeigt sich Daniel M. sehr offen für Techniken der Selbstentspannung. Die Fokussierung auf das Fließen des Atems und auf den Punkt in der Mitte des Körpers, von dem aus das Sonnengeflecht eine wohlige Wärme verströmt, sprechen ihn besonders an. Entgegen dem Rat des Therapeuten wendet Daniel die rasch erlernte Selbstentspannungsmethode als Einschlaf- und Wiedereinschlafhilfe an – mit Erfolg.

Die zweite therapeutische Richtung wendet sich den Ängsten und Befürchtungen des Patienten zu. Daniel M. spricht sie von sich aus wiederholt an. Indem der Therapeut weiter nachfragt und den Patienten bittet, alles, was ihm bei seinen Sorgen und Befürchtungen durch den Kopf geht, zu erzählen, wird ein tranceartiger Zustand induziert.

Die tranceinduzierende Wirkung wird noch dadurch verstärkt, dass der Therapeut sich dem Patienten direkt gegenüber platziert und ihn bittet, beim Reden in Augenkontakt zu bleiben. Unter Zuhilfenahme des »hypnoiden Blicks« (siehe unten stehende Übersicht) intensiviert er die interpersonale Trance und sorgt mit weiteren Fragen zunächst dafür, dass die ängstlich-besorgte, anlehnungsbedürftige Seite des Patienten sich in ihren verschiedenen Erlebensmodi ausdrücken kann. Zu den Erlebensmodi gehören die damit verbundenen Gedanken, Körperempfindungen, Gefühle. (Bei Daniel M. spielten in einigen Situationen auch die Reaktionen der Ehefrau und der beiden Söhne eine Rolle.)

| **Übersicht: Der »hypnoide Blick« (Gilligan 1998, S. 103)** |
|---|
| • ermöglicht die Aufrechterhaltung eines »hypnotisierenden« Blickkontakts zwischen Patient und Therapeut<br>• induziert beim Therapeuten eine auf den Patienten gerichtete interpersonale Trance<br>• induziert beim Patienten eine erhöhte hypnotische Reaktionsbereitschaft<br>• das linke Auge des Therapeuten fixiert eine Stelle zirka 30 cm hinter dem linken Auge des Patienten, als ob er durch es hindurchschaute<br>• das rechte Auge des Therapeuten hingegen [durch Üben gelingt das] fokussiert den Bereich, der zirka 30 cm vor dem Patienten liegt<br>• vereinfachende Modifikation: Linkes Auge des Therapeuten schaut in das linke Auge des Patienten, sein rechtes Auge einfach geradeaus, wie am Gesicht des Patienten vorbei. |

**Fortsetzung: Was aus einem akuten Schwindel werden kann**

Dann geht der Therapeut dazu über, den Aufmerksamkeitsfokus des Patienten auf die Entspannungsreaktionen des »Organismus« zu lenken, insbesondere auch auf »die ruhige, tiefe und gleichmäßige Atmung und auf den Punkt in der Mitte des Körpers, von dem eine angenehme, strömende Wärme ausgeht. In diesem Punkt konzentriert sich Ihre positive Energie, Ihre innere, intuitive [ausgesprochen wie: intuitiefe] Kraft, die sich ausbreiten kann im ganzen Körper, nach allen Seiten hin, und alle Gewebe des Organismus durchströmt.«

Der weitere Therapieverlauf zeigte, dass bei Herrn M. eine Reihe von inneren und äußeren Veränderungsprozessen angestoßen worden waren. Er stellte einige der sehr ehrgeizigen Berufsziele, die er sich bisher gesteckt hatte, auf den Prüfstand. Seine familiären und freundschaftlichen Bindungen wurden ihm wichtiger. Früher ein leidenschaftlicher Hobbysegler, schmiedete er nun wieder Pläne für einen einwöchigen Segeltörn auf der Ostsee. Konsequent reduzierte er sein Arbeitspensum, um »einfach mehr Zeit zu haben für mich, meine Familie und meine Freunde«.

Im Rückblick verwendet Herr M. für seine Schlafstörungen die Metapher eines Leuchtturms. Sein Leuchtfeuer habe ihn rechtzeitig darauf aufmerksam gemacht, seine »Position zu bestimmen und eine wichtige Kurskorrektur vorzunehmen«. Der ursprünglichen Schwindelsymptomatik allerdings konnte er auch im Nachhinein nichts Gutes abgewinnen: »Ich bin wirklich froh, dass eine Neuronitis vestibularis von selbst ausheilt.«

## 11.2 Wie bei Dünnhäutigkeit ein dickeres Fell wachsen kann

Die Besorgnisse schlafloser Menschen kreisen nicht nur um die »großen Themen« Gesundheit, finanzielle Sorgen oder Dauerkonflikte in der Familie bzw. Partnerschaft. Sehr häufig leiden die Betroffenen unter einer emotionalen Dünnhäutigkeit gegenüber Alltagswidrigkeiten, in der englischsprachigen Fachliteratur als »daily hassles« bezeichnet (Schindler, Hohenberger u. Pauli 1988). Man könnte auch von den alltäglichen Nadelstichen sprechen, die von den meisten Menschen emotional gar nicht tiefer an sich herangelassen bzw. mit Humor, »Abjammern« oder »Dickfelligkeit« genommen werden. Menschen mit schwerer wiegenden Schlafstörungen fühlen sich diesen alltäglichen Nadelstichen dagegen nahezu schutzlos ausgesetzt. Sie tragen ein »angegriffenes Nervenkostüm«.

Gerade beim Phänomen der emotionalen Dünnhäutigkeit schafft Visualisierung eine erste emotionale Distanz und öffnet den inneren Raum für Entdeckungen, überraschende Wendungen, neue Sicht- und Erlebensweisen. Die Visualisierung dieses Phänomens ist mit einfachsten Mitteln zu bewerkstelligen.

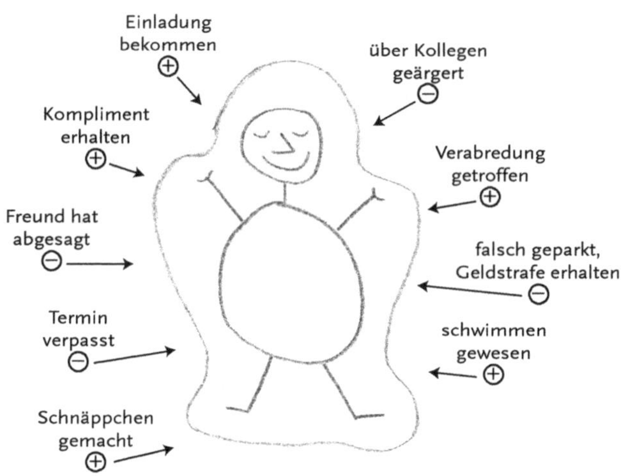


*Abb. 7: Emotionale Dünn- und Dickhäutigkeit*

Die in Abbildung 7 dargestellte Zeichnung entstand im Rahmen eines hypnotherapeutischen Schlafseminars für stationäre Patienten mithilfe von Flipchart und Filzschreibern. Um den atmosphärischen Boden für ein kreatives Miteinander zu bereiten, kann augenzwinkernd darauf hingewiesen werden, dass der Ausdruck »Dünnhäutigkeit« eigentlich nicht ganz richtig ist, denn gleichzeitig besteht ja auch eine »Dickhäutigkeit« bzw. »Dickfelligkeit« gegenüber positiven Begebenheiten. Diese Begebenheiten werden nicht durchgelassen, können deshalb keine wohltuende emotionale Wirkung entfalten und fehlen »drinnen«, um die Wirkung der Negativeindringlinge auszubalancieren.

Forschungsergebnisse aus der Neurobiologie zeigen, dass die Dinge, denen wir Aufmerksamkeit schenken, die wir wiederholt betrachten und denen wir dadurch einen inneren Raum geben, in den neuronalen Netzwerken des Gehirns entsprechend großflächiger repräsentiert sind. Je mehr wir positiven oder negativen Ereignissen Beachtung geben, umso stärker werden sie im Gehirn verfestigt und gehören zur inneren Wirklichkeit. Wer lange kein Ohr für Komplimente hatte, für den wird es schwierig, sich über ein Kompliment freuen zu können. Er wird zu der Annahme tendieren, »es« sei nicht ernst gemeint oder verfolge nur einen bestimmten Zweck.

Auch kann bei passender Gelegenheit auf ein Ergebnis aus der Resilienzforschung hingewiesen werden: Resilienz wird dann gefördert, wenn die innere Beschäftigung mit einem Negativerlebnis durch die Erfahrung von mindestens drei positiven Erlebnissen, die ausgekostet und genossen werden, ausgeglichen wird.[3] Das Idealverhältnis würde also lauten: auf einmal Minus kommt dreimal Plus. Im Zusammenhang mit Schlafstörungen konnte eine Arbeitsgruppe an der Universität Bielefeld die Wirksamkeit einer mentalen Reaktivierung positiv besetzter Erlebnisse nachweisen. Untersucht wurde der Einfluss der positiv-psychologischen Übung »Drei glückliche Momente«, bezogen auf Tagesereignisse oder bezogen auf die Kindheit, im Hinblick auf Schlafqualität und Wohlbefinden bei 111 Probanden. Es fand sich für beide Gruppen sowohl kurz- als auch längerfristig ein signifikant positiver Effekt der Übungen (Claßen et al. 2017).

Solche Hinweise und *en passant* eingeflochtene Einschübe können als Seeding für den Aufmerksamkeitsfokus des Patienten verstanden

3 Diesen Hinweis verdanke ich einem Vortrag von Luise Reddemann, gehalten am 12.12.2009 auf dem Jahreskongress der Deutschen Gesellschaft für Hypnose und Hypnotherapie in Bad Lippspringe.

werden. Der entscheidende transformierende Schritt besteht darin, die Wahrnehmung von Kontrasten zu fördern: Was hat mir gutgetan, was hat mich belastet? Oder, mit einer energetischen Metapher ausgedrückt: Der Kontrast, die Spannung zwischen Minus und Plus, setzt Energie frei für eine Bewegung, Veränderung. Wichtig ist also, die einzelnen Minus- und Pluspunkte eines typischen Alltags konkret zu benennen und beispielsweise in eine Skizze einzutragen.

Diese Visualisierungstechnik ermöglicht es, Tagesereignisse zu »bewerten« und sie damit in eine »Bilanz« eingehen zu lassen. Hier lässt sich die Metapher des »inneren Kontos« aufgreifen (Mentzos 1995; Meiss 2009): Was führt zu einem Minus, was zu einem Plus bei der Bilanzierung des Kontostands?

Menschen mit länger anhaltenden Schlafstörungen fühlen sich von dieser Metapher in der Regel sofort angesprochen. Ihr gefühlter innerer Kontostand befindet sich im Minusbereich. Häufig handelt es sich zunächst eher um ein diffuses Gefühl von »Unausgeglichenheit«. Über die Metaphorisierung durch ein »inneres Konto«, die zugleich auch eine konsequente, drastisch vereinfachende Reduktion auf das Wesentliche beinhaltet, geht ihnen sozusagen ein Licht auf im diffusen Dunkel von Missstimmung, Negativität, Schlecht-drauf-Sein. Worauf nun wird der emotionale Gehalt von Alltagserlebnissen reduziert, wenn dieser »Gehalt« mit einem Minus oder einem Plus versehen wird? Es findet eine Reduzierung auf den energetischen Aspekt der emotionalen Qualität von Alltagsereignissen statt: Gibt mir dieses Erlebnis Energie, oder nimmt es mir Energie?

Die Kontrastierung mit Minus- und Pluszeichen verleitet dazu, sich Alltagsabläufe und alltägliche Begegnungen genauer anzuschauen. Dabei ist gelegentlich ein Negativphänomen zu beobachten, welches sich am Ende einer Begegnung mit einem anderen Menschen bemerkbar macht. Der Protagonist fühlt sich stets im energetischen Minus – oder, wie es eine Patientin (Frau Carla L., dazu und zu »Dementoren« siehe Abschn. 11.2.1) einmal ausdrückte: »Spätestens nach einer Viertelstunde habe ich das Gefühl, mir wird Energie abgesaugt. Es ist so, als ob ich es mit einem ›Dementor‹ zu tun hätte.«

### 11.2.1 Fallgeschichte: Harry Potters Patronus und der berühmteste Boxer aller Zeiten

In der folgenden Fallgeschichte von Frau Carla L., die eine begeisterte Leserin der *Harry-Potter*-Geschichten von Rowling ist, spielte die Patientin auf die dort fantasiereich beschriebene Macht sogenannter

Dementoren an. Diese Dementoren entziehen ihren »Opfern« glückliche Gefühle und Erinnerungen, saugen also ihre Lebensenergie förmlich ab: Es wird Lebenswärme entzogen, und dadurch werden die schlimmsten Erinnerungen des betroffenen Menschen hervorgerufen. Diese Menschen verlieren ihren Lebensmut, werden depressiv. Am schlimmsten ist der »Kuss« eines Dementors, der dem Menschen die Seele entzieht.

Um diese schwersten »Angriffe« des Bösen abzuwehren, wird ein mächtiger Gegenzauber benötigt. In den *Harry-Potter*-Geschichten heißt der Gegenzauber »Patronus«. Er wird dadurch wirksam, dass man sich »mit aller Kraft auf eine einzige, sehr glückliche Erinnerung konzentriert« (Rowling 1999, S. 247). Der »Patronus«-Schutz manifestiert sich in einem »Strahl silbrigen Gases« (ebd., S. 248), der wie ein Schutzschild wirkt. In seiner höchsten, mächtigsten Form zeigt sich das Licht in der Gestalt eines Tieres. Jeder Zauberer hat sein eigenes »Schutztier«. Bei Harry Potter ist es der Hirsch, den er von seinem Vater übernommen hat. Sein Vater war von Lord Voldemort, dem Herrscher der bösen Mächte, getötet worden, als Harry ein Jahr alt war.

Die Anspielung auf den Totemkult indianischer Völker in diesem Fantasy-Motiv ist offensichtlich. So stellt das Totemtier der nordamerikanischen Indianer eine Verbindung zu den Ahnen her. Es fungiert als Beschützer und Gefährte in gefährlichen Situationen. Das Totem wurde nicht nur bei der Geburt vergeben, sondern konnte später vom Heranwachsenden angenommen oder durch eine Visionssuche angeeignet werden. Harry Potter musste für diese Vision »seines« Patronus hart trainieren, bis er ihn in seiner ganzen Kraft hervorbringen bzw. imaginieren konnte. Er nahm dafür extra Privatstunden bei Professor Lupin.

In der Redewendung »sich ein dickes Fell wachsen lassen« taucht die Idee eines magischen Schutztieres – eines eigenen Totems als persönlichen Helfers – wieder auf. Zugleich verweist das »Patronus«-Motiv aus den *Harry-Potter*-Geschichten darauf, dass intensive Erinnerungen an glückliche, gelungene Momente des Lebens zu einer inneren Stärkung führen. Das ist für Hypnotherapeuten besonders spannend: Die Erinnerung an Glücksmomente erhöht die Widerstandskraft des Menschen gegenüber Stressoren und fördert seine Resilienz.

**Wie die Imagination einer Schutzaura sich mit einem Ausspruch von Muhammad Ali verankert**

In Anknüpfung an die Fantasy-Welt J. K. Rowlings wurde Carla L. eingeladen, in eine Trance zu gehen. Diese Trance bezog sich auf eine häufig wiederkehrende Situation am Arbeitsplatz: Carla trifft – es lässt sich nicht vermeiden, wie sie bedauernd feststellt – häufiger auf einen (von ihr eingangs erwähnten) Arbeitskollegen. Carla fühlt sich bei den Treffen dieser Art kraftlos, ohnmächtig, wie ausgesaugt. Sie hinterlassen ärgerliche, ja wütende Gefühle, die sie mit nach Hause nimmt.

Der Therapeut beginnt mit den Worten: »Bevor Sie die Situation vor Ihrem inneren Auge lebendig werden lassen, ist es gut, sich Zeit zu nehmen, ganz bei sich zu sein. Finden Sie eine Haltung auf dem Stuhl, auf dem Sie jetzt gerade sitzen, die es Ihnen ermöglicht, sich ganz auf den Atem zu konzentrieren, auf den Sauerstoff, der Energie in jede Zelle Ihres Körpers strömen lässt. Und beim Ausatmen lassen Sie alles ausströmen, was Ihr Körper nicht mehr braucht ... Wenn der energiespendende Sauerstoff einströmt, können Sie das mit einer Vorstellung verbinden, vielleicht mit der Vorstellung eines in sich ruhenden Lächelns ... Wenn Sie das, was nicht mehr gebraucht wird, ausströmen lassen, verbinden Sie das mit der Vorstellung, Ihre Gedanken einfach strömen zu lassen, wie einen silbrigen Lichtstrom ... Und während Sie sich nach innen konzentrieren, bitte ich Sie, sich vorzustellen, dass Sie von einem Schutzmantel umgeben sind, dass eine Art Energiemantel sich über Ihren Körper legt, eine mächtige Schutzhülle, die Sie schützt, vielleicht ist es ein glitzernder Lichtmantel, eine hell strahlende Aura [griech. *aura* = »Luft, Hauch«; Aura = griech. Göttin der Morgenbrise] ... Und jetzt bitte ich Sie, umgeben und geschützt von dieser Schutzhülle, hineinzugehen in das Arbeitstreffen mit dem Kollegen D. ... Sie sind ganz bei sich und Ihren inneren Stärken, denken Sie daran, wie Sie von einem Schutzmantel umgeben sind, der Sie beschützt ...

Welche Wirkung hat Ihre Schutzaura darauf, wie Sie den Kollegen anschauen ...? Wie Sie ihm gegenübertreten ...? Wie wirkt sich Ihre Schutzaura aus auf das, was Sie sagen, wie Sie es sagen, was Sie nicht sagen ...? Wann Sie etwas sagen, wann nicht ...? Was Sie zeigen, was Sie nicht zeigen ...? Wie Sie den Kollegen D. dabei anschauen ...? Denken Sie an Ihre Schutzaura, und es kann interessant sein zu beobachten, wie Sie bestimmte Bemerkungen des Kollegen einfach abprallen lassen und Ihre Ziele fest im Blick haben ... Wie wirkt sich Ihre Schutzaura aus auf die Ziele, die Sie verfolgen bei dem Treffen ... auf das, was Sie sich selbst innerlich sagen ... worauf Sie achten ... und was Ihnen egal ist ...? Und wenn innere Bilder auftauchen, achten Sie darauf, welche Bilder das sind [an dieser Stelle breitet sich im Gesicht der Patientin ein Schmunzeln aus] ...«

In der anschließenden Reflexion zu unserer Trancearbeit berichtet Carla, sie habe sich von einem hell funkelnden Lichtpanzer umgeben gefühlt. Dieser Lichtpanzer habe ihre empfindliche, verletzliche Seite geschützt und dazu geführt, dass sie bei dem Arbeitstreffen mit D. eine bestimmte Rolle angenommen habe. Diese Rolle kenne sie von früher, als sie noch Wettkampftennis spielte. Sie bezeichnet diese Rolle als ihre »kühle, professionelle« Wettkampfseite. Sie sei dann völlig konzentriert auf »mein Spiel«, bewege sich »wie im Flow« und genieße den sportlichen Wettkampf.

Carla beginnt zu schmunzeln. »Und als Sie nach den inneren Bildern fragten, tauchten ein Schmetterling und eine Biene auf. Sie erinnerten mich an meinen Großvater, einen gebürtigen Amerikaner und großen Fan des Boxers Muhammad Ali. Mein Großvater zitierte gerne einen berühmten Satz von Ali über seine Art, zu boxen: ›Float like a butterfly, sting like a bee‹ (›Schwebe wie ein Schmetterling, stich wie eine Biene‹).«

Ausgangspunkt des hypnotherapeutischen Vorgehens in diesem Fallbeispiel stellt die Imagination einer Schutzhülle dar. Sie dient dazu, innere Ressourcen zu mobilisieren, die der Protagonistin zu mehr Selbstsicherheit in einer konfliktträchtigen, häufig wiederkehrenden Alltagssituation verhelfen. Die Vorstellung einer mächtigen Schutzhülle greift auf ein archaisches Motiv zurück, welches sich nicht nur in vielen Fantasy- und Science-Fiction-Romanen, sondern auch in der Vorstellungswelt altbekannter Heldensagen wie z. B. der Nibelungensage findet.

Das Beispiel illustriert in besonderer Weise das kreative Potenzial dieser Imaginationstechnik. Aus dem anfangs imaginierten Bild eines Schutzmantels entstehen interessante Assoziationen, die sich in Richtung einer Affirmation verdichten. Dieser Verlauf kann als Modell dafür dienen, wie viel therapeutischer Honig sich aus einer aus sich recht einfachen Imagination saugen lässt. Die Ernte wird dann in der Nachbesprechung eingefahren. Sie besteht in diesem Fall darin, dass sich eine bündige, bildhaft unterlegte Selbstaffirmation herauskristallisiert, ein starker, innerer Satz, mit dem der unter Trance erlebte ressourcenreiche Zustand verankert werden kann.

### 11.2.2 Zum Schluss: Intensivierung des Erlebens eines positiven Tagesereignisses

Therapeutisch ist darauf zu achten, dass bei der Arbeit mit Tagesereignissen am Ende möglichst »ein Plus« überwiegt. Der Therapeut achtet also darauf, dass der Patient bzw. die Teilnehmer einer Therapierunde im Plus nach Hause gehen. Bei der Behandlung von Patienten mit schwereren Schlafstörungen, vor allem, wenn sie mit einer depressiven Symptomatik verknüpft sind, wird sich selten das bereits oben aus der Resilienzforschung zitierte Idealverhältnis von »dreimal Plus auf einmal Minus« wiederfinden lassen. Wenn also am Ende vielleicht sieben negativen lediglich zwei positive Tageserlebnisse gegenüberstehen, kommt es darauf an, einen der beiden »Pluspunkte« intensiver auszukosten. Dies geschieht, indem der Patient auf die verschiedenen Erlebensaspekte des Positivereignisses fokussiert wird.

Über bestimmte Fragen des Therapeuten wird das Wiedererleben in verschiedenen Modi des Erlebens und des begleitenden mimischen bzw. gestischen Ausdrucks intensiviert. Angesprochen werden Erlebensweisen und begleitende körperliche Reaktionen, die ein unmittelbares, stark assoziiertes Wiedererleben der jeweiligen Situation hervorrufen. Dadurch begibt sich der Protagonist innerlich erneut in die Situation hinein und durchlebt sie quasi zum zweiten Mal. Eine derartige Reaktivierung eines situativen Erlebens wird durch Fragen gefördert, die sich auf den kinästhetischen Modus, auf die emotionalen Reaktionen und die damit einhergehenden Selbstverbalisationen richten. Dazu gehören auch Fragen nach inneren Bildern, die während des Erlebnisses auftauchten. In der unten stehenden Übersicht sind beispielhafte Formulierungen für die einzelnen diesbezüglichen Fragen aufgeführt.

**Übersicht: Ausdrucks- und Erlebensmodi bei einem positiv besetzten Lebensereignis**

- Wie hat sich dieses Erlebnis auf Ihre Körperhaltung ausgewirkt: Wie haben Sie gestanden (oder sich bewegt)? Wie hat sich das Erlebnis in Ihrem Gesicht ausgedrückt? Wie haben Sie in diesem Moment geatmet?
- Wie hat sich Ihr Körper angefühlt, der Kopf, die Brust, der Bauch? Ist Ihnen an einer Stelle des Körpers besonders warm geworden? Was passierte mit Ihrem Herzschlag?

- Was ging Ihnen in dem Moment durch den Kopf? Welche Gedanken kamen Ihnen in den Sinn? Was haben Sie bei diesem Erlebnis zu sich selbst gesagt?
- Welche Gefühle tauchten auf? Welche anderen Gefühle mischten sich noch darunter? Mit welchen inneren Sätzen haben Sie diese Gefühle verbunden?
- Vielleicht trat in dem Moment ein Bild vor Ihr inneres Auge? Welches innere Bild haben Sie bei diesem Erlebnis gesehen – oder: Welches innere Bild verbindet sich damit?

## 11.3 Alltagsärgernisse nutzen zur Induktion einer aktiven Selbstfürsorge

Im vorherigen Abschnitt 11.2 wurden drei hypnotherapeutische Techniken zum Umgang mit Alltagsärgernissen vorgestellt: erstens eine externalisierte Visualisierung des Phänomens emotionaler Dünnhäutigkeit, zweitens die imaginative Visualisierung von Schutz- bzw. Selbstabgrenzung und drittens die Intensivierung eines positiven Erlebnisses. Im Folgenden wird noch eine weitere Herangehensweise in Bezug auf das Thema »Umgang mit Alltagsärgernissen« beschrieben. Sie setzt voraus, dass der Patient schon über einen gewissen positiv besetzten Erfahrungsschatz an selbstfürsorglichen Aktivitäten verfügt. Im Gegensatz zu den vorherigen Interventionen geht die im folgenden dargestellte Trancearbeit mit einer länger währenden Binnenfokussierung bei nur indirekter, allgemein gehaltener Anleitung durch den Therapeuten einher. Das bedeutet, dass der Patient vor Beginn gut über den Ablauf der Trance informiert sein muss.

Der Aufbau dieser Trancearbeit besteht aus vier Teilen:

1) Tranceinduktion
2) Etablierung eines dissoziierten Zustands mit Einnahme einer inneren Beobachterposition (in der Hypnotherapie auch als »Screen-Technik« bezeichnet), die hier zur inneren Betrachtung eines vorher gewählten unangenehmen Alltagserlebnisses dient
3) Hinführung zur Imagination einer selbstfürsorglichen, als angenehm erlebten Eigenaktivität mit Überleitung zu einem assoziierten Erleben (Gefühle, Körperbezug)
4) Reorientierung.

**Übersicht: Ein negatives Alltagserlebnis mit einer selbstfürsorglichen Aktivität verknüpfen – Technik des inneren Films**

1) *Tranceinduktion*
»Ich möchte Sie bitten, es sich auf Ihrem Stuhl bequem zu machen. Suchen Sie vor sich im Raum ein Bild (gegebenenfalls auch: einen Punkt), auf dem Sie Ihre Augen ruhen lassen können. Während Ihre Augen auf dieses Bild schauen, können Sie nach innen hin den Rhythmus Ihres Atems betrachten. Beobachten Sie einfach, wie Ihr Körper ein- und ausatmet. Betrachten Sie noch einmal das Bild. Es wird Ihnen vielleicht leichter fallen, noch weiter nach innen zu gehen, weiter wegzugehen, wenn Sie die Augen schließen. Nehmen Sie wahr, wie angenehm es ist, wenn die Augen sich ausruhen können, und wie diese Ruhe sich langsam nach innen ausdehnt, sich ausdehnt und verbindet mit dem ruhigen Rhythmus des Ein- und Ausatmens Ihres Körpers.«

2) *Etablierung der inneren Beobachterposition und Betrachtung des negativen Alltagserlebnisses*
»Und jetzt bitte ich Sie, vor Ihrem inneren Auge ein Erlebnis auftauchen zu lassen, über das Sie sich geärgert haben, das Sie hilflos gemacht oder genervt hat, enttäuscht oder sonst ein ungutes Gefühl bei Ihnen erzeugt hat. Es kann ein Erlebnis von heute sein oder gestern, vielleicht auch von vorgestern. Schauen Sie sich das Erlebnis wie in einem inneren Film an. Wenn mehrere unangenehme Erlebnisse vor dem inneren Auge auftauchen, suchen Sie sich das aus, das Ihnen jetzt gerade am interessantesten erscheint, das Sie sich genauer anschauen möchten, oder nehmen Sie einfach das erste, das aufgetaucht ist …

Betrachten Sie dieses Erlebnis vor Ihrem inneren Auge so, als ob es sich um einen Film oder um einen kurzen Videoclip handeln würde. Wählen Sie einen Abstand, der für Sie angenehm ist, nicht zu nah und so, dass Sie alles gut sehen … Sie können sich selbst wie in einem Film sehen, und achten Sie darauf, wer oder was noch in diesem inneren Erinnerungsfilm zu sehen ist. Welche Personen außer Ihnen tauchen da auf? Oder sind Sie in dem Film allein zu sehen? Achten Sie auf die Situation, auf den Ort, an dem Sie im Film zu sehen sind. Wann genau hat die Situation begonnen? Woran sehen Sie das? Was ist da zu hören? Sie können alles wie in Zeitlupe vor Ihrem inneren Auge ablaufen lassen … Was sehen Sie in Ihrem Gesicht, an der Haltung Ihrer Arme und Hände? Wie bewegen Sie sich, und was fällt Ihnen an der Körperhaltung auf? Wie stehen Sie da … und wie sieht es am Schluss der Situation aus …?«

3) *Hinführung zu einer selbstfürsorglichen Aktivität*
»Jetzt bitte ich Sie, sich von diesen inneren Bildern zu lösen und den Film abzuschalten … Vielleicht stellen Sie sich eine Filmkassette vor,

in der dieser Film aufbewahrt wird. Vielleicht fällt Ihnen eine Beschriftung ein … ein Titel, den Sie diesem Film geben möchten … bevor Sie ihn in ein Regal stellen … oder in eine Kiste legen, um ihn dort aufzubewahren …

Sie können sich jetzt einen zweiten, einen anderen Film anschauen. Der neue Film zeigt Sie bei einer Tätigkeit, die Ihnen guttut, heute Abend noch, morgen oder übermorgen, bei etwas, das für die Hauptperson des Films angenehm ist, erholsam und entspannend oder einfach nur Freude macht und Spaß. Ist es ein nettes Telefonat oder etwas Sportliches, ein Hobby, eine Unternehmung, Geselligkeit, Zusammensein mit der Familie oder mit guten Freunden …? Sie wissen selbst am besten, was der Hauptperson im Film richtig guttut. Wenn mehrere Ideen auftauchen, suchen Sie sich die aus, die für Sie jetzt gerade am interessantesten ist … Stellen Sie sich vor, sich selbst dabei zuzuschauen, was Sie da Angenehmes, Entspanntes tun. Schauen Sie genau hin, wie sich in der Situation der wohltuende Zustand im Gesicht bemerkbar macht, wo in der Körperhaltung, an welchen Bewegungen …

Ich möchte Sie bitten, sich nun so intensiv wie möglich in die Hauptperson dieses Films hineinzuversetzen. Welche Gedanken gehen ihr wohl durch den Kopf … und mit welchen Gefühlen verbinden sich diese Gedanken …? Achten Sie darauf, wie sich die wohltuende Situation körperlich anfühlt … An welcher Stelle Ihres Körpers spüren Sie den angenehmen Zustand am intensivsten?

Bevor Sie sich nun abermals von den inneren Bildern lösen, wird auch dieses Erlebnis sorgfältig aufbewahrt … tief in Ihrem Inneren … speichert Ihr Unterbewusstes das Gute, das Bestärkende darin ab … ob Sie bewusst daran denken oder nicht … und es sich auswirken kann … positiv auswirken kann auf Ihre innere Stärke und Energie … auf das, was Sie tun werden, sei es heute Abend oder morgen, früher oder später … Jetzt tauchen Sie Schritt für Schritt wieder auf, lassen das Erlebte gut in Ihrem tieferen Gedächtnis aufbewahrt zurück, wie in einem Schatzkästchen lassen Sie es zurück, kehren zurück, zurück hier in diesen Raum, werden wacher und wacher, werden wieder ganz wach und frisch, indem Sie sich bewegen, so wie es gerade kommt, wie Sie sich recken und sich einige lange, gähnende Atemzüge gönnen.«

Das technische Vorgehen bei dieser Trancearbeit ist charakteristisch dafür, wie ein Patient nacheinander in zwei unterschiedliche innere Erlebensmodi geführt wird. Indem vom Therapeuten zunächst ausschließlich die Fernsinne »Sehen« und, gegebenenfalls, »Hören« angesprochen werden (Schritt 1), nimmt der Patient in Schritt 2 der obigen Anleitung eine dissoziierte Beobachterposition ein. In Schritt 3 leitet der Therapeut von den Fernsinnen über zum wichtigsten Nahsinn, dem kinästhetischen Sinnesmodus. Das innere Erleben einer dissoziierten Beobachterposition wird bei diesem Schritt abgelöst durch einen assoziierten Erlebensmodus. Eine Intensivierung des assoziierten Erlebens erfolgt durch die anschließende Fokussierung auf begleitende Kognitionen und emotionale Reaktionen.

Wenn der Rapport und der Tranceverlauf stimmig wirken, sollte eine Nachbesprechung eher kurz gehalten werden. Intensität und Wirkung des unter Trance Erlebten behalten so ein Übergewicht und werden weniger von bewussten, durch Rationalität gekennzeichneten Denkvorgängen überlagert. Ganz allgemein gilt, dass gerade die Tranceinhalte auch wieder »zerredet« werden können, die sich erstmals aus dem Unterbewussten »vorwagten«, die noch fragil sind und über keine stabile Verankerung im Alltagsbewusstsein verfügen, möglicherweise im Alltag sogar missachtet werden.

Das ist auch der Grund, warum Milton Erickson bei vielen der von ihm durchgeführten Hypnosebehandlungen eine posthypnotische Amnesie induzierte. Er vertrat die Auffassung, dass tranceinduzierte Veränderungsprozesse durch eine bewusste, zu sehr »kopfgesteuerte« Herangehensweise eher erschwert, wenn nicht verhindert werden (Erickson 1954). Dies trifft insbesondere auch für Patienten mit Schlafstörungen zu, da sie häufig an einem Übergewicht von allen möglichen bewussten Gedanken im Kopf leiden.

Wenn andererseits innerhalb des Prozessgeschehens Störungen auftauchten, so sind sie in einer anschließenden gemeinsamen Reflexion anzusprechen und sorgfältig zu registrieren (Schritt 4). Sie enthalten naturgemäß wichtige Hinweise für den Therapeuten, sowohl im Hinblick auf anstehende Themen als auch im Hinblick auf die individuelle Anpassung und eventuelle Neuausrichtung der eingesetzten Hypnotechniken: Welche Sinnesmodalitäten werden gegebenenfalls bevorzugt? Stimmt das Tempo? Und welche Reaktionen des Patienten können wie genau noch konsequenter utilisiert werden?

# 12 Reframing und Utilisation des Wachbleibens – Wie Akzeptanz, Gelassenheit, Zuversicht und Selbstwirksamkeit gefördert werden können

Wachbleiben als Ressource? Schlafstörungen willkommen heißen!? Das könnten Überschriften sein für das strategische Vorgehen des Hypnotherapeuten. Für den leidenden Patienten wirken Reframing und Utilisation (siehe auch Abschn. 1.9.1) seiner Symptome zumindest zu Beginn einer Therapie besser, wenn sie eher indirekt angesprochen oder wie beiläufig erwähnt werden. Ihn davon überzeugen zu wollen, wie Schlafstörungen genutzt werden können, erschwert den Heilungsprozess eher, als dass es ihn fördert.

»Dieses Märchen können Sie jemand anders erzählen, aber nicht mir!« Mit diesen Worten offenbarte ein Patient einen zunächst für sich behaltenen Gedanken, nachdem sein skeptischer Gesichtsausdruck registriert worden war und Anlass zum Nachfragen gegeben hatte. Insbesondere bei depressiven Schlafpatienten führt ein zu expressives »positives Denken« meist in eine ungünstige Richtung. Reframing und Utilisation durchziehen hypnotherapeutische Interventionen vor allem als unterschwellige, implizite Elemente.

**Wachbleiben als Ressource? Davon erzählt tatsächlich ein bekanntes Märchen**

Die Geschichte handelt von einem Prinzen, der heiraten möchte und schon lange nach einer wahren Prinzessin für sich sucht. Während der Vater sich bemüht, die richtige Frau für seinen Sohn zu finden, ist es der Mutter gerade recht, dass der Sohn mit keiner der bisherigen Kandidatinnen zufrieden war.

Eines Tages verschlägt ein Unwetter eine junge Frau in das Schloss der Eltern. Diese Frau behauptet von sich, eine echte Prinzessin zu sein. Der König ist von ihr begeistert, und der Prinz verliebt sich auf Anhieb in sie. Nur die Mutter ist skeptisch und bedient sich einer heimlichen List. Sie legt eine Erbse ganz unten in das Bett der jungen Frau. Über die Erbse lässt sie 20 Matratzen und 20 Eiderdaunendecken legen.

Am nächsten Morgen beklagt sich die zarte Prinzessin bei ihren Gastgebern darüber, dass sie die ganze Nacht keinen Schlaf gefunden hat und nicht ein Auge zumachen konnte, weil sie auf etwas sehr Hartem in ihrem Bett lag. Nun ist der Beweis auch für die skeptische Mutter erbracht. Denn so feinfühlig kann nur eine wahre Prinzessin sein. Schweren Herzens stimmt sie jetzt einer Vermählung ihres Sohnes zu (nach dem Märchen von Hans Christian Andersen: *Die Prinzessin auf der Erbse*).

Dauern Schlafstörungen eine längere Zeit an, entwickelt sich bei den Betroffenen zunehmend eine angstvoll-gedankliche Fixierung auf den Schlaf. Insomniepatienten gehen mit der Befürchtung ins Bett, nicht schlafen zu können und malen sich die negativen Folgen für die Bewältigung des nächsten Tages aus. Im Bett liegend, wird »verschärft« beobachtet, ob und wann der Schlaf denn nun endlich kommt. Aber gerade dadurch, den Schlaf angstvoll erwartend herbeizusehnen, wird das Einschlafen bzw. Wiedereinschlafen erschwert. Schlaf mag kein bewusstes Darauf-Achten, keine bange Erwartung, keinen Druck. Er kommt unwillkürlich, von allein. Schlaf tritt dann ein, wenn man nicht an ihn denkt, sondern an etwas anderes.

Wir kennen dieses Phänomen auch aus anderen Alltagserfahrungen. Wenn z. B. krampfhaft nach einem Wort gesucht wird oder nach irgendetwas, bei dem wir gerade vergessen haben, wo es sich befindet. In dem Moment, wo wir dazu übergegangen sind, uns davon zu lösen und an etwas anderes zu denken, meldet sich das Gesuchte, das Erhoffte von selbst. Auf dieses Phänomen hat auch der Volksmund seinen Reim gefunden: »Unverhofft kommt oft.«

Die Frage ist, durch welche innere Haltung, durch welche innere Verfasstheit unsere Fähigkeit, sich von einer gedanklichen Fixierung wieder zu lösen, sich von dieser ungünstigen mentalen Einengung wieder zu befreien, angebahnt und gefördert werden kann. Es sind die impliziten Kernerfahrungen – man könnte auch von »Metabotschaften«sprechen – , die in jeder therapeutischen Trance angelegt sind: Akzeptanz, Gelassenheit, Zuversicht und das Erleben von Selbstwirksamkeit.

In den nachfolgenden Abschnitten dieses Kapitels werden verschiedene hypnotherapeutische Interventionen beschrieben, die in spezifischer Weise, sei es direkt oder sei es indirekt, die oben genannten »Metabotschaften« enthalten: Symptome zu verstehen als einen Fingerzeig des Körpers (siehe Abschn. 12.1), Anwendung einer typisch ericksonschen Induktionsform für eine explizite »Gelassenheitstrance« (siehe Abschn. 12.2), Imagination einer Ballonfahrt (siehe Abschn. 12.3), die schlafspezifische Gestaltung einer ziel- bzw. wunschorientierten Zeitprogression (siehe Abschn.12.4), verschiedene Zugangswege für eine Teilearbeit mit dem Symptom (siehe Abschn. 12.5) und schließlich die Nutzung von Stellvertretergeschichten (siehe Abschn. 12.6).

## 12.1 Die Angst vor der Störung und der Wille zum Schlaf

Gedanklich-affektive Negativattribute und eine eingeengte, negative innere Einstellung sind die Hauptfaktoren, die zur Aufrechterhaltung, also zur Chronifizierung, von Schlafstörungen führen. Die Betroffenen erleben sich als der Störung hilflos und ohnmächtig ausgeliefert. Alles, was am Tage schiefläuft, wird dem mangelnden Schlaf in die Schuhe geschoben.

Es entwickelt sich eine ängstliche Erwartungserhaltung dem Symptom gegenüber und verstärkt es damit gleichzeitig. Dieser Kreislauf, der den Charakter einer sich selbst verstärkenden Negativtrance hat, spielt auch bei vielen anderen weitverbreiteten psychischen Störungen eine Schlüsselrolle. Es ist die Angst vor der Störung und am Ende die Angst vor der Angst. Ursprünglich natürliche Reaktionen des Körpers wie Angst, Schwindel, Ohrgeräusche, Magen-Darm-Beschwerden, Erektionsschwäche, Schmerzen werden zum desaströsen Ereignis, weil sie als kompletter Kontrollverlust erlebt werden.

Verhaltenstherapie begegnet diesem Phänomen mit kognitivem Umstrukturieren. So soll z. B. durch das Führen eines Schlaftagebuches eine differenzierte Wahrnehmung des Schlafes wiederhergestellt werden. Oder Patienten sollen durch Suchen nach konstruktiven Alternativen für negative schlafbezogene Gedanken mehr Gelassenheit ihrem Schlaf gegenüber entwickeln und Hilflosigkeitsgefühle abbauen (Backhaus u. Riemann 1999, S. 56 ff.).

Einen anderen Weg ging Viktor Frankl, der Begründer der Logotherapie. Von ihm wurde das Verfahren der paradoxen Intervention entwickelt (Frankl 1960, 1975). Hierbei wird dem Patienten sein Symptom verschrieben. Er soll sein willentliches Bemühen nicht mehr darauf richten einzuschlafen, weil genau das angestrengte Wollen den Schlaf verscheucht. Schlaf lässt sich eben nicht herbeizwingen. Stattdessen soll der Patient das Gegenteil tun: sich nicht zum Schlafen zu zwingen, sondern zum Wachbleiben. Er wird also angewiesen, sich wie sonst üblich ins Bett zu legen, das Licht auszuschalten, jedoch die Augen offen zu halten und zu versuchen, nicht einzuschlafen. Diese Form einer paradoxen Intervention wird in verhaltenstherapeutisch ausgerichteten Programmen zusätzlich zur kognitiven Umstrukturierung bei Patienten mit primärer Insomnie propagiert mit dem Ziel, mehr Gelassenheit gegenüber dem Schlaf zu fördern (Backhaus u. Riemann 1999, S. 60). Eine Anwendbarkeit dieser Methode bei Schlafstörungen im Rahmen von depressiven Zuständen oder anderweitigen psychischen Erkrankungen ist klinischer Erfahrung nach nur in Einzelfällen gegeben.

Reframing auf hypnotherapeutischer Grundlage schlägt einen neuen, etwas anderen Weg im Umgang mit Schlafstörungen ein. Hypnotherapie geht direkt auf die Störung zu und lädt sie ein, mit in den therapeutischen Raum zu kommen. Die Störung wird willkommen geheißen als ein Phänomen, in dem viel Nützliches und Nutzbares enthalten ist. Ein Bedeutungswandel setzt dadurch ein, dass alle seine phänomenologischen Facetten (z. B. schlafphysiologischer und chronobiologischer Art) und die Erlebensdimensionen des Betroffenen (kognitiv und emotional, bewusst und unterbewusst) genauer betrachtet, untersucht, »tranceformatorisch« bearbeitet werden.

Als besonders prägnantes Beispiel eignet sich die hypnotherapeutische Arbeit mit Grübelinhalten. Diese Intervention stellt ein mehrfaches Reframing des Grübelns dar. Beim Grübeln ist man allein, es passiert ohne aktives Zutun und wird meistens als ergebnis- bzw. sinnlos erlebt. Jetzt in den therapeutischen Raum geholt, werden seine einzelnen Facetten, das ganze Spektrum seiner Phänomene genauer betrachtet, untersucht und »tranceformatorisch« verändert.

Zunächst aber will das Symptom als Störung gewürdigt werden in all den oben genannten phänomenologischen Facetten. Erst durch dieses Pacing entsteht, auch auf der Grundlage vertiefter Kenntnis des Patienten, die Möglichkeit, dass sich seine Bedeutung ändert.

**Aufwachen als Achtsamkeitssignal des Körpers**

Dieses Fallbeispiel entstammt einem »hypnotherapeutischen Schlafseminar« für stationäre Patienten. Die Therapiegruppe hat ihr zweites Treffen. Es geht um Durchschlafstörungen. Günther D., 48 Jahre alt, erzählt, dass er früher »wie ein Bär« geschlafen habe, und das trotz

Schichtdienst als Fernfahrer. Dann sei er vor elf Jahren unfairerweise entlassen worden. Seitdem wache er jede Nacht auf, zünde sich eine Zigarette an und grübele über das, was ihm damals widerfahren sei. Was er tun könne, fragt er in die Runde.

Die Gruppe ist sich schnell einig: Das Grübeln könne er sich sparen, indem er sich innerlich ein Grübelstoppschild aufstelle. Und von dort zum nächsten Stoppschild geht, beschriftet mit: »Rauchstopp!« Dass die Schlafstörungen etwas mit seinem Zigarettenkonsum zu tun haben könnten, weist Herr D. weit von sich. Schließlich habe er früher als Fernfahrer auch geraucht und dabei bestens geschlafen.

Vom Seminarleiter erfolgt an dieser Stelle der Hinweis, dass eine erlittene Ungerechtigkeit seiner Erfahrung nach »gar nicht so selten als Auslösesituation für Schlafstörungen und Grübelneigung infrage kommt. Wenn sie sich aber über einen so langen Zeitraum hinziehen, sind womöglich neben der ›Kopfsache‹ noch andere körperliche Faktoren mit im Spiel. Ein bärenstarker Schlaf ist ja nicht nur eine Kopfsache, sondern basiert auf einer guten Zusammenarbeit aller Organe. Von daher kann es ganz nützlich sein, auf alle Signale des Körpers und seiner Organe zu achten. Und manche dieser Organe haben vielleicht nach 20 Jahren ›die Nase voll‹ vom Nikotin, während andere noch ein paar Jahre mitmachen würden, ohne zu murren.«

In der oben skizzierten Szene hat der Patient in drei Sätzen vermutlich alles Wesentliche gesagt, was für die Entschlüsselung seines Symptoms von Bedeutung ist. Es ist wie bei der ersten »Sitzung« auf der Couch eines Psychoanalytikers, in der implizit schon all das enthalten ist, was in den nächsten 123 Analysestunden nach und nach ans Tageslicht befördert werden wird. Häufig schwebt sofort die Ursachenfrage mit im Raum, wie im obigen Fallbeispiel. Kausale Zuweisungen und Antworten liegen dem Zuhörer auf der Zunge. Die Gruppe tritt als Beschleuniger auf und spricht aus, was der Patient im Unterbewussten schon weiß. Aber sein Bewusstsein ist noch nicht so weit, dieses Wissen aufzugreifen und zu nutzen. Und der Hypnotherapeut wird getestet: Kann er mit seinem Leading warten, bis der richtige Zeitpunkt gekommen ist?

Der Bedeutungswandel eines Symptoms ist vor allem dann der entscheidende Genesungsschritt, wenn er mit einer neuen, positiv veränderten inneren Einstellung des vom Symptom betroffenen Menschen einhergeht. In dieser neuen inneren Einstellung wird der eigene Körper als zuverlässige und untrügliche Achtsamkeitsinstanz angesehen. Unser Körper ist derjenige, der am besten auf uns aufpasst.

Körperbezogene Symptome bzw. körpernahe Signale können einen aus alten, gewohnten Bahnen werfen. Wer sich davon aufwecken lässt und sich die Zeit nimmt, seine Bahnen, seine Kreise, die er zieht, ein wenig aus der Distanz zu betrachten, hat die Möglichkeit, sich einen Überblick zu verschaffen, seine Ziele zu überprüfen und nach neuen Wegen Ausschau zu halten.

Das Symptom »Schlafstörung« verliert seinen Schrecken, indem es in den therapeutischen Raum geholt und dort genutzt wird. Zum Beispiel für eine metaphorische »Bearbeitung«: In der Fallgeschichte »Was aus einem akuten Schwindel werden kann« in Abschnitt 11.1 vollzieht sich der Bedeutungswandel des Symptoms am Schluss dadurch, dass der Patient, ein begeisterter Hobbysegler, seine Durchschlafstörungen mit der für ihn positiv besetzten Metapher eines Leuchtturms belegt. In einem nächsten Schritt könnte der Patient zu einer Imagination des Leuchtturms eingeladen werden, und diese Imagination könnte szenisch ausgestaltet werden: Er besteigt den Leuchtturm und schaut von oben auf sein Schiff, den Kurs des Kapitäns, welche Ziele er ansteuert usf.

## 12.2 Aufgeweckt werden für mehr Gelassenheit

Besonders wichtig sind Symptomutilisation und -reframing, wenn Schlafstörungen im Rahmen einer schwereren depressiven Erkrankung auftreten. Schlafstörungen sind häufig das erste Symptom einer depressiven Phase. Ist sie überwunden, gelten sie als wichtigster Prädiktor für das Nahen einer erneuten Depression. Viele Patienten, die eine depressive Phase erlebten, verknüpfen das erneute Auftreten von Schlafproblemen tatsächlich damit, dass sich nun unweigerlich eine erneute depressive Phase ankündigt: »Damit hat es begonnen, und jetzt fängt das Ganze wieder von vorne an.« Möglicherweise begünstigt eine derartige kognitive Verknüpfung selbst – im Sinne einer Selffulfilling Prophecy – die Gefahr des Wiederauftretens einer Depression.

Hier hilft es, die Dinge von der anderen Seite aus zu betrachten. Praktisch jeder Mensch kann ab und zu nicht schlafen. Unser Schlaf unterliegt unzähligen Einflüssen. Vorübergehende Schlafstörungen können als natürliches Phänomen aufgefasst werden. Von daher werden Menschen, die ihre depressive Phase überwunden haben, nach einer Reihe von »guten Nächten« unweigerlich auch wieder eine »schlechte Nacht« erleben. Selbst eine Reihe von »schlechten Nächten« bedeutet keineswegs, dass dadurch der depressive Rückfall vorprogrammiert ist. Wenn dem so wäre, müssten alle Patienten mit depressiven Phasen ständig wiedererkranken.

Also: Gerade bei Schlafstörungen im Rahmen einer depressiven Erkrankung sind kognitives und emotionales Reframing dieses Symptoms Grundlage einer langfristigen Genesung. Es ist gut, wenn der Patient weiß, dass schlecht zu schlafen auch bei ihm außer Depressivität noch 1000 andere, häufig schnell vorübergehende Gründe haben kann. Und es ist wichtig, wenn er die Erfahrung gemacht hat, dass »schlechte Nächte« am Ende zu mehr Wohlbefinden geführt haben, weil sie zur Stärkung von Achtsamkeit für sich selbst genutzt werden können.

### 12.2.1 Eine Gelassenheitstrance mit Induktion über den »freundlichen Händedruck«

**Die persönliche »Gelassenheitsformel« nach Überwindung einer Depression**

Frau Daniela W. war vor etwa eineinhalb Jahren an einer depressiven Episode erkrankt. Nach sechs Wochen stationärer Behandlung in einer psychosomatischen Klinik war sie weitgehend genesen. In der nachfolgenden Zeit traten allerdings wiederholt Schlafstörungen auf.

Während ihres Klinikaufenthaltes hatte Daniela W. autogenes Training (AT) kennengelernt und wendet es regelmäßig an. Mithilfe der sechs Übungsformeln – für die Schwere-, Wärme-, Atem-, Herz-, Sonnengeflechts- und Stirnkühleübung – kann sie sich gut entspannen. Wonach sie sucht, ist eine passende »Gleichgültigkeitsformel«, also eine Autosuggestionsformel, die mehr Gleichgültigkeit gegenüber Schlafstörungen bewirken soll. Beim klassischen AT werden thematische Autosuggestionsformeln als »formelhafte Vorsatzbildungen« bezeichnet. Die klassischen Gleichgültigkeitsformeln aus dem AT, wie z. B. »Schlaf ist gleichgültig«, zeigen bei Daniela keine gelassenheitsfördernde Wirkung, sondern erzeugen eher zusätzlichen Druck.

Der Patientin wird vorgeschlagen, in Trance zu gehen, um sich vom Unterbewussten Anregungen geben zu lassen für »Ihre persönliche Gelassenheitsformel. Inhalt der Trance wird sein, den angestrebten

Zielzustand von mehr Gelassenheit auf sich wirken zu lassen«. Das Vorgehen basiert auf der von Milton Erickson (1954) beschriebenen Hypnosetechnik eines zielprojektiven, progressiven Zeiterlebens. Erickson machte die Erfahrung, dass ziel- bzw. wunscherfüllendes Zukunftserleben insbesondere dann einen tatsächlich günstigen Lauf der Dinge anzubahnen vermag, wenn das Zukunftserleben sich in mittleren bis tieferen Trancestadien vollzogen hatte.

Im vorliegenden Fall kommt eine Induktionstechnik zum Einsatz, wie ich sie erstmals bei einer Demonstration von Ulrich Freund gesehen habe.[4] Seitdem nenne ich diese besondere Form einer Tranceinduktion den »freundlichen Händedruck«. Nach einer kurzen Erörterung des geplanten Vorgehens setze ich mich der Patientin direkt gegenüber und reiche ihr meine rechte Hand zum »freundlichen Händedruck«. Beide Hände halten sich so, dass der Unterarm der Patientin in einer annäherungsweise horizontalen Position kataleptisch werden kann. Gleichzeitig besteht ein intensiver Blickkontakt, indem der Therapeut seinen »hypnoiden Blick aufsetzt« (Gilligan 1998, S. 103; siehe auch die Übersicht hier in Abschn. 11.1). Für die Anwendung dieser Induktionstechnik sind Vorerfahrungen im Umgang mit tiefer gehenden Trancezuständen erforderlich.

**Fortsetzung: Die persönliche »Gelassenheitsformel« nach Überwindung einer Depression**

»Sie spüren meine Hand. Und wie Ihre Hand meine Hand hält. Indem Ihre Hand die andere Hand spürt, wird sie ganz ruhig und stark. Sie können Ihre rechte Hand ruhig so lassen, wie sie gerade ist, einfach so lassen. Und Sie können wahrnehmen, wie sich die Muskeln des linken Arms mehr und mehr lösen und sich entspannen. Während Ihre linke Hand ganz gelöst daliegt, können Sie beginnen, es zu genießen, wie diese wohltuende Ruhe und Entspannung sich ausbreitet ... [Augenzwinkern, Tränen oder beginnender, spontaner Augenschluss sind hierbei mögliche, jedoch nicht unbedingt erforderliche Hinweise auf eine beginnende Trance, werden gegebenenfalls zum Pacing genutzt.] Und die Augen können sich lösen, entspannt lösen und sich zufallen lassen, einfach fallen lassen ... Der rechte Arm ist fest, ganz fest, ganz stark und fest. Er bleibt so fest und wird noch ein wenig fester, wenn

4 Ulrich Freund demonstrierte diese Technik 2004 im Rahmen eines Workshops auf der Jahrestagung der Milton-Erickson-Gesellschaft in Bad Orb.

meine Hand sich langsam löst, bleibt ganz fest und stark so stehen, während sich alles andere löst und noch tiefer in Entspannung geht.« Die Hand des Therapeuten löst sich langsam aus der Hand des Patienten und lässt den kataleptischen rechten Arm des Patienten zurück. Nun beginnt die inhaltliche Trancearbeit.

»Während Sie alles wahrnehmen, was gerade passiert, können Sie es so lassen, wie es ist ... Sie können tiefer nach innen gehen, alles Oberflächliche hinter sich lassen und weitergehen, tiefer, dorthin, wo Sie noch gleichgültiger, noch gelassener werden ... und Sie können sich fragen, wie wirkt sich das aus, wenn Schlaf oder Nichtschlaf für Sie gleichgültiger geworden sind, wie wirkt sich das aus auf Ihre Gedanken, auf Ihr Denken?

Wie wirkt sich dieses Mehr an Gleichgültigkeit aus, wenn Sie die eine oder andere Nacht mal eine Zeit lang wach bleiben oder wach im Bett liegen ... was Sie dann tun werden oder einfach lassen oder gleich wieder einschlafen ... Dieses Mehr an gelassener Gleichgültigkeit ... welche Gedanken da entstehen, welche Bilder da auftauchen ... und mit welchen Empfindungen werden sie sich verbinden? Und Sie können sich fragen, wie wirkt sich mehr Gleichgültigkeit aus auf Ihre Gelassenheit, Ihre Gelassenheit gegenüber Schlaf oder Nichtschlaf ... auf Ihre Stimmung morgens, wenn Sie aufwachen, auf Ihre Gedanken, wenn Sie nach einer Nacht mit viel Schlaf oder wenig Schlaf aufwachen ...«

In der Nachbesprechung berichtet Daniela, dass ihr in Trance plötzlich »ein Licht aufgegangen« sei. Ihr sei klar geworden, wie zuverlässig Selbstentspannung bei ihr bereits wirke. Auch wenn sie mal länger wach liege, führe in aller Regel Selbstentspannung dazu, dass nächtliches Wachsein zumindest in eine entspannte Ruhezeit übergehe. Die für sie passende autosuggestive Formel dazu laute: »Je mehr ich auf die Entspannung meines Körpers achte, umso gelassener werde ich.«

Ein anderes Fallbeispiel dafür, wie eine passende Gelassenheits- bzw. Gleichgültigkeitsformel gefunden werden kann, findet sich in Abschnitt 5.5.

## 12.3 Ballast abwerfen und Abstand gewinnen – Imagination einer Ballonfahrt

Viele Patienten, die unter Schlafproblemen leiden, kommen mit einer »rationalen Überfrachtung« in Therapie. Bewusst-begriffliches, logisch in sich geschlossenes Denken hat ein Übergewicht bekommen, während es an träumerischen, assoziativ-gelösten Denkformen fehlt. Deshalb ist es in der Behandlung von Patienten mit Schlafstörungen wichtig, zu kreativen, träumerischen Formen des Denkens anzuregen. In Trancezuständen, im Deutschen auch »Wachschlaf« genannt, entfaltet sich diese andere, bilder- und symbolreiche, zugleich sinnlich-konkrete Form inneren Erlebens.

Hypnotherapeutisch angeleitete szenische Imaginationen entsprechen einem Wachtraum. Sie ermöglichen traumhaftes Erleben im Zustand des Wachschlafes. Und ermöglichen damit einen Zugang zum verschlüsselten, unterbewussten »Störungswissen«. Bei der »Red-Balloon«-Technik (Hammond 1990; Alman a. Lambrou 2010) wird ein roter Heißluftballon imaginiert, an den der Patient seinen Ballast, d. h. seine Sorgen, übermäßigen Befürchtungen etc., abgibt. Dann stellt er sich vor, wie dieser Ballon damit davonfliegt. Mit dieser Technik sollen zwanghaft-grüblerische Denkstrukturen und die für Schlafgestörte typische übermäßige Besorgtheit positiv verändert werden (Schlarb 2003).

Einen Schritt weiter geht die nachfolgend ausführlicher dargelegte Imaginationstechnik einer Ballonfahrt. Bei dieser Imagination begibt der Patient selbst sich auf eine Ballonfahrt. Seinen Ballast nimmt er mit und verabschiedet sich dann während der Fahrt nach und nach davon. So gewinnt der Ballon an Leichtigkeit und Höhe. Der Ballonfahrer schwebt über den Dingen und kann das, was ihn interessiert, von oben in aller Ruhe anschauen.

**Imagination einer Ballonfahrt**

»Ich möchte Sie bitten, es sich im Sessel bequem zu machen, sodass es Ihnen leichter fällt, in eine Entspannungstrance, in eine leichte Entspannungstrance zu gehen. Sie können Ihre Augen zufallen lassen und Ihre innere Aufmerksamkeit darauf richten, wie sich die Entspannung in Ihren Armen ausbreitet, die Muskeln sich lösen, von den Schultern, über die Arme, den Oberarm, die Ellbogen, bis in die Hände und Finger. Und Sie können wahrnehmen, wie die Atmung ruhiger wird und tiefer.

Ich möchte Sie bitten, sich vor Ihrem inneren Auge ein angenehmes Erlebnis vorzustellen. Es ist ein schöner Tag. Sie gehen auf einer Wiese entlang. Die Sonne steht schon tief am Horizont und taucht die Wiese in ein warmes Licht. Und Sie können auf der Wiese einen großen Ballon sehen, und Sie wissen ganz genau, dass dieser Ballon auf Sie persönlich gewartet hat. Es ist Ihr Ballon, und schauen Sie bitte hin, welche Farbe Ihr Ballon hat.

Sie wissen, dass Sandsäcke da im Korb des Ballons liegen. Es wäre gut, noch zusätzlichen Ballast mitzunehmen. Sie können als Ballast Dinge mitnehmen, die Sie am Tag mit sich rumgeschleppt haben, oder etwas, was schon seit Längerem auf Ihren Schultern lastet, Dinge, die Sie schon lange loswerden wollten. Jetzt ist die Gelegenheit dazu.

Steigen Sie in den Korb, lösen Sie die Leinen, und Sie schweben sanft nach oben. Nach und nach können Sie Ballast über Bord werfen. Und Sie werden an Leichtigkeit gewinnen. Schauen Sie auf die Päckchen, die Sie mitgenommen haben. Von welchem wollen Sie sich als Erstes verabschieden? Nehmen Sie es in die Hand. Sie halten das Päckchen, Sie spüren es in Ihren Händen und werfen es über Bord, ganz bewusst und genießerisch, vielleicht aber auch mit Nachdruck.

Wenn es ein zweites Päckchen gibt, das Sie jetzt loswerden wollen, dann nehmen Sie es als Nächstes in die Hand und werfen es aus dem Ballonkorb. Und ist da noch etwas, von dem Sie sich verabschieden möchten, dann tun Sie es und lösen sich auch von diesem Ballast, indem Sie es über Bord werfen.

Stellen Sie sich vor, wie Sie mit Ihrem Ballon höher und weiter schweben, über Wiesen, über Berge und Täler, wie Sie sich tragen lassen von Ihrem großen Ballon, vielleicht unten das Meer sehen, blau, glitzernd schön, über dem großen Ozean des Lebens schweben …

Sie können sich treiben lassen. Einfach weitertreiben lassen, immer weiter und weiter, als ob Sie die Erde umrunden würden, und gleichzeitig dreht die Erde sich unter Ihnen weiter. Sie nähern sich der Gegend, in der Sie leben, sehen schon das Dorf oder die Stadt, sehen dorthin, wo Ihr Zuhause ist, wo Sie arbeiten, sich mit Freunden treffen, Ihren Hobbys nachgehen. Und bevor Sie zur Landung ansetzen, können Sie sich alles von oben ansehen. Wenn Sie wollen, können Sie auch ein Fernglas nehmen und bemerken, was sich verändert hat oder was geblieben ist, je nachdem, wie Sie es sich in Ihrem Ballon vorstellen und wie es gut für Sie ist, für Ihre innere Bal(lo)ance.

Sie können diese ruhige Gelassenheit spüren, und vielleicht gibt es da noch eine Baustelle, die Sie entdecken, an der Sie noch etwas verändern oder voranbringen wollen. Oder Sie denken: Diese Baustelle begleitet mich schon viele Jahre, und ich glaube, ich kann sie auch weiter ruhen lassen, weil es jetzt Dringlicheres gibt.

Und dann suchen Sie sich einen schönen Landeplatz, einen Platz, auf dem Sie sicher landen können, sanft zurückkehren auf die Erde, auf den festen Boden, zurückkehren, um wieder da zu sein, hier, wieder ganz wach zu werden. Sie können sich ein wenig bewegen, sich recken und strecken oder gähnen, wie Sie möchten, um wieder ganz wach und voll da zu sein.«

## 12.4 Aus der Ferne das Symptom anschauen und dann in die Zukunft gehen

Die nachfolgend dargestellte Technik verbindet den dissoziativen Zustand einer Beobachterposition im zweiten Schritt mit einer zielorientierten Zeitprogression. Es wird ein Blick ins Schlafzimmer geworfen. Nicht durchs Schlüsselloch, sondern von oben – durchs Dach – wird der Realität ins Auge geschaut und dann einer wunscherfüllenden Fantasie freier Lauf gelassen.

Aus der eingenommenen Beobachterperspektive können sehr persönliche, intime oder schamhaft besetzte Einzelheiten wahrgenommen werden. Nicht selten offenbart sich ein Hauptthema des Patienten, das im Unterbewussten darauf wartete, ans Tageslicht befördert zu werden. Von daher sollte mit dieser Technik gewartet werden, bis sich eine vertrauensvolle und tragfähige therapeutische Beziehung entwickelt hat.

**Heimkino im Schlafzimmer und das rote Sofa nach der Schule**

Antonio G., 32 Jahre alt, wohnte zusammen mit seiner Freundin bei deren Eltern. Er und seine Freundin schliefen dort in einem kleinen Durchgangszimmer. Wohn- und Schlafsituation der beiden waren ursprünglich als Übergangslösung gedacht, die vor Kurzem »fünfjähriges Jubiläum feierte«, wie Herr G. es selbst formulierte. Seit drei Jahren litt Herr G. unter massiven Einschlaf- und Durchschlafstörungen, eingebettet in ein depressives Zustandsbild.

Außer seinem Hobby, das Schlafzimmer in eine Art Heimkino zu verwandeln und sich zusammen mit einigen Freunden einen Film aus seiner riesigen DVD-Sammlung anzuschauen, gab er an, dass er sich leidenschaftlich gerne mit Astronomie beschäftige. Er besitze ein großes Fernrohr, mit dem er häufiger nachts die Himmelskörper beobachte. Und erwähnte dabei, dass seine Mutter ihm früher als kleines Kind manchmal abends im Bett ein Gute-Nacht-Lied gesungen habe.

Das Lied begann mit: »La, le, lu, nur der Mann im Mond schaut zu …«

Die Therapie bei Antonio G. dauerte eineinhalb Jahre. Im Nachhinein besehen, bahnte sich der erste entscheidende Durchbruch an, nachdem er in Trance vom Weltall aus einen Blick auf sein Schlafzimmer jetzt und ein Jahr später geworfen hatte. Wie üblich bei dieser Art von Hypnose, wurde dem Patienten vor Beginn der Ablauf kurz erläutert. In der Regel empfiehlt es sich, den Patienten auf die vorgesehenen Tranceinhalte in knapper, allgemeiner Form vorzubereiten. In diesem Fall z. B. davon zu sprechen, dass es darum geht, in einer leichten Entspannungstrance sich den Ort, wo er schläft bzw. nicht schläft, von weit oben anzuschauen. Und dass eine leichte Trance die beste Art ist, sich mit dem inneren Auge etwas anzuschauen.

Die Vorbesprechung dient auch dazu, dem Therapeuten ausreichend Informationen an die Hand zu geben, damit er die nachfolgende Trance eng am Patienten anleiten kann. Beim Patienten löst sie Neugier aus auf das, was kommt, weckt Interesse und intensiviert seine Aufmerksamkeit. Mitunter stellen sich schon während der Vorbesprechung Trancezustände bei ihm ein. Je konkreter in der Vorbesprechung Inhalte der nachfolgenden Trancearbeit bereits vorab erörtert werden, umso eher wird eine frühzeitige Tranceraktion des Patienten angebahnt. Dies sollte der Therapeut im Blick haben, um einen optimalen Rapport zu gewährleisten.

Kommt es bereits während der Vorbesprechung zu einer ersten Trancereaktion des Patienten, kann sie für eine fraktionierte Trance genutzt werden. Sie beinhaltet zwei oder mehr hintereinanderfolgende Trancesequenzen, jeweils unterbrochen von Gesprächsphasen, in denen sich der Patient wieder im wacheren bzw. normalwachen Zustand befindet. Fraktionierte Trancen haben die Eigenschaft, sukzessiv tiefer gehende Trancezustände zu induzieren. Eine explizite Tranceinduktion, wie sie in der nachfolgenden Anleitung beschrieben wird, ist dann in aller Regel gar nicht mehr nötig.

**Fortsetzung: Heimkino im Schlafzimmer und das rote Sofa nach der Schule**

»Ich möchte Sie bitten, es sich im Sessel bequem zu machen, sodass es Ihnen leichter fällt, in eine Entspannungstrance, in eine leichte Entspannungstrance zu gehen. Sie können Ihre Augen zufallen lassen und Ihre innere Aufmerksamkeit darauf richten, wie sich die Entspannung in Ihren Armen ausbreitet, die Muskeln sich lösen, von den Schultern, über die Arme, den Oberarm, die Ellbogen, bis in die Hände und Finger. Und Sie können wahrnehmen, wie die Atmung ruhiger wird und tiefer.

Und jetzt möchte ich Sie bitten, sich vor Ihrem inneren Auge vorzustellen, wie Sie die Erde vom Mond aus betrachten. Sie schauen von dort oben auf diesen Blauen Planeten. Stellen Sie sich vor, wie Sie von weit oben durch ein Fernrohr schauen und die Weltmeere, die Kontinente, die ersten großen Städte erkennen können. Und während es Nacht wird auf der Erde, richten Sie Ihr Fernrohr auf die Stadt H. Zoomen Sie sich die Stadt mit Ihrem Fernrohr näher heran. Es ist Nacht, und Sie richten Ihren Blick auf das Haus, in dem Antonio G. zusammen mit seiner Freundin und deren Familie wohnt. Schauen Sie auf das Haus, und stellen Sie sich vor, einen Blick in das Schlafzimmer zu werfen.

Sie sehen Herrn G., Sie sehen, er kann nicht schlafen, liegt wach. Achten Sie darauf, was in seinem Gesicht zu sehen ist, was er mit den Armen und Beinen macht. Schauen Sie sich das Bett an, in dem er liegt. Was gibt es da zu sehen, was fällt Ihnen auf, was befindet sich rechts von Herrn G. und was links von ihm? Und dann richten Sie Ihren Blick auf das weitere Drumherum, was da sonst noch im Zimmer zu sehen ist. Welche Einzelheiten fallen Ihnen auf, wenn Sie so von oben, mit ruhigem Teleskopblick, auf das Schlafzimmer schauen, in dem Herr G. wach liegt und nicht schlafen kann? Nehmen Sie einfach das wahr, was gerade vor Ihrem inneren Auge erscheint. Lassen Sie sich Zeit, das alles in Ruhe zu betrachten, lassen Sie sich ruhig Zeit ...

Und jetzt können Sie sich ausruhen. Legen Sie das Fernrohr beiseite, lehnen Sie sich zurück, und lassen Sie Ihre inneren Augen ausruhen. Sie haben jetzt Zeit, alle Muskeln des Körpers zu lockern und zu lösen. Und während Sie sich die Zeit nehmen, auf diese angenehme Weise sich in Ihrem eigenen Rhythmus zu entspannen, dreht sich die Erde weiter und weiter. Sie können in Ruhe von dort oben die Erde da unten sich weiterdrehen lassen.

So dreht sich die Erde weiter, und es vergehen die Tage und Wochen, Monat um Monat, bis ein Jahr vergangen ist. Und jetzt können Sie Ihr Fernrohr noch einmal nehmen, um zu schauen, was dort unten auf der Erde bei Herrn G. passiert ist. Stellen Sie sich vor: Wir wissen nicht, wie und wann genau es passiert ist, aber Herr G. kann wieder schlafen. Suchen Sie mit Ihrem Fernrohr den Ort auf der Erde, wo

Herr G. gerade schläft, im Jahr ..., im Monat ... des Jahres ... [zirka ein Jahr später, vom aktuellen Termin aus gesehen].

Stellen Sie sich einfach vor, Sie sehen ihn in der Nacht schlafen, tief und fest und zufrieden schlafen. Schauen Sie sich das Gesicht an von Herrn G., wie er da tief und fest schläft, seine Körperhaltung, wie er atmet. Was sehen Sie drum herum, neben ihm, was an seiner rechten, was an seiner linken Seite? Was gibt es sonst noch in dem Zimmer zu sehen, wo Herr G. im ... (Monat/Jahr) so ruhig und tief entspannt schläft? Welche Einzelheiten fallen Ihnen auf, wenn Sie von oben mit ruhigem Teleskopblick in das Zimmer schauen, wo Herr G. jetzt so gut schlafen kann? Wo befindet sich das Zimmer? In welchem Haus, an welchem Ort? Was sonst in der weiteren Umgebung können Sie wahrnehmen, in Ihrem eigenen Tempo, mit der Zeit, die Sie brauchen, alles, Wichtiges und Unwichtiges, zu betrachten?

Dann möchte ich Sie bitten, sich mit Ihrem Fernrohr so langsam weiter wegzuzoomen, sodass Sie die ganze Stadt, wo Herr G. schläft, von oben sehen, dann das Land, den Kontinent, die großen Weltmeere, die ganze Erde. Und während sich Ihr Blick immer weiter davon entfernt, orientieren Sie sich zurück, werden Sie mit Ihrer Aufmerksamkeit wieder ganz wach in dem Raum, wo Sie jetzt gerade sitzen, kommen zurück und werden wach. Sie können sich dabei recken und strecken, dabei nach Herzenslust gähnen, so wie Sie das machen, wenn Sie nach einem langen, tiefen Schlaf am Morgen wieder aufwachen, sich wieder ganz wach und ganz frisch fühlen ...«

Wie häufig bei Hypnosesitzungen gehen die inneren Prozesse beim Patienten auch in dieser Arbeit ihre eigenen Wege und folgen nicht linear dem vom Hypnotiseur vorstrukturierten äußeren Ablauf. Beim ersten Blick auf sein Schlafzimmer reagierte Antonio G. innerlich erschrocken angesichts der dort herrschenden Enge. Das Zimmer war bis oben hin vollgestellt mit elektrischen Geräten, Regalen, Kartons, einer Leinwand, dem Schlafmobiliar. Als er das sah, stellte Herr G. Überlegungen an, alles umzustellen, um Platz zu schaffen. Vor seinem inneren Auge platzierte er Möbel, Leinwand, Projektor und andere Geräte um, legte sich noch mal hin, stellte aber fest, dass es dadurch nicht besser wurde. Später, beim zweiten Blick, »nachdem ein Jahr vergangen war«, sah er sich auf einem roten Sofa liegen. Diese Szene beschrieb er so: »Die Sonne hat durchs Fenster geschienen. Alles war entspannt, so wie ich das haben will.«

Das »rote Sofa« war eine Erinnerung aus seiner Jugendzeit. Wenn er von der Schule nach Hause gekommen war und zu Mittag gegessen hatte, legte er sich auf diesem Sofa hin, um für 30 Minuten »wegzudösen«. Das Bild mit dem Sofa und der Satz »So wie ich das haben will« traten im weiteren Verlauf immer wieder vor seine Augen und führten schließlich zu zwei wichtigen Entschlüssen.

Im vorliegenden Fall hatte der Patient als eines seiner Hobbys die Astronomie angegeben. Davon ließ sich der Therapeut zu der Idee mit dem Fernrohr anregen. Dass vom Mond aus auf die Erde geschaut wird, entspringt einer typischen Vorstellung in einigen bekannten Gute-Nacht-Liedern für Kinder. In der Einzelarbeit mit schlafgestörten Patienten sollte der imaginative Rahmen dieser Technik möglichst an den Erfahrungshintergrund des jeweiligen Patienten anknüpfen. Das Pacing lässt sich leiten von der Frage, welche inneren Bilder der Patient dadurch hat, die Erde von oben beobachten zu können.

Da für jüngere Menschen heutzutage der Blick auf die Erde durch weitverbreitete Computerprogramme, z. B. der Firma Google (»Google Earth«), am eigenen Computerbildschirm zur Selbstverständlichkeit geworden ist, bietet sich bei Jüngeren auch die Vorstellung an, »wie bei Google Earth auf die Erde zu schauen« und dann den Ort, wo der Patient lebt, »Schritt für Schritt heranzuzoomen«.

Diese Imaginationstechnik trägt sich, was den eigentlichen Tranceprozess betrifft, durch einen nonverbalen Rapport. Ein kontinuierlicher verbaler Austausch zwischen Therapeut und Patient ist nicht erforderlich. In bestimmten Fällen ist zu erwägen, auch während der Imaginationsphase den verbalen Kontakt zum Patienten aufrechtzuerhalten, wenn zum Beispiel (in der Regel innerhalb der Anfangsphase einer Therapie) Patient und Therapeut noch wenig miteinander vertraut sind; oder bei Patienten mit einem anderweitig bedingten Bedürfnis, innerhalb einer länger währenden Trancearbeit sich weiter mit dem ihm gegenübersitzenden Therapeuten austauschen zu können. Gelegentlich ergibt es sich auch von selbst, dass der Patient sich während der Imagination spontan dahin gehend äußert. Es ist ratsam, diese Möglichkeit zuvor zu erwähnen oder in die Tranceinduktion mit einzuflechten.

In jedem Fall hängt der Verlauf der imaginativen Prozesse beim Patienten stark davon ab, wie der Therapeut den Rahmen strukturiert. Wichtig ist, darauf zu achten, dem Patienten genügend Zeit zu geben, Details wahrnehmen zu können. Der Therapeut sollte darauf gefasst sein, dass Imaginationen und Assoziationen auftauchen können, welche ein für den Patienten unangenehmes, ausgeblendetes Thema anrühren. Zum Beispiel einen Partnerschaftskonflikt, den der Patient schon länger unausgesprochen vor sich her schiebt. Oder eine andere festgefahrene, »verknotete« Beziehung. Manchmal geht es auch um eine persönliche Neuorientierung, sei es im Privat- oder im Berufsleben, vor welcher der Patient bisher zurückschreckt. Von daher muss mit dem »aufgetauchten« Material behutsam umgegangen werden. Dem Patienten gegenüber wird eine therapeutische Haltung verkörpert, in der alles Erlebte, Schmerzvolle und Peinliche, Zwiespältige und Verdrängte seinen Platz hat und mitgenommen wird. Es findet seinen Platz im unendlich großen, gemeinsam getragenen therapeutischen Themenkorb. Dort kann es liegen bleiben, so lange, bis es »dran« ist.

**Fortsetzung: Heimkino im Schlafzimmer und das rote Sofa nach der Schule**

Kommen wir zum Schluss dieses Abschnitts noch einmal zurück zum Patienten aus obigem Fallbeispiel. Antonio G. lebte in »Übergangslösungen«, die schon Jahre andauerten und für ihn eigentlich unerträglich geworden waren. Eine Übergangslösung bestand aus einem Durchgangs(!)-Zimmer bei den Schwiegereltern, welches als Wohn-Schlaf-Zimmer für ihn und seine Lebensgefährtin fungierte. Aber auch seine berufliche Situation befand sich im permanenten Übergangszustand. Als er vor Jahren bei einem Paketzustelldienst anfing zu arbeiten, geschah dies aus einer finanziellen Not heraus, und er sah den Job »nur als vorüber-gehenden« an. Mittlerweile hatte er sich einen arbeitsbedingten Bandscheibenschaden zugezogen und litt unter dem stetig anwachsenden Zeitdruck bei seiner Arbeit.

Ein Jahr später, nachdem er das rote Sofa gesehen und mit dem Satz »Alles war entspannt, *so wie ich das haben will*« kommentiert hatte, lebte und schlief Antonio G. – meistens bestens – in einer eigenen Wohnung. Beim Paketdienst hatte er gekündigt. Stattdessen absolvierte er nunmehr eine Ausbildung für den mittleren Verwaltungsdienst mit Aussicht auf eine Beamtenstelle.

## 12.5 Teilearbeit mit dem Symptom

Mit den fünf Säulen einer schlaffreundlichen Selbstfürsorge (Teil II in diesem Buch) haben wir ein neurobiologisch fundiertes, verhaltensorientiertes Konzept in der Hand, von dem viele Patienten mit Schlafproblemen nachhaltig profitieren. Sie schlafen allein deswegen schon deutlich besser, weil sie bestimmte Gewohnheiten, Verhaltensweisen, Alltagsabläufe verändern und damit alte Muster unterbrechen. Unter dem hypnotherapeutischen Blickwinkel eines Reframings lässt sich auch sagen: Sie nutzen ihre Schlafstörungen dazu, z. B. Bewegungsfreuden wiederzuentdecken, eine Pausenkultur zu entwickeln, der eigenen Lese-, Wissens- oder auch Sinnenlust wieder nachzugehen.

Was aber ist mit Patienten, die trotz Befolgung aller schlafförderlichen Verhaltensmaßnahmen nicht wirklich besser schlafen? Oder, auch vorkommend: mit denen, die irgendeine innere Blockade davon abhält, ihr Wissen über einen schlaffreundlichen Lebensstil umzusetzen und aktiv schlaffreundliche Selbstfürsorge zu betreiben? Und nicht wenige Patienten ahnen, dass sich nachts bei ihnen ein persönliches Thema meldet. Einerseits hegen sie die manchmal unausgesprochene Erwartung, dass der Therapeut »ihr« Thema »aufdeckt«, andererseits gehen sie der Auseinandersetzung mit einem belastenden Thema auch gerne aus dem Weg. Es wird in die Dunkelheit verbannt, wo es als Nachtgespinst wieder auftaucht.

**Was tun bei »grundloser Schlaflosigkeit«?**

Die TEILNEHMERIN eines Weiterbildungsseminars, eine erfahrene Kollegin, erzählt von einer 39-jährigen Insomniepatientin. Sie sei glücklich verheiratet, habe zwei gesunde Kinder, lebe in Wohlstand und sehe sich selbst als einen Menschen, der »eigentlich keine Sorgen« hat. Ihr einziges Problem seien hartnäckige Schlafstörungen. Sie sind mittlerweile so quälend, dass sie psychotherapeutische Hilfe sucht.

Auf Nachfragen zu weiteren anamnestischen Einzelheiten wird berichtet, dass die Patientin sich einer eingehenden ärztlichen Untersuchung unterzogen hatte, die keine pathologischen Befunde ergeben hatte. Auch eine Nacht im Schlaflabor habe keine weiteren Erkenntnisse gebracht. Dort habe sie so gut geschlafen wie schon lange nicht mehr.

Die Patientin betreibt regelmäßig Sport, macht Entspannungsübungen, trinkt und raucht nicht, verbringt die Zeit vorm Zubettgehen vorbildlich und findet ihr Schlafzimmer »eigentlich richtig kuschelig«. Sie gibt an, nicht zu grübeln, sondern einfach nur wach im Bett zu liegen. Die Kollegin fragt in die Runde, was sie »mit dieser Patientin machen« soll.

In der anschließenden Falldiskussion wird die Idee geäußert, dass hier möglicherweise Teilearbeit mit dem Symptom weiterführe. Die entscheidende Frage sei vermutlich, auf welche Weise, in welcher Form die Patientin einen Zugang finde zum symptomverantwortlichen Selbstanteil. Einige Teilnehmer meinen, dass die Patientin vielleicht im normalwachen Zustand »jede Themensuche abwehrt« und allenfalls unter Trance störungsbezogenes thematisches Material »ans Tageslicht« befördert werde. Aufmerksam registriert wurde der Vorschlag einer Teilnehmerin, aus dem Symptom im Rahmen einer Imagination eine Gestalt, einen metaphorischen Stellvertreter entstehen zu lassen.

Fünf Monate später ergab sich die Gelegenheit für eine Rückmeldung der Kollegin. Sie berichtete darüber, welche biografischen und aktuellen Hintergründe sich zwischenzeitlich bei der Patientin herausgestellt hatten. Ihr Großvater mütterlicherseits war Angehöriger der Waffen-SS gewesen. Aus dem Zweiten Weltkrieg war er verletzt zurückgekehrt und hatte in der Folgezeit die Familie – also die Herkunftsfamilie der Mutter der Patientin – tyrannisiert. Zugleich war seine Nazi-Vergangenheit in der Familie ein Tabuthema.

Diese Zusammenhänge offenbarten sich im Rahmen einer Teilearbeit mit der Patientin. Dabei tauchte ein Selbstanteil auf, dessen sich die Patientin bisher nicht bewusst gewesen war. Sie nannte diesen Teil ihres Selbst »meine Tabuseite«. Bei näherer Betrachtung ihrer »Tabuseite« nahm die Patientin erstmals aggressive Fantasien bewusst wahr, die sie gegenüber ihrem Mann hegte.

### 12.5.1 Zugangswege bei einer Teilearbeit

Teilearbeit mit dem Symptom geht von der Annahme aus, dass sich im Symptom ein Selbstanteil zu erkennen gibt. Auf Schlafstörungen angewandt, bedeutet dies, dass sich ein Selbstanteil mithilfe »nächtlicher Ruhestörung« Gehör verschaffen will. Ein Anteil der Persönlichkeit, der zur inneren Familie des Schlaflosen gehört, meldet sich abends bzw. nachts, weil er tagsüber, im Alltagsgeschäft, zu kurz kommt, keine Fürsprecher oder Unterstützer für seine Anliegen findet bzw. nicht nach ihnen sucht. In manchen Fällen handelt es sich z. B. um einen widerspenstigen, rebellischen Anteil in Koalition mit einem bedürftigen, verletzten Teil der Persönlichkeit. Beide finden im »Alltagsgetöse« kein Gehör und sind deshalb darauf angewiesen, die »innere Familie« des Betroffenen wach zu rütteln, wenn etwas Ruhe eingekehrt ist. Oder aber das »innere Team« kommt nachts nicht zur Ruhe, weil zwei Mitglieder der »inneren Crew« im Clinch liegen und nachts Radau machen. Tagsüber werden die Widersacher von den Funktionsträgern des Alltagsgeschäfts zu einem Burgfrieden verdonnert, und ihre Konflikte werden unter den Teppich gekehrt.

Ausgangspunkt für die Arbeit mit Teilen des Selbst ist somit die Annahme, dass Disharmonien in der inneren Selbstfamilie (Frederick 2007) die Schlafstörung hervorgerufen haben bzw. aufrechterhalten. Theoretische Grundlage dieser Arbeit stellt ein Teilemodell dar, das – hypnotherapeutische Techniken aufgreifend – im Konzept der Ego-State-Therapie erarbeitet und zu einem mittlerweile vielfältig nutzbaren Behandlungsmodell ausgebaut wurde (Watkins u. Watkins 2003; Fritzsche u. Hartmann 2010). Die Aufnahme des Kontakts mit Ego-States über konkrete Symptome entspricht einem bewährten Ansatz dieser Therapiemethode: »Mit jedem Symptom lässt sich im Sinne der Ego-State-Therapie arbeiten und somit auch Kontakt aufnehmen« (Fritzsche u. Hartmann 2010, S. 22).

Das Symptom »Schlafstörung« verfügt in vielen Fällen über eine »innere Stimme«, nämlich die Stimme nächtlicher Grübelmonologe. Ein störungsspezifischer Ansatz, Kontakt zu den »mitwirkenden« Selbstanteilen aufzunehmen, besteht von daher in der Arbeit mit Themen und Inhalten von Grübelgedanken. In ihnen kommen nicht selten einzelne bzw. auch mehrere »Mitglieder der inneren Familie« zu Wort, wie das nachfolgende Fallbeispiel zeigt.

**Zugang zu Selbstanteilen mithilfe von Grübelgedanken**

Ruth K. ist 49 Jahre alt und beschreibt im Erstkontakt ihre private Lebenssituation mit den Worten: »Verheiratet, kein Kind.« Im weiteren Verlauf zeigt sich, dass der Patientin finanzielle Unabhängigkeit und beruflicher Erfolg sehr wichtig sind. Diese Einstellung habe sie von ihrem Vater übernommen, der leistungsorientiert und sehr streng gewesen sei. Seit ungefähr einem Jahr leidet Ruth K. unter zeitweilig ausgeprägten Schlafstörungen, meistens verbunden mit nächtlichem Grübeln.

Bei der Behandlung ihrer Schlafstörungen wurden Inhalte der Grübelgedanken mit in den hypnotherapeutischen Fokus genommen. Für die Tranceinduktion wurde die Patientin gebeten, sich, »so gut es geht, in den Zustand des Grübelns hineinzuversetzen und die Grübelgedanken laut werden zu lassen« (weitere Einzelheiten zur Arbeit mit Grübelinhalten finden sich in Kap. 10).

In der Vorbesprechung für diese Trancearbeit hatte Ruth davon erzählt, dass das Verhältnis zu ihrer Schwester erheblich belastet sei, seitdem sich diese um ihren pflegebedürftigen Schwiegervater kümmern müsse. Die Schwester reibe sich dabei förmlich auf und habe um Unterstützung gebeten. Wie die Patientin weiter ausführt, habe sie ihre Schwester einige Male bei den Besuchen des Schwiegervaters begleitet, um ihr zu helfen. Sie selbst habe sich dabei zunehmend überfordert gefühlt. Und »wirklich geholfen hat es meiner Schwester auch nicht«. Deshalb habe sie von den gemeinsamen Pflegebesuchen Abstand genommen.

Über ihren »Grübelmodus« geht Ruth K. in eine leichte Trance. Beim Grübeln meldet sich zunächst ein schlechtes Gewissen. Es fallen Sätze wie: »Du musst dich mehr anstrengen. Du bist nicht gut genug. Du musst mehr für andere da sein.«

Kurz darauf kommt beim »sprechenden« Grübeln eine andere, bedürftige Seite zum Vorschein: »Ich kriege nie eine Hilfe. [Und unter Tränen:] Ich bin ganz allein, keiner kümmert sich um mich.«

Im weiteren Verlauf der Trancearbeit vervollständigen zunächst einzelne Puzzleteile zur Geschichte des »schlechten Gewissens« einerseits und zum Werdegang der trost- und hilfsbedürftigen Seite andererseits das innere Bild dieser beiden – im Hinblick auf ihre unmittelbaren Bedürfnisse – im Konflikt stehenden Selbstanteile.

Dann taucht – nach einem kleinen Hinweis vom Therapeuten – ein dritter Teil des Selbst auf, den die Patientin bisher kaum bewusst wahrgenommen hatte. Es handelt sich um den »inneren Achtgeber«, einen selbstfürsorglichen Anteil, »der sich intuitiv kümmert um Ihr Wohlergehen, der z. B. dafür sorgt, dass Sie sich nicht aufreiben im Dasein für andere, und Sie dadurch vor Überforderungen schützt«. Bei der inneren Begegnung mit diesem Anteil kommt es zu einer ideomotorischen Reaktion, einem angedeuteten Nicken. Im Gesichtsausdruck der Patientin zeigt sich ein entspanntes Lächeln.

In der Nachbesprechung berichtet Ruth, dass sie bei der Wahrnehmung ihrer selbstfürsorglichen Seite eine angenehme, nach allen Seiten verströmende Wärme in der Mitte ihres Körpers gespürt habe. Sie habe eine Art »schönes Zusammenspiel erlebt, ein Pendeln zwischen Bewusstseinsoberfläche und Solarplexus. Es ist genau das entstanden, was ich brauchte«.

Aus katamnestischer Sicht fällt auf, dass die Schlafstörungen bei der Patientin einsetzten, als sie 48 Jahre alt war, sich also in dem Alter befand, in dem im Durchschnitt die Menopause beginnt. Von daher ist zu vermuten, dass eine hormonelle (Mit-)Verursachung gegeben war. Mit der gleich zu Anfang – im Erstkontakt – erwähnten Kinderlosigkeit klingt zudem ein Thema an, welches mit dem Beginn der Wechseljahre eine besondere Bedeutung gewinnt: ein unerfüllt gebliebener Kinderwunsch, von dem nun endgültig Abschied genommen werden muss. Vor diesem Hintergrund gewinnt das Tranceerlebnis der Patientin noch eine tiefere Bedeutung: Sie hat damit ihr »inneres Kind« in sich gefunden.

Im geschilderten Fallbeispiel klingt dieses Thema nur implizit an. In anderen Fällen kann es durchaus sinnvoll sein, die persönliche Bedeutung eines solchen Hintergrundes explizit zu thematisieren.

Das Fallbeispiel zeigt, wie bei der Arbeit mit Grübelinhalten die beteiligten inneren Monologe und emotionalen Reaktionen Selbstanteilen zugeordnet werden können. Zugleich wird deutlich, wie Vorinformationen aus vorhergehenden Sitzungen bzw. aus einer Vorbesprechung helfen können, ressourcenreiche Selbstanteile »mit ins Boot zu holen«. Gerade wenn zwei Anteile zum Vorschein treten, die »im Clinch miteinander liegen« – wie im vorliegenden Fall das schlechte Gewissen vs. eigene Bedürftigkeit –, bahnt sich eine innere Lösung des Konflikts häufig über einen dritten Anteil an, welcher über »friedenstiftende« Ressourcen verfügt. Dieser dritte Anteil hat häufig die Funktion eines »inneren Helfers«, etwa in Gestalt des »inneren Beobachters« oder – wie im obigen Fallbeispiel – eines »inneren Achtgebers«.

Einen weiteren Zugangsweg für die Arbeit mit Selbstanteilen bieten Formulierungen des Patienten, die einen Teileaspekt andeuten. Aufgegriffen werden können Sätze wie »Ich weiß nicht, was mich da nachts wachhält« oder »Manchmal ist in mir so ein Durcheinander, dass ich lange brauche, um mich wieder zu sammeln« oder »Wenn ich wüsste, was mich in der Situation geritten hat«. Ein Patient äußerte von sich aus einen Satz, wie er auch in einem Lehrbuch über Ego-State-Therapie stehen könnte: »Vielleicht sollte ich mal meine inneren Jungs zusammentrommeln und sie darüber beratschlagen lassen.« Nicht selten kreisen die nächtlichen Gedanken von Patienten mit Schlafstörungen um Selbstvorwürfe und Schuldgefühle (Scholz 2011). Im obigen Fallbeispiel spiegelt sich dieses Thema in Grübelinhalten wider. Mitunter verwenden Patienten auch direkte Formulierungen wie »Nachts plage ich mich mit Gewissensbissen« oder »Mir fällt dann alles ein, was ich falsch gemacht habe«.

Teilearbeit lässt sich auch mithilfe der »Einstreutechnik« anbahnen. Dabei werden im Gespräch mit dem Patienten an passenden Stellen bestimmte Metaphern in den Dialog eingeflochten wie »inneres Team«, »Symptomkonferenz« oder »innere Plenarsitzung«, »innerer Unruhestifter« oder »innerer Rebell«. Vielfach können Metaphern gewählt werden, die auf den persönlichen Erfahrungshorizont des Patienten anspielen. Ein Hobbysegler z. B. wird sich von der Metapher einer »inneren Crew« besonders angesprochen fühlen.

Nicht wenige Patienten mit Schlafstörungen klagen darüber, tagsüber keine Zeit für eigene Anliegen, keinen Platz für eigentlich als wichtig erkannte persönliche Dinge zu haben. Hier findet häufig eine unbewusste Priorisierung statt: Die Funktionsträger haben das Sagen, wo es tagsüber »langgeht«. Eine solche einseitige Setzung von Alltagsprioritäten ist auf Dauer für den Organismus nicht tragbar. Mitunter bietet sich eine Formulierung folgender Art an: »Vielleicht nehmen Sie sich nachts Zeit für etwas, für das tagsüber keine da ist?«

Schließlich besteht die Möglichkeit, dem Patienten einen Zugang zu inneren Anteilen über Stellvertreter zu ermöglichen. Stellvertreter können andere Menschen oder überhaupt andere Lebewesen, Fantasiegestalten oder Symbolobjekte sein. Sie werden mittels Geschichten oder spezifischen Imaginationen in Trance angeboten. Ein Vorteil der Stellvertretertechnik besteht darin, dem Patienten Gefühle und Erfahrungen zu vermitteln, die er auf der bewussten Ebene noch nicht zulassen kann, z. B. verdrängte Aggressionen oder Emotionen, die sich nur schwer mit seinem Selbstbild vereinbaren lassen (Bongartz u. Bongartz 2009). In Abschnitt 12.5.3 werden Beispiele für Stellvertretertechniken aufgeführt.

| **Übersicht: Zugangswege für eine Teilearbeit bei Schlafstörungen** |
|---|
| • Aufgreifen von Grübelinhalten, die Selbstanteile enthalten<br>• Formulierungen des Patienten, die seine innere Vielfältigkeit andeuten<br>• Metaphern anbieten: innere Familie; Sitzung des »inneren Teams«; Symptomkonferenz; Treffen der inneren Crew; innerer Unruhestifter; innerer Rebell; innerer Ratgeber; innerer Antreiber; ängstliche Seite, die es allen recht machen will etc.<br>• Stellvertretertechnik im Rahmen von Geschichten und Imaginationen. |

### 12.5.2 Innere und äußere Treffpunkte für die Begegnung mit Selbstanteilen

Eine Begegnung mit Selbstanteilen kann stattfinden, ohne dass der Treffpunkt dafür näher definiert wird. Diese sehr einfache Form einer Teilearbeit wurde im vorherigen Fallbeispiel (siehe Abschn. 12.5.1) gewählt, damit man sich ganz auf die Arbeit mit inneren Monologen und den damit einhergehenden emotionalen Zuständen konzentrieren kann. Hier ist der »Treffpunkt« ein nicht näher eingegrenzter innerer Raum, der sich unter Hypnose öffnet. Diese Form des Vorgehens kommt vor allem dann infrage, wenn der Blick sich auf eine leicht überschaubare »innere Familie« mit in der Regel höchstens drei vertretenen »Familienmitgliedern« richtet.

Erscheint ein konkreteres, stärker szenisches Binnenerleben passender, empfiehlt es sich, den inneren Treffpunkt genauer »ausmalen« zu lassen. Häufig reicht schon die Vorstellung eines großen Tischs – sein Platz, seine Form und Beschaffenheit – oder eine Art Konferenzraum, in dem sich die Protagonisten des inneren Teams versammeln können. Als Treffpunkt eignet sich möglicherweise auch ein Lieblingsplatz des Patienten, wohin er sich gerne zurückzieht, um sich zu »sammeln«, oder ein Fantasieort, an dem er sich wohlfühlt.

Je nach Persönlichkeit des Patienten und auch des Therapeuten bietet es sich an, den Treffpunkt für eine Begegnung mit inneren Anteilen in den realen Raum zu verlagern, in den Therapieraum selbst, und die Begegnung dort gemeinsam in Szene zu setzen. Benötigt werden lediglich einige zusätzliche Stühle, auf denen einerseits Selbstanteile des Patienten imaginär Platz nehmen können, auf denen sich andererseits der Patient oder Therapeut hinsetzen können, um sich besser in den betreffenden Selbstanteil hineinzuversetzen. Eine sehr einfache Variante dieses externalisierten Vorgehens besteht darin, dass auf einem leeren Stuhl das Symptom selbst Platz nimmt. Es wird dann z. B. nach seiner Meinung, seinen Bedürfnissen und Befürchtungen oder auch seinen Verbündeten und Widersachern befragt (Fritzsche u. Hartmann 2010, S. 22). Ursprünglich in der Gestalttherapie eingeführt, wurde dieses Vorgehen später in der Ego-State-Therapie wieder aufgegriffen.

Prinzipien und Vorgehensweisen der hier vorgeschlagenen vereinfachten Formen von Teilearbeit basieren auf Teilemodellen, wie sie in hypnosystemischen Ansätzen, in der Traumatherapie und in der Ego-State-Therapie konzipiert wurden. Es würde den Rahmen dieses

Buches sprengen, darauf im Einzelnen näher einzugehen. Die therapeutische Anwendung von vereinfachten Varianten setzt zumindest Grundkenntnisse der verschiedenen Teilemodelle voraus. In die Tiefe gehende Arbeit mit Persönlichkeitsanteilen erfordert eine intensivere Beschäftigung mit Theorie und Praxis von Teilearbeit.

## 12.6 Exkurs: Hypnotherapeutischer Einstieg bei Patienten mit passiver Heilserwartung

Spektakuläre Darstellungen im Fernsehen und Showhypnose auf der Bühne wecken bei empfänglichen Menschen die Hoffnung, unter Hypnose könne bei ihnen eine Art innerer Schalter umgelegt werden. Mit dieser Vorstellung wenden sich gar nicht so selten Menschen mit Schlafproblemen an Hypnotherapeuten: »Versetzen Sie mich in Hypnose, und legen Sie einen Schalter um, damit ich wieder schlafen kann«, lautet dann der Auftrag. Oberflächlich besehen, ein unmöglicher Behandlungsauftrag zur Gehirnwäsche – oder, um an die Filmwelt Hollywoods anzuknüpfen, eine »Mission: Impossible« für Therapeuten?

Zunächst bleibt festzustellen, dass der Patient eine Heilserwartung nach außen, an den Hypnotherapeuten, richtet. Der Patient kann sich selbst bzw. sein Verhalten (noch) nicht als Teil der Lösung seines Problems sehen. Er denkt, die einzige Lösung liege darin, dass ein anderer etwas macht, bewirkt, ändert. Eigentlich handelt es sich dabei lediglich um die klassische Erwartungshaltung, mit der Patienten zum Arzt gehen. (Voltaire übrigens sah die Aufgabe des Arztes dann darin, den Patienten so lange zu unterhalten, bis die Natur ihn geheilt hat.)

Als sehr hilfreich für die hypnotherapeutische Praxis erweist sich das Konzept der »Klient-Therapeut-Beziehung«, welches in der lösungsorientierten Kurzzeittherapie von Steve de Shazer (1988) entwickelt wurde. Unterschieden werden:

1) der Beziehungstyp des Kunden (Klient bzw. Patient sieht sich selbst und sein Verhalten als Teil der Lösung seines Problems), dann
2) der Beziehungstyp des Besuchers (Klient bzw. Patient sieht bei sich kein behandlungsbedürftiges Problem, oder jemand anders hat das Problem) und schließlich
3) der Beziehungstyp des Klagenden, der die Lösung im Verhalten bzw. Tun eines anderen sieht (Berg u. Miller 1998).

Ein Patient mit Schlafproblemen, der sein Heil in einer »Umprogrammierung« durch Hypnose sucht, stellt eine Sonderform des Beziehungstyps 3 nach de Shazer (des »klagenden Klienten«) dar. Der Patient geht davon aus, dass ein anderer, in diesem Fall der Hypnotherapeut, sein Problem mittels eines mentalen Eingriffs löst. Bei dieser Ausgangssituation den Patienten davon überzeugen zu wollen, dass allein schon tägliches Selbstentspannungstraining und regelmäßiges Sporttreiben – statt jeden Abend biertrinkend auf einem Sofa vorm Fernseher zu verbringen – die meisten Schlafstörungen verschwinden lässt, wird keinen »Kunden« (entsprechend dem obigen Beziehungstyp 1) aus ihm werden lassen. Mehr Aussicht auf eine gute und erfolgreiche Zusammenarbeit verheißt die Idee, den »verborgenen Kunden« (Berg u. Miller 1998) in ihm aufzuspüren.

Dieser Gedanke wird beim nachfolgend beschriebenen Vorgehen aufgegriffen. Kehren wir zum Patienten zurück, der daran interessiert ist, sich passiv einer hypnotischen »Umprogrammierung« zu unterziehen, um besser schlafen zu können. Näher betrachtet, handelt es sich um ein Anliegen, in dem möglicherweise eine wegweisende Lösungsidee steckt, die vom aufgeweckten Hypnotherapeuten aufgegriffen und für eine Trancearbeit genutzt werden kann. Günstigenfalls bewirkt die von ihm durchgeführte Hypnose dann, dass aus dem »klagenden« Patienten (Beziehungstyp 3) ein »interessierter Kunde« (Beziehungstyp 1) wird.

Zunächst beginnt der Hypnotherapeut, sich mit dem Patienten über die von ihm mitgebrachte »Lösungsidee« zu unterhalten. Sie enthält vier mögliche Anknüpfungspunkte: eine positive Vorstellung vom Zustand der Hypnose (»mal ganz abschalten können«), den Glauben an ein hohes Veränderungspotenzial, das in diesem Zustand liegt (es kann ein Umschalten stattfinden), eine griffige Metapher für einen Veränderungsprozess (»Schalter umlegen«) und eine Zielvorstellung, die an eine Ressource beim Patienten selbst anknüpft, nämlich an die Erfahrung, irgendwann früher schon mal deutlich besser schlafen gekonnt zu haben.

Aus diesem Gespräch heraus entwickelt sich möglicherweise eine Form von Konversationstrance mit leichteren Trancezuständen. Abhängig vom Rapport und der hypnotischen Reaktionsbereitschaft des Patienten sind aber auch tiefer gehende Trancestadien erreichbar.

**Hypnose bei einem Insomniepatienten mit passiver Heilserwartung**

Folgende Schrittfolgen bieten sich dafür an, die Vorstellungen aufzugreifen, mit denen dieser Patient gekommen ist:

*Schritt 1: Exploration der Zielvorstellung, »wieder gut schlafen zu können«*

Zunächst geht es darum, die Zielvorstellungen des Patienten genauer zu erkunden. Was heißt das für ihn, gut schlafen zu können? Wie fühlt er sich dann kurz vor dem Einschlafen? Was denkt er, wie er im Bett liegen wird, wenn er tief schläft, wie er dann atmet, woran tiefes Schlafen im Gesichtsausdruck erkennbar ist? Was träumt er, und mit welchen Gedanken steht er morgens auf? Was hat er tagsüber, was hat er abends gemacht, was zum guten Schlaf beigetragen hat? Dabei ist es wichtig, sich charakteristische Formulierungen des Patienten gut zu merken, am besten, indem sie wörtlich notiert werden, damit sie in nachfolgenden Trancephasen verwendet werden können.

Manchmal bietet es sich an, durch vertiefendes Nachfragen – vor allem im Hinblick auf konkrete bzw. sinnliche Erlebensmodi und prägnante kognitive Muster – den Patienten in seinem Erleben noch intensiver mit dem erwünschten Zielzustand assoziieren zu lassen. Insgesamt sollte die Explorationsphase jedoch nicht mehr als zirka zehn Minuten in Anspruch nehmen, damit noch genügend Zeit bleibt für die nachfolgenden Trancesequenzen und für eine Nachbesprechung.

*Schritt 2: Vorstellungen von Hypnose für eine Tranceinduktion nutzen*

Im zweiten Schritt wird der Aufmerksamkeitsfokus auf »Hypnose« bzw. den »hypnotisierten Zustand« gelenkt. Der Hypnotherapeut beginnt, sich mit dem Patienten über dessen Vorstellungen von Hypnose zu unterhalten, stellt Fragen wie »Was denken Sie, wie geht Hypnose?« oder »Was glauben Sie, welche Art für Sie am besten ist, in Hypnose zu gehen« oder »Wie stellen Sie sich Hypnose vor?«. Vom Patienten geäußerte Formulierungen und Ideen werden zum Ansatzpunkt für die Art der Tranceinduktion.

Äußert der Patient beispielsweise eine konkrete Vorstellung von der Induktionsmethode, so kann sie explizit vom Hypnotherapeuten angewandt werden. Meistens wird die Augenfixation (Kossack 1993) genannt. Dann kann der Therapeut dazu übergehen, die von ihm beherrschte Augenfixationstechnik anzuwenden. Manchmal bietet es sich an, eine Schnellhypnosetechnik einzusetzen (Eberwein 2006).

Ob tiefere Trance eintritt oder »nur« eine leichte, hängt vom Verlauf der Sitzung ab, die durch Variablen bestimmt wird wie z. B. die momentane innere Bereitschaft des Patienten, in eine tiefere Trance zu gehen. Die Trancetiefe ist somit kein therapeutisch angestrebter oder gar festgelegter Zielpunkt, sondern ein prozessabhängiges Ergebnis. Auch eine leichte Trance reicht völlig aus und wird meistens schon dadurch induziert, dass die Formulierungen des Patienten, wie er sich einen hypnotisierten Zustand vorstellt, wiederholt, bestimmte Wörter oder Passagen dabei betont oder verlangsamt artikuliert werden.

*Schritt 3: Einstreuen von Veränderungsmöglichkeiten und Aufgreifen der Metapher des »inneren Umschaltens«*

Besteht ein leichterer Trancezustand, wird die verbale Kommunikation mit dem Patienten in Richtung einer Konversationstrance fortgesetzt. Bei einer tiefen Trance widerstrebt es dem Patienten, sich selbst weiter verbal zu äußern, und der Therapeut übernimmt die weitere verbale Führung des Prozesses mit indirekten Suggestionsangeboten.

Einerseits können eher allgemeine Formulierungen verwendet werden, wie z. B.: »Sie können es genießen, ein wenig abzuschalten, und können dabei Ihren Gedanken einen freien Lauf lassen, sich freier fühlen und noch weiter loslassen, einfach die Spannung noch ein wenig mehr loslassen, weil es so angenehm ist, einfach mal loslassen und abschalten zu können ... und gleichzeitig zu wissen, dass sich der Blick auf die Dinge ändern kann unter Hypnose ... es fühlt sich vieles ein wenig anders an als sonst ... und keiner kann wirklich vorher wissen, was sich danach verändert hat ... aber neugierig sein und es sich vorstellen, wie der Schlaf ganz von selbst kommen kann, wenn wir es uns erlauben, immer mal wieder abzuschalten ... abzuschalten ... und zu wissen, wirklich zu wissen, dass der Organismus die Fähigkeit hat, ganz von selbst umzuschalten, ganz von selbst umschaltet auf ein kurzes Dösen oder langes Schlafen ... wenn wir uns hinlegen und der innere Schalter ganz von selbst umschaltet, wie ein Lichtschalter von ›ein‹ auf ›aus‹ und sieben Stunden später von ›aus‹ auf ›ein‹ ... umschaltet aufs Eintauchen in Träume, in Tiefschlafphasen ...«

Andererseits können Schlüsselbegriffe oder prägnante Themen, die in den Äußerungen des Patienten während der Exploration oder im Verlauf der sich entwickelnden Konversationstrance auftauchen, aufgegriffen werden. Wenn z. B. der Begriff »Gehirnwäsche« in einem positiven Bedeutungskontext auftaucht, kann daraus folgende Formulierung entstehen: »... es kann angenehm sein zu beobachten, wie unter Hypnose Gedanken klarer werden, sich anders anfühlen, so wie frisch gewaschene Wäsche sich anders anfühlt als vorher ...«

Oder wenn beispielsweise vom Patienten geäußert wurde: »Ich könnte besser einschlafen, wenn ich mir im Bett nicht so viel Gedanken über die Arbeit machen würde«, kann der Therapeut dies wie folgt aufgreifen: »… und es kann sein, dass Sie abends ganz andere Gedanken über Ihre Arbeit haben, Gedanken, die Sie einschlafen lassen, vielleicht weil Sie daran denken, wie gut es war, sich mit Ihren Gedanken jemandem anzuvertrauen, sich anzuvertrauen und ganz neue Gedanken zu entwickeln, Gedanken, was Sie selbst tun und verändern können, um mit der Arbeit zufriedener zu werden, damit Sie ausgeglichener oder einfach gelassener nach Hause kommen, vielleicht, weil Sie plötzlich auch einen neuen Blick darauf werfen, wie Sie Ihren Tag und Ihren Feierabend gestalten, sodass Sie sich darauf freuen können …«

*Schritt 4: Vertiefung der Assoziation mit dem Zielzustand und anschließende Reorientierung*

Im vierten Schritt rückt noch mal der Zielzustand eines tiefen, erholsamen Schlafs in den Vordergrund. Dabei werden charakteristische Formulierungen mit eingeflochten, die der Patient in der Explorationsphase (Schritt 1) verwendet hat.

»Und während Sie mit einem Teil Ihrer Aufmerksamkeit dem einen oder anderen Gedanken nachgehen, geht ein anderer Teil von Ihnen noch tiefer in Hypnose, genießt die tiefe Entspanntheit, dieses tiefe, intuitive Wissen, wie das ist, ganz von selbst einzuschlafen (gegebenenfalls Formulierungen des Patienten einflechten), was passiert, wenn Sie tief schlafen (… Formulierungen des Patienten …), welche Träume Sie haben in so einer erholsamen Nacht (… Formulierungen des Patienten …) und wie Sie dann morgens aufwachen, wie Sie morgens aufwachen nach einem tiefen, erholsamen Schlaf (Beginn der Exduktion bzw. Reorientierung). Wenn Sie eines Morgens aufwachen, morgen oder übermorgen oder in einer Woche, und Sie stellen fest, dass es funktioniert hat, der innere Schalter hat sich umgelegt auf ›ein‹ … einfach schlafen, wie von selbst wegdösen, woran merken Sie es morgens, wenn Sie nach dieser guten Nacht aufwachen, mit welchem angenehmen Gefühl werden Sie wach, und wann werden Sie beginnen, sich zu recken und zu strecken … sich genießerisch zu recken, zu bewegen, vielleicht noch ein paar Mal nach Herzenslust zu gähnen? So werden Sie Schritt für Schritt wieder wach, machen sich wach, ganz wach, öffnen die Augen, schauen sich ein wenig um in dem Raum, in dem Sie jetzt wieder ganz wach sind.«

In einer Nachbesprechung erhält der Patient Gelegenheit, seine Eindrücke und inneren Erlebnisse zu schildern. Daraus ergeben sich in der Regel wichtige Ansätze für die weitere therapeutische Arbeit. Der Therapeut gewinnt Informationen darüber, welche Formulierungen,

Sinneseindrücke, Körperempfindungen, inneren Bilder und anderweitigen Erfahrungen den Patienten besonders ansprechen. Aufmerksam registriert werden sollten die Stellen, an denen über neue, für den Patienten ungewohnte, überraschende Erfahrungen berichtet wird oder erste Ideen für Veränderungen auftauchen, die für das Anliegen des Patienten nützlich sein könnten.

Schließlich dient die Nachbesprechung dazu, dem Patienten eine ihn bestärkende hypnotherapeutische Rückmeldung zu geben. Die Rückmeldung wird sich insbesondere auf Anknüpfungspunkte für eine weitere Zusammenarbeit beziehen. Zum Beispiel darauf, wie zugänglich sich der Patient für eine therapeutische Arbeit unter Hypnose zeigte oder welche seiner Tranceerfahrungen bei einer weiteren Therapie vertieft werden könnten. Abschließend kann der posthypnotische Hinweis erfolgen, »dass Tranceerlebnisse tief im unterbewussten Gedächtnis abgespeichert werden. Sie können, ohne dass man weiter darüber nachgedacht hat, noch Tage, manchmal Wochen später sich als erstaunlich nützlich erweisen. Man kann gespannt sein darauf, welche unerwarteten Auswirkungen sich in den nächsten Tagen positiv bemerkbar machen.«

# Teil IV: Geschichten, Metaphern, Träume – Hypnoimaginative Interventionen für »Aufgeweckte«

# 13 Hypnotherapeutische Geschichten

Geschichten und Anekdoten bei passender Gelegenheit mit in eine Trance einzuflechten gehört zu den Kernelementen moderner Hypnotherapie. Im hypnotischen Bewusstseinsmodus ist die rezeptive Offenheit für interessant erzählte Begebenheiten stark erhöht, da Trance mit einem assoziativ gelockerten, träumerisch-bildhaften Denken und Erleben einhergeht. Hier bestehen deutliche Parallelen zwischen der hypnotischen Trance und den vielen traumhaften Episoden im Schlafzustand, welche von kurzen, schemenhaften Bildsequenzen bis hin zu filmreifen Szenerien reichen. Mit dem Erzählen von passenden Geschichten und Anekdoten in Trancezuständen stellen wir eine therapeutisch wirksame Verbindung her zu den träumerisch-bildhaften Erlebenswelten im Schlaf.

Therapeutische Geschichten können direkte oder eher indirekte thematische Bezüge zu dem Anliegen des Patienten enthalten. Geleitet vom Gedanken des »Pacing« ist in der Regel ein direkter Bezug zur Schlafthematik in der Anfangsphase einer hypnotherapeutischen Insomniebehandlung angezeigt. Im weiteren Verlauf kann man sich davon lösen mit mehr indirekten bis hin zu verrätselten Bezügen zum Kernanliegen des Patienten. Steht eine längere hypnotherapeutische Vorerfahrung mit narrativen Therapieelementen zur Verfügung, reicht häufig auch eine Geschichte, die einem gerade einfällt.

Die übergeordnete therapeutische Intention besteht darin, die Aufmerksamkeit des Patienten zu fokussieren, seine Fantasie anzuregen, mit kniffliger Logik oder Rätselhaftem zu spielen. Unser Angebot machen wir in der Absicht, einen inneren, kreativ-offenen Suchprozess anzuregen. In ihm kann der Patient bzw. sein Unbewusstes der für ihn passenden, hilfreichen Botschaft des Narrativs nachgehen, die persönliche Bedeutung für ihn entschlüsseln und einen anderen, neuen Blick auf sein Anliegen gewinnen.

Diese Aspekte spielen insbesondere in der längerfristig angelegten psychotherapeutischen Behandlung chronifizierter Schlafstörungen eine wichtige Rolle. Bei den betroffenen Patienten kreist das bewusste Denken häufig in eingeengter, schon lange »festgefahrener« Weise um den Schlaf. Um hier neue Impulse zu setzen, empfiehlt es sich, spätestens im letzten Drittel möglichst jeder Therapiestunde den Patienten in Trance zu einem bildhaft-narrativen Erleben einzuladen.

## 13.1 Zur Struktur bekannter Gute-Nacht-Geschichten

Seit jeher erzählen sich Menschen, wenn es Nacht wird, Geschichten, lauschen ihnen, freuen sich auf die Fortsetzung am nächsten Abend und schlafen dabei ein. Gute-Nacht-Geschichten sind elementarer Bestandteil eines uralten universellen Übergangsrituals.

Den meisten Menschen ist dieses Ritual aus ihrer Kindheit vertraut und hat in den tieferen Schichten ihres Unterbewussten Bilder hinterlassen, die mit einer besonderen Stimmung verknüpft sind: eine Gefühlsmischung aus Selbstverständnis, Zugehörigkeit, Geborgenheit und Gelöstheit. Vielen sind z. B. die Geschichten von Otfried Preußler vertraut, welche der böhmisch-westslawischen Erzähltradition entstammen. Die Schlussszene einer seiner Geschichten soll hier kurz herausgegriffen werden, weil sie in ganz besonderer, kunstvoller Weise auf eine »Gute Nacht« einstimmt:

**Räuber Hotzenplotz und das »sanfte Ruhekissen«**

Der Schuft hat mal wieder ein dreistes Schurkenstück hingelegt. Jetzt ruht er auf einem rot-grün gestreiften Biedermeiersofa. Seinen schwarzen Räuberhut tief ins struppige Gesicht gezogen, die Langfinger auf dem Wanst abgelegt, schnarcht er vor sich hin. Über ihm, an der Wand mit rosa Streifentapete, hängt ein großer, ovaler Bilderrahmen, auf dem, mit Blümchen verziert, ein frommer Spruch zu lesen ist: »Ein rein' Gewissen ist ein sanftes Ruhekissen.« Der Vorleser und sein Zuhörer wissen schon, was der schnarchende Räuber Hotzenplotz noch nicht ahnt: Kasperl und sein Kumpel Seppel sind ihm schon auf den Fersen (Preußler 2012).

Jetzt kommt flehend, wie nach jedem Kapitel aus einem guten Geschichtenbuch, vom Zuhörer ein: »Weiter!« Aber der Vorleser klappt, wie immer sanft, aber entschieden, das Buch zu mit den Worten: »Morgen, mein Lieber, und schlaf gut!«

Es ist nicht nur die erzählerisch geschickte Lenkung des inneren Fokus mithilfe einer »Fortsetzung-folgt«-Struktur – hier und in anderen Erzähltraditionen (siehe unten) als ursprüngliche Form der Cliffhanger-Methode hervortretend –, welche diese Generation von Gute-Nacht-Geschichten auszeichnen. Als die Geschichten vom *Räuber Hotzenplotz* 1962 erschienen, waren sie Vorreiter einer neuen Art von Kinderliteratur, vor allem in Deutschland. Ein Jahr später folgte

*Wo die wilden Kerle wohnen* von Maurice Sendak. Eine Geschichte über einen Jungen, Max, der eine Fantasiereise unternahm. Nicht Gehorsam und Disziplin halfen Kasperl, Seppel und dem ungezogenen Max, mit den Mächten und Ängsten des Lebens fertigzuwerden. Unerschrocken, wie befreit vom reichsdeutschen Untertanengeist, traten die Protagonisten auf, suchten sich selbst einen Weg, vertrauten ihren eigenen Stärken.

Ein großer Schatz an schlafschenkenden Geschichten findet sich in der orientalischen Erzähltradition. Bekanntestes Beispiel sind die Geschichten aus *Tausendundeiner Nacht*. Möglicherweise ist in ihnen die narrative Urform von »Fortsetzung folgt« (später, z. B. im Fernsehen, als »Cliffhanger-Methode« kopiert) begründet worden:

**Wie Schahrasad dem König jede Nacht eine Geschichte erzählte, um den König zu heilen und ihr Leben zu retten**

Nacht für Nacht zog Schahrasad, die Tochter des Wesirs, mit ihren Erzählungen den grausamen König Schahriyar in ihren Bann. Seitdem ihm die Ehefrau untreu geworden war, lässt der König jede Frau umbringen, die die Nacht mit ihm verbracht hat. Schahrasad war die erste Frau, der es gelang, ihn von seinem Vorhaben abzuhalten. Jede Nacht erzählte sie dem König eine spannende Geschichte. Da »das innere Gemüt des Königs Schahriyar nach der Fortsetzung der Geschichte verlangte«, sprach er »zu sich selbst: ›Ich werde sie, bei Gott, nicht eher töten, als bis ich die Geschichte zu Ende gehört habe‹« (Tausendundeine Nacht 2004, S. 33).

Aber das Ende der Geschichte ließ Jahre auf sich warten. In einem gut durchdachten Plan gelingt es Schahrasad mit ihren Geschichten, den König von seinem Frauenhass zu heilen.

Von der komplexen Verschachtelung der Geschichten geht eine hypnotisierende Wirkung aus, z. B. in Form der posthypnotischen Amnesie. Diese erzählerische Grundstruktur findet sich später wieder in explizit tranceinduzierenden, mit therapeutischen Metaphern arbeitenden Hypnosegeschichten (Trenkle 1998).

Die älteste arabische Handschrift zu *Tausendundeiner Nacht* wurde erst vor einigen Jahren ins Deutsche übersetzt (Tausendundeine Nacht 2004). Diese Neuübersetzung des arabischen Originalmanuskripts, welches um 1450 entstand, überrascht. Es ist ein Gebilde von 282 kunstvoll miteinander verschlungenen Versen, Fabeln und Parabeln.

Die später nachträglich hinzugedichteten Geschichten von Sindbad, Aladin mit der Wunderlampe und Ali Baba tauchen gar nicht auf. Stattdessen »heilsame« Geschichten für Erwachsene, mit prallen, erotischen Vergnügungen und drastischen Schicksalsschlägen.

## 13.2 Therapeutische Geschichten für »Aufgeweckte«

Nachfolgend findet sich eine Reihe von Geschichten, in denen – entweder direkt oder indirekt – Themen aufgegriffen werden, die für Menschen mit schwereren Schlafstörungen von Bedeutung sind. Einige dieser Geschichten sind in besonderer Weise geeignet, beim Patienten Assoziationen zu eigenen störungsrelevanten Verhaltens- bzw. Erlebensmustern anzuregen, z. B. *Eine Geschichte auf dem Weg, Das Geheimnis des langen Bartes* oder *Der beharrliche Holzfäller* (siehe untenstehende Übersicht).

Insbesondere dann, wenn die therapeutische Absicht darin besteht, dem Patienten ein assoziatives, vorbewusstes Erleben eines bisher abgewehrten, verdrängten Themas zu ermöglichen, ist der therapeutische Gesamtkontext von zentraler Bedeutung. So sollte der Patient bereits ein Vertrauensverhältnis zum Therapeuten aufgebaut haben, dieser wiederum ein Bild von dessen Lebenssituation und Verarbeitungsmustern, inneren Konflikten und Vorlieben. Wichtig sind zudem eine sorgfältige Vorbereitung des Patienten und Zeit für die Nachbesprechung.

In aller Regel ist es ratsam, den Bedeutungsrahmen möglichst offenzulassen, vor allem keine direkten Bezüge zu der persönlichen Situation des Patienten vorzugeben oder aie zu sehr suggerieren zu wollen. Wir machen ein Angebot, mehr nicht.

Idealerweise werden Geschichten im Rahmen einer Trance erzählt. Der Patient kann darauf vorbereitet werden, indem ihm eine Entspannungstrance vorgeschlagen wird, in deren Verlauf auch eine Geschichte vorkommt, in der es z. B. »um die Mühen des Alltags« geht (für: *Eine Geschichte auf dem Weg*); oder es handelt sich um eine Geschichte, in der auf orientalische Art eine tiefere Weisheit enthalten ist. Auf die Erzählung vom »beharrlichen Holzfäller« kann der Patient z. B. vorbereitet werden, indem ihm eine Geschichte über die Bedeutung vom Innehalten und von Pausen angekündigt wird.

Die erzählerische Gestaltung variiert je nach vorherrschendem Erlebensmuster des Patienten. Spielen bei ihm innere Monologe eine gewichtige Rolle, dann werden »passende« innere Monologe des Protagonisten mit in die Erzählung einfließen. Sind körperliche Erlebensmuster vorherrschend, lassen sich die körperlichen bzw. körpernahen Empfindungen der zentralen Erzählfigur plastisch hervorheben wie Schwere, Leichtigkeit, Anstrengung, Erschöpftheit, körperliche Symptome von Unruhe oder Erleichterung. Wenn der Körper als »Bedeutungsträger« (Bongartz u. Bongartz 2009, S. 275) eingesetzt wird, lässt sich auch eine Beobachterposition einführen. Von ihr aus können die körperlichen Reaktionen der narrativen Hauptfigur mitgefühlt werden. In der Geschichte von dem Weg z. B. könnten die Bauern, welche dem Wanderer begegnen, mitfühlende Betrachter sein, die seine Last und spätere Erleichterung wahrnehmen oder gar am eigenen Körper spüren.

Vorab sollte überlegt werden, ob von den Protagonisten der Geschichte in weiblicher oder in männlicher Form erzählt wird. Bei Patientinnen liegt es in aller Regel nahe, die weibliche Form zu wählen, bei Patienten *vice versa* die männliche. Entscheidend ist die Frage, welche Identifikationsangebote für die Patientin, den Patienten in dieser Phase ihrer, seiner Therapie hilfreich sein können. In einer länger währenden Therapie empfiehlt es sich nach meiner Erfahrung nicht selten, die Geschlechterrollen in den Geschichten zu variieren, mal tritt eine Heldin auf, mal ein Held. Denn jeder Mensch trägt Seiten, bestimmte Ich-Anteile in sich, die eher weibliche Züge aufweisen, und andere Seiten, die eher männliche Ich-Anteile vertreten.

**Drei Schwestern erben 19 Pferde**

Ein reicher Gutsbesitzer hatte seinen drei Töchtern 19 Pferde hinterlassen. In seinem Testament verfügte er, dass die älteste Tochter die Hälfte, die zweitälteste ein Viertel und die jüngste ein Fünftel der Pferde erhalten sollte. Die drei Erbinnen standen ratlos vor diesem offenbar unlösbaren Rätsel. Bis ihnen zum Glück eine kluge Frau, selbst auf einem Pferd reitend, begegnete. »Was schaut Ihr so ratlos drein?«, fragte die Frau. Und die drei Schwestern erzählten vom rätselhaften Testament ihres verstorbenen Vaters. Die Frau half mit Tat und Rat. Aber wie?

Die kluge Frau steigt von ihrem Pferd, gibt es den drei Schwestern und sagt: »Nun habt Ihr 20 Pferde. Die Älteste erhält die Hälfte, also zehn, die Zweitälteste ein Viertel, also fünf, und die Jüngste ein Fünftel, also vier Pferde. Ein Pferd bleibt übrig. Folglich nehme ich meines wieder mit.«

In dieser Geschichte wird deutlich, dass bei vertrackten Problemen eine ausschließlich kognitiv-rationale Herangehensweise häufig nicht weiterhilft. Demgegenüber öffnet Hypnose die Tür zu einem inneren Raum, der sich jenseits des alltagsüblichen, kognitiv-rationalen Bezugsrahmens befindet. Man könnte auch von einer »Trance«-Formation der Lösungssuche sprechen. Mithilfe der trancespezifischen Art des Denkens und Erlebens wird ein Perspektivenwechsel ermöglicht, der ungewöhnliche, kreative, pragmatische, überraschende Lösungsideen freisetzt.

Es existieren zahlreiche Varianten ähnlicher Geschichten, in denen es um ein rätselhaftes Erbe geht. Möglicherweise liegt ihr Ursprung im orientalischen bzw. arabischen Kulturraum, da in den meisten dieser Geschichten von Kamelen als Hinterlassenschaft die Rede ist.

Ziemlich sicher aus der orientalischen Erzähltradition stammen die nachfolgenden zwei Geschichten, die sich gut eignen für den Einsatz bei Patienten mit Schlafstörungen. Die Geschichten lauten: *Eine Geschichte auf dem Weg* und *Das Geheimnis des langen Bartes* (Peseschkian 1979).

**Eine Geschichte auf den Weg (Peseschkian 1979, S. 75 f.)**

Die Geschichte erzählt von einem Wanderer, der, mit schweren, unsinnig erscheinenden Lasten beladen, in der glühenden Mittagshitze eine endlos lange Straße entlangzieht. Ein Sandsack hängt an seinem Rücken, um den Körper trägt er einen dicken Wasserschlauch. In der rechten Hand hält er einen großen Stein, in der linken einen Felsbrocken. An seinem Hals hängt ein Mühlstein. Um die Fußgelenke sind Ketten gespannt, mit denen er schwere Gewichte durch den Sand schleift. Auf dem Kopf trägt er einen halb faulen Kürbis. Unterwegs begegnen dem Wanderer nach und nach verschiedene Bauern. Der erste fragt, warum er sich mit dem Stein belastet. »Wie dumm von mir«, bemerkt der Wanderer und wirft den Stein weg. Der zweite Bauer fragt nach dem faulen Kürbis. Der Wanderer bedankt sich, darauf aufmerksam gemacht worden zu sein, und zerschmettert den Kürbis im Straßengraben. Auf diese Weise wird er schließlich alle seine Lasten los, genießt die letzten Schritte in der Abendkühle, bis er eine Herberge erreicht.

In dieser Geschichte passiert gar nicht sehr viel, aber gerade durch die narrative Konzentration auf die existenzielle Verfassung des schwer beladenen Wanderers spürt man förmlich das Gewicht der Lasten, die dieser Mensch mit sich rumschleppt, und seine Erleichterung zum Schluss, als er sich, mithilfe der ihm begegnenden Menschen, von allem unnötigen Ballast befreit hat.

Mehr erzählerische Unterhaltsamkeit und Spannung bietet *Das Geheimnis des langen Bartes.*

**Das Geheimnis des langen Bartes (Peseschkian 1979, S. 107 f.)**

Der lange Bart eines Gelehrten aus der persischen Stadt Shiraz ist dessen ganzer Stolz und wird schließlich doch der Grund dafür, dass er keinen Schlaf mehr findet. Eines Tages, als er durch Shiraz geht, machen sich Wasserträger über ihn lustig, und einer stellt ihm die kecke Frage, ob sein Bart beim Schlafen auf oder unter der Bettdecke liege. »Morgen gebe ich dir Antwort«, sagt der Gelehrte und versucht, abends im Bett herauszufinden, wie es sich verhält mit dem Bart. Er legt ihn unter die Decke, dann wieder darüber. Unruhe ergreift ihn, und so kämpft er die ganze Nacht über mit seinem Bart. Am nächsten Morgen geht er zu den Wasserträgern und berichtet, dass er keinen Schlaf mehr finde, seitdem man ihm diese Frage gestellt habe. Eine Antwort sei ihm nicht möglich, und sein eigener Bart, Zierde seiner Weisheit, sei ihm fremd geworden.

Bemerkenswerterweise enthält die von Peseschkian erzählte Version keine explizite Lösungsidee. Eine implizite Lösungsidee allerdings wird vom psychotherapeutischen Kontext nahegelegt, in den Peseschkian die Geschichte einbettet. In diesem Kontext geht es um die Angst vor Neuem, um das zwanghafte Festhalten an altvertrauter Ordnung (alles muss seinen gewohnten Platz haben!) und um Rachefantasien eines Zwangspatienten betreffend seinen strengen Vater. Von daher schwebt zumindest die (unausgesprochene) Fantasie im Raum, der Gelehrte möge sich von »alten Zöpfen« lösen und sich des alten Bartes entledigen.

Die Geschichte selbst lässt ihren Protagonisten keine Lösung finden. Mit dem Vorteil, dass der Lösungsraum offenbleibt und vom Zuhörer gefüllt werden kann. Insofern fällt dem anschließenden Austausch von Einfällen, ähnlichen Geschichten, Lösungsideen eine besondere Bedeutung zu. Andererseits kann eine Lösungsidee in die Geschichte eingeflochten werden, z. B. in Form eines Traums, an den sich der Protagonist eines Morgens erinnert. Er freut sich darüber, nach langer Zeit wieder einen intensiven Traum gehabt zu haben, und macht sich Gedanken über seinen Inhalt. Er hatte von einer Szene beim Frisör geträumt, in der sein Bart kräftig gestutzt wurde.

Vielen Patienten, die unter Schlafstörungen leiden, fehlt eine Pausenkultur. Sie denken, sie könnten sich keine Pausen leisten, um ihr Pensum, sei es zu Hause oder bei der Arbeit, zu erfüllen. Oder bekommen ein schlechtes Gewissen, wenn sie eine längere Pause machen. Nicht selten findet sich die Einstellung, dass Pausen eigentlich unnötig sind. »Wer rastet, der rostet«, heißt es in einer landläufigen Redensart. Bei schlaflosen Menschen, deren Alltag sich »wie in einem Hamsterrad« anfühlt, bekäme diese »rostige« Alliteration möglicherweise sogar eine positive Wendung.

Eine passende Geschichte dazu findet sich beim aus Argentinien stammenden Gestalttherapeuten Jorge Bucay (2005, S. 126 f.).

**Der beharrliche Holzfäller (Bucay 2005, S. 126 f.)**

Die Geschichte erzählt von einem Holzfäller, der bei einer Holzgesellschaft Arbeit findet, vom Vorarbeiter eine Axt ausgehändigt und einen bestimmten Bereich im Wald zugewiesen bekommt.

Begeistert macht er sich an die Arbeit. 18 Bäume fällt er an einem einzigen Tag. Der Vorarbeiter zeigt sich beeindruckt, was den Holzfäller anstachelt, noch mehr Bäume am Tag zu fällen. Am nächsten Morgen steht er vor allen anderen auf, strengt sich noch mehr an und schafft nur 15 Bäume. »Ich muss müde sein«, denkt er und legt sich gleich nach Sonnenuntergang schlafen. Am wiederum nächsten Tag ist er fest entschlossen, seine Marke von 18 Bäumen zu übertreffen. Er schafft aber nicht einmal die Hälfte.

So geht es weiter: Am darauffolgenden Tag sind es nur noch sieben, am übernächsten fünf, danach mit Mühe und letzter Anstrengung zwei. In banger Erwartung, was der Vorarbeiter dazu sagen werde, erzählt er ihm, dass er gerackert habe bis zum Umfallen. Der Vorarbeiter stellt nur eine Frage: »Wann hast du deine Axt das letzte Mal geschärft?« »Die Axt geschärft? Dazu hatte ich keine Zeit!«

**Übersicht: Geschichten für Patienten mit Schlafstörungen**

- »Der Wachhund und der Schlafhund« (Signer-Fischer 1993). *Thematischer Bezug:* Wie die angespannt wachsame »Aufpasser«-Instanz mit ihrem schlafstörendem Kontrollbedürfnis im Schlafzimmer Platz machen kann für die müde, der Schläfrigkeit und den Träumen sich hingebende »Schlummer«-Seite

- »Eine Geschichte auf dem Weg« (Peseschkian 1979). *Thematischer Bezug:* sich von unnötigem, überkommenen »inneren Ballast« zu verabschieden
- »Das Geheimnis des langen Bartes« (Peseschkian 1979). *Thematischer Bezug:* plötzliche Infragestellung von vorher Selbstverständlichem, Anbahnung wichtiger Schritte in der eigenen Weiterentwicklung
- »Vom Mut, eine Probe zu wagen« (Peseschkian 1979). *Thematischer Bezug:* überraschende, unkonventionelle Lösungen finden, die im Problem selbst enthalten sind und im Rückblick ganz simpel erscheinen
- »Die geteilten Sorgen« (Peseschkian 1979). *Thematischer Bezug:* (Mit) geteilte Sorgen sind nur noch halb so schlimm, eingeweihter Ehepartner findet eine humorvolle Wendung, den eigenen Ängsten ein Schnippchen schlagen
- »Der beharrliche Holzfäller« (Bucay 2005). *Thematischer Bezug:* Pausenkultur entwickeln, kreatives Innehalten, aus einem »Hamsterrad« aussteigen
- »Urlaub in New York« (Spiegel 2009). *Thematischer Bezug:* Lustiges und Trauriges, Unternehmungen und Austausch mit Freunden, über Alltagswidrigkeiten lachen können
- »Klagemauer und Lottogewinn« (Spiegel u. Spiegel 2009). *Thematischer Bezug:* etwas riskieren, um dem Glück »auf die Sprünge helfen«; in eigene »Gewinnchancen« investieren statt im Klagen und Jammern zu verharren; Zwiespalt zwischen Schicksalsergebenheit und Eigenverantwortung
- »Chinesische Parabel« (Hesse 2009). *Thematischer Bezug:* Man weiß nie, wofür es gut ist
- »17 Kamele und die drei Söhne« [mit verschiedenen Internet-Varianten]. *Thematischer Bezug:* Die Geschichte verdeutlicht, dass bei vertrackten Problemen eine ausschließlich kognitiv-rationale Herangehensweise häufig nicht weiterhilft. Demgegenüber öffnet Hypnose die Tür zu einem inneren Raum, der sich jenseits des alltagsüblichen, kognitiv-rationalen Bezugsrahmens befindet. Man könnte auch von einer »Trance«-Formation der Lösungssuche sprechen. Mithilfe der trancespezifischen Art des Denkens und Erlebens wird ein Perspektivenwechsel ermöglicht, der ungewöhnliche, kreative, pragmatische, überraschende Lösungsideen freisetzt.

# 14 Metaphorische und allegorische Imaginationen

Bilder- und symbolreiches Erleben ist beim Thema »Schlaf« allgegenwärtig, sei es beim Einschlafen am Abend, Wiedereinschlafen in der Nacht, morgens beim Aufwachen oder direkt während des Schlafens. Hypnoimaginative Interventionen wiederum gehören zu den elementaren Werkzeugen moderner Hypnotherapie.

Hypnotherapie ist die führende Behandlungsmethode bei Insomnien, welche das Denken in Bildern explizit und auf verschiedenen Ebenen für die Behandlung von Patienten mit Schlafstörungen nutzt. Von daher verwundert es nicht, dass auch in der kognitiven Verhaltenstherapie zunehmend hypnoimaginative Vorgehensweisen aufgegriffen werden. Diese Entwicklung spiegelt sich vor allem auch in der verhaltenstherapeutischen Praxis wider. Viele Therapeutinnen und Therapeuten mit einer verhaltenstherapeutischen Grundausrichtung integrieren gerade bei der Behandlung von Schlafstörungen Interventionen, die sie unmittelbar oder mittelbar aus der Hypnotherapie kennen.

Die therapeutische Arbeit mit metaphorischen bzw. allegorischen Imaginationen aktiviert spezifische neuronale Netzwerke, deren Modus essenziell ist sowohl für erholsamen Schlaf als auch für kreative, die Begrenztheit kognitiv-rationaler Denkmuster überwindender Suchprozesse. Wenn bildhafte Metaphern und Allegorien einen Platz im therapeutischen Raum haben, nimmt der Patient die ihn ansprechenden Bilder mit nach Hause. Viele Patienten erleben diesen Vorgang wie eine Bereicherung ihrer Gedankenwelt und greifen für sie passende bildhafte Vorstellungen z. B. im Rahmen selbsthypnotischer Übungen auf.

Vielfach beziehen sich schlafspezifische Metaphern auf tief in unserem Körpergedächtnis abgespeicherte, in den ersten Lebensjahren zuteil gewordene Urerfahrungen von Beruhigung und entspanntem Wohlsein (siehe Abschn. 14.1). Kinder schlafen ein, wenn sie getragen, hin- und her gewiegt, geschaukelt, berührt, gestreichelt oder sanft massiert werden.

Darüber hinaus lässt sich schlafmedizinisches und chronobiologisches Wissen in Metaphern »verpacken«, z. B. die Wirkungsweise des Schlafhormons Melatonin (siehe Abschn. 14.1: *Schlafbaum mit*

*Schlafkapseln*), das nächtliche Absenken der Körperkerntemperatur (siehe Abschn. 14.1: *Winterschlaf des arktischen Eichhörnchens*) oder das tiefe Absinken des gesamten Körperstoffwechsels im Tiefschlaf (»zusammen mit einem Fisch oder Delfin tiefer und tiefer in das Wasser eintauchen«).

In einer Reihe von hochrangig publizierten Studien konnte gezeigt werden, dass Menschen, die sich vor dem Einschlafen vorstellen, im Meer schwimmend einem Fisch oder Delfin beim Abtauchen in die tieferen Sphären des Meeres zu folgen, im anschließenden Schlaf mehr Tiefschlaf haben (Cordi et al. 2014, Cordi et al. 2015, Cordi et al. 2021). Dabei wies die Schweizer Forschergruppe an der Universität Fribourg in der Primärstudie (Cordi et al. 2014) sogar nach, dass sich mithilfe dieser hypnoimaginativen Suggestion der Tiefschlafanteil bei den Probanden um 81 % steigern ließ. Insgesamt zeigen die Studienergebnisse, dass hypnoimaginative Suggestionen vor dem Einschlafen »wirksame Interventionen sein können, um Schlafprozesse zu optimieren« (Rasch 2022, S. 38). Da die Studien bei gesunden Probanden durchgeführt wurden, ist allerdings eine direkte Übertragung auf Insomniepatienten noch nicht möglich.

## 14.1 Schlafspezifische Metaphern und Allegorien

Nachfolgend finden sich Übersichten zu verschiedenen metaphorischen bzw. allegorischen Imaginationen, die sich bei der Arbeit mit Insomniepatienten besonders bewährt haben. Sie können in Entspannungstrancen eingebettet werden oder bei passender Gelegenheit in anderweitig thematisch ausgerichtete Trancesitzungen einfließen. Für spezifische Anwendungen werden einige dieser Imaginationen in anderen Kapiteln erwähnt und sind deshalb hier mit einem entsprechenden Verweis versehen.

**Übersicht zu Imaginationen: »Sich forttragen lassen«**

- Eisenbahnfahrt; in einem Zugabteil sitzend, die Landschaft vorüberziehen lassen; Schaukeln des Körpers im Rhythmus des Zuges im »Gleisbett«
- auf einem Segelschiff reisen; Sonne, Meer und Wind; sich vom Auf und Ab des Segelbootes tragen lassen (Gößling 2021)
- in einem Segelflugzeug mitfliegen
- fliegender Teppich; sich, darauf liegend, über Landschaften und Städte tragen lassen; bei Tage und in der Nacht, wenn unten Lichter funkeln

- Ballonfahrt (siehe Abschn. 12.3)
- Ast im Fluss; steckt anfangs an einer Stelle im Fluss fest; Wind, Regen und Sonne; löst sich dann und wird von der Strömung fortgetragen; Weg des Astes im »Flussbett« (Schlarb 2003, 2009)
- Feder im Wind (siehe untenstehende Anleitung).

**Übersicht zu Imaginationen: »Getragen und geschaukelt werden«**

- auf einer Schaukel sitzen
- in einer Hängematte liegen (siehe auch Abschn. 5.6)
- auf einem Schaukelstuhl sitzen (siehe auch Abschn. 5.6)
- im Wasser auf einer Luftmatratze liegen (siehe auch Abschn. 5.6).

**Übersicht zu Imaginationen: »Gedanken und Gefühle vorbeiziehen lassen«**

- Wolken, die am Himmel ziehen (siehe auch Abschn. 5.7)
- einen Schwarm Zugvögel beobachten (siehe auch Abschn. 5.7)
- Karawane, die am Horizont vorüberzieht (siehe auch Abschn. 5.7)
- glitzernde Sauerstoffperlen im Fluss, der in Richtung Meer strömt
- eine Herde von Mustangs, die vorübergaloppieren; sich ein Pferd aussuchen und mit davonreiten
- auf einer Bank am Ufer eines Flusses sitzen, Gedanken und Grübeleien in ein Schälchen legen, es auf dem Fluss davonschwimmen lassen (Scholz 2011).

**Übersicht zu Imaginationen: Schlafhormon, Schlaftiefe, »innerer Paradiesort«**

- Schlafbaum mit Kapseln, die sich öffnen und »Schlafkügelchen« verströmen (Friedrich et al. 2018b; siehe auch Abschn. 5.7)
- »Wie ein Fisch im Wasser« (Cordi et al. 2014; Gößling 2021)
- »innerer Paradiesort« (siehe Abschn. 5.4).

**Imagination »Wie eine Feder im Wind ...«**

Sie können es sich bequem machen ... auf dem Stuhl (gegebenenfalls: dem Sessel), auf dem Sie gerade sitzen. Der Rücken findet einen guten Halt an der Stuhllehne, er kann sich anlehnen, den Brustkorb weit werden lassen, und der Atem kann noch ein wenig freier fließen. Vielleicht wollen die Augen sich ausruhen ... die Augenlider einfach zufallen lassen ... sich erholen von den Anstrengungen des Tages.

Die Füße haben einen sicheren, festen Halt auf dem Boden, sodass die Muskeln der Beine sich lockern können und entspannen, wie es für Sie angenehm ist. Die Hände können sich ablegen ... sich ausruhen ... sie brauchen nichts mehr zu tun ... und angenehm schwer werden ... oder auch ganz leicht anfühlen ...

... so leicht wie eine Feder ... eine Feder, die sich tragen lässt von einem sanften Wind ... so federleicht ... sich tragen lassen ... wie diese Feder ... über Wiesen ... schöne Landschaften ... an Seen vorbei ... mit klarem, kühlen Wasser ... sich vorzustellen, wie diese Feder sich immer weitertragen lässt von einem leichten Wind ... weiter und weiter ... und manchmal ein wenig nach oben steigt ... und dann in sanften Schaukelbewegungen sich wieder ein wenig tiefer fallen lässt ... sich forttragen lassen, weitertragen lassen wie eine Feder ... so leicht und so angenehm ...

Sich vorzustellen ... wie die Feder in sanften Schaukelbewegungen ein wenig tiefer sich fallen lässt ... tiefer und tiefer ... und da fließt ein kleiner Bach ... mit kristallklarem Wasser ... und wie auch immer es geschieht ... die Feder sinkt ... und dann wieder etwas höher ... und wieder tiefer ... und berührt das Wasser dieses Bächleins ... und lässt sich vom Wasser tragen ... lässt sich von diesem frischen, kristallklaren Wasser tragen ... immer weiter und weiter fließt das Bächlein ... und wird weiter ... zu einem Fluss, dessen Wasser im Flussbett seinen Weg findet ...

... zum Meer hin ... ins Meer hineinfließt ... und sich verbindet mit dem Wasser des Ozeans ... und den sanften Wellenbewegungen des Meeres ... diesem ruhigen Auf und Ab ... so wie der Schlaf auch in Wellen kommt ... ganz sanft ... unmerklich fast ... können wir uns hineintragen lassen ... in eine wohltuende Gelöstheit ... eine tiefe Gelassenheit ... und es genießen ... so angenehm ... erholsam ... sich forttragen lassen ...

... bis Sie langsam wieder wach werden ... Schritt für Schritt, in Ihrem Rhythmus, in Ihrem Tempo wieder wach werden ... zurückkehren mit Ihrer Wahrnehmung, Ihrer Aufmerksamkeit ... zurück in den Raum, auf dem Stuhl, wo Sie gerade sitzen ... die Hände und Arme bewegen ... die Füße bewegen ... sich recken und strecken wie nach einem tiefen, erholsamen Schlaf ... die Augen können sich umschauen ... um jetzt wieder ganz wach zu sein.

## 14.2 Übergeordnete (indirekte) Metaphern und Allegorien

Übergeordnete Metaphern bzw. ihre allegorische Verbildlichungen nehmen keinen direkten Bezug auf Phänomene des Nicht-schlafen- oder Schlafen-Könnens. Stattdessen beziehen sie sich auf die Metaebene des Schlaf-Findens auch unter schwierigen, belastenden Umständen: Wie ist es möglich, von dem inneren Aufruhr zu einem ruhigen, inneren Strom zu finden? Was verhilft uns zu einer inneren Neuordnung, zu einem entlastenden Perspektivwechsel, zu einer tieferen, schlafspendenden Gelassenheit? Hier geht es darum, die Dinge geschehen zu lassen, statt etwas zu bekämpfen. Und wie es uns gelingt, innerlich auf Abstand zu gehen, Akzeptanz, Zuversicht oder Tröstendes zu erfahren.

In der nachfolgenden Übersicht werden drei übergeordnete indirekte Metaphern bzw. allegorische Verbildlichungen aufgeführt. Im Zentrum der ersten indirekten Metapher steht die Imagination eines Adlers, im Zentrum der zweiten Metapher die Imagination eines stillen Sees und im Zentrum der dritten Metapher die Imagination eines inneren Raums der Geborgenheit.

**Übersicht: Übergeordnete, indirekte Metaphern**

- einen Adler beobachten, wie er auf einem Berggipfel seine Schwingen ausbreitet, sich von den Winden tragen lässt, seine Kreise zieht und alles unter sich klar im Blick hat
- von einer Anhöhe aus die Augen über einen See schweifen lassen, der ganz still und ruhig daliegt, der blaue Himmel, die Wolken und die Sonne spiegeln sich im See, und zugleich kann man durch das klare Wasser hindurch tief bis auf den Grund des Sees schauen
- »Inneres« Haus mit einem großen Raum der Geborgenheit. In diesem Raum steht eine große, kostbare Schale, in die über einen goldenen Wasserhahn fortlaufend frisches, klares Wasser fließt. Von der stets gefüllten Schale fließt Wasser über, welches sich in einer Rinne sammelt und von dort in den Garten des Hauses geleitet wird.

**Einflechten einer indirekten Metapher (Adler, stiller See oder innerer Raum der Geborgenheit**

- Exploration: An welche »schlaflose« Nacht wird sich gerade erinnert? Um welches Thema drehte sich die innere Belastung, der innere Stress, als man wach im Bett lag?

- Tranceinduktion mithilfe einer kurzen Augenfixation: ... bewusst wahrnehmen, was die Augen jetzt gerade sehen ...
- Augenschluss: ... und beim nächsten Ausatmen können Sie die Augen zufallen lassen ...
- Wahrnehmung des Ein- und Ausatmens (Atemfokus): ... und mit dem inneren Auge beobachten, wie der Körper Sie ein- und ausatmen lässt ... wie der Brustkorb sich beim Einatmen ein wenig hebt ... (Pacing Einatmen) und beim Ausatmen sich ein wenig senkt ... (Pacing Ausatmen)
- Vorstellung einer »wechselseitigen Pendelatmung«: ... und sich dann vorstellen, über die rechte Hand einzuatmen und über die linke Hand wieder aus, dann über die linke Hand einatmen und über die rechte wieder aus, dann über rechts ein, über links aus ... Sie können diese Vorstellung einer wechselseitigen Atmung noch einige Atemzüge für dich selbst fortsetzen ...
- Übergang zur Imagination einer indirekten Metapher ... und sich dann davon lösen und ... (Adler) um sich frei zu fühlen ... frei wie ein Adler, der am Gipfel seine Schwingen ausbreitet ... losfliegt, sich von den Winden tragen lässt ... seine Kreise in ganz ruhigen Bahnen zieht ... und jedes Detail da unten ... mit seinem Adlerauge ... völlig klar im Blick hat ... (alternativ: stiller See) ... um die Ruhe wahrzunehmen, die einkehrt ... wenn Sie von einer Anhöhe aus auf einen See schauen, der ganz still und ruhig daliegt ... und im Wasser des Sees spiegeln sich der blaue Himmel, die Wolken und das Licht der Sonne ... und zugleich können Sie durch das klare Wasser hindurch tief bis auf den Grund des Sees schauen ... wie die Kieselsteine dort unten im Licht funkeln oder Schatten werfen ... (alternativ: Raum der Geborgenheit) ... um in Ihrem inneren Haus den Raum der Geborgenheit zu betreten ... und in diesem Haus steht eine große, kostbare Schale, in die über einen goldenen Wasserhahn fortlaufend frisches, klares Wasser fließt ... und von der stets gefüllten Schale fließt Wasser über ... Wasser, das sich in einer Rinne sammelt ... und wird von dort in den Garten des Hauses geleitet ...
- Die individuelle Ausgestaltung des imaginativen Prozesses braucht Zeit, von daher Sprechtempo während der Anleitung verlangsamen und Pausen einlegen.
- Reorientierung: Sie könnten jetzt wieder wach werden ... in Ihrem Tempo und in Ihrem Rhythmus Schritt für Schritt wieder wach werden ... wieder ganz wach werden wie nach einem langen, tiefen Schlaf ... die Arme und Hände können sich bewegen ... Beine und Füße bewegen sich ... die Augen öffnen sich ... sich ein wenig recken und strecken ...«

# 15 Träume

In früheren Zeiten begegneten Menschen ihren Träumen und deren rätselhaften Inhalten mit besonderem Respekt. Bestimmten Träumen wurde ein Einblick in die über- bzw. unterirdische Welt der Ahnen und Geister zugeschrieben. Manchen Menschen wurde eine übersinnliche Fähigkeit zugeschrieben, von der Zukunft zu träumen, häufig im Sinne eines Menetekels, der verrätselten Ankündigung eines drohenden Unheils. Im Jahr 1900 beginnt die moderne, »aufgeklärte« Deutung des Traums: Es erscheint *Die Traumdeutung* von Sigmund Freud. Dessen systematische Entschlüsselung der Traumsprache verheißt einen Zugang zur intrapersonal verorteten tieferen Sphäre des Unbewussten. An dieser Stelle soll darauf hingewiesen werden, dass sich der psychoanalytische Begriff des Unbewussten in wesentlichen Punkten vom Verständnis des Unbewussten in der modernen Hypnotherapie unterscheidet.

1953 wurde der REM-Schlaf entdeckt, ein »verrücktes Schlafstadium, denn es erinnert in vielen Aspekten – Hirnaktivität, Augenbewegungen, Herzschlag etc. – eher an einen Wachzustand« (Rasch 2021, S. 65). Lange Zeit galt die REM-Schlafphase als die Schlafphase, in der wir träumen, und wurde deshalb auch als »Traumschlaf« bezeichnet. Mittlerweile weiß man, dass wir in jeder Schlafphase träumen können, wobei sich die Träume des REM-Schlafs durch ein intensiv bildhaft-szenisches Erleben mit filmhaften, zugleich auch häufig bizarren Abläufen auszeichnen (Rasch 2021, S. 99).

Von außen betrachtet, zeichnet sich der REM-Schlaf durch zwei Eigenheiten aus: durch schnelle Hin-und-her-Bewegungen der Augäpfel (*rapid eye movements,* abgekürzt REM) und durch eine vollständige Erschlaffung des Tonus der gesamten Körpermuskulatur mit Ausnahme der Augenmuskeln. Beim gesunden Schläfer wird der Körper im REM-Schlaf sozusagen abgekoppelt von der intensiven neuronalen Traumaktivität des Gehirns.

Gegen Ende einer REM-Schlafphase sind schlafende Menschen sehr leicht erweckbar. Viele Menschen wachen am Ende einer REM-Schlafperiode nachts kurz auf und schlafen gleich wieder ein, ohne sich morgens an einen Traum oder das kurze Wachsein zu erinnern.

Menschen mit Durchschlafstörungen dagegen fällt es schwer, nach einer Traumschlafphase gleich wieder einzuschlafen. Sie bleiben länger wach und erinnern sich möglicherweise an das gerade Geträumte. Insofern sind Durchschlafstörungen eigentlich Wiedereinschlafstörungen. Sie hängen mitunter mit regelmäßig wiederkehrenden Albträumen zusammen. Die Betroffenen wachen aus einem Albtraum heraus auf und haben aufgrund des bedrohlichen Trauminhalts Schwierigkeiten, wieder einzuschlafen.

Neben den REM-Schlaf-assoziierten Träumen gibt es noch eine andere Art traumhaften Erlebens. Sie tritt am Anfang des Einschlafstadiums in Form traumartiger innerer Bilder auf, die auch als hypnagoge Halluzinationen bezeichnet werden. Hypnagoge, d. h. durch Einschlafen ausgelöste Halluzinationen, können alle Sinnesmodalitäten betreffen. Die Bezeichnung »Halluzinationen« könnte zu dem Fehlschluss führen, es handle sich um einen pathologischen Vorgang. Dem ist nicht so: Hypnagoge Halluzinationen stellen die einzige Art von Halluzinationen dar, die als völlig normal gelten. Sie geleiten den einschlafenden Menschen in das Schlafstadium I. Hypnagoge Halluzinationen heben sich von REM-Schlaf-Träumen ab, weil bei ihnen die charakteristischen schnellen Augenbewegungen und der Tonusverlust der Körpermuskulatur fehlen. Zudem besteht bei hypnagogem Erleben ein höherer Grad an Wachheit.

Phänomenologisch und neurophysiologisch bestehen keine wesentlichen Unterschiede zwischen hypnagogen Halluzinationen und dem imaginativen Erleben, das im Rahmen einer selbstinduzierten Entspannungstrance herbeigeführt werden kann. Wird eine Entspannungstrance mit imaginativen Elementen als Einschlaf- bzw. Wiedereinschlafhilfe angewendet, findet meistens ein fließender, unmerklicher Übergang zu hypnagogen Erlebensweisen statt. Sie wiederum leiten in das Schlafstadium I über.

Heutzutage stellen Träume bzw. traumartiges Erleben eine kreative Gegenwelt dar zur einerseits durchrationalisierten und effektivgeschäftigen, andererseits zur permanent von digitalisierten, äußeren Ablenkungen durchsetzten Alltagswelt. Im Gegensatz zu anderweitigen Behandlungskonzepten bei Insomnien wird Träumen bzw. dem therapeutischen Potenzial traumartigen Erlebens in der Hypnotherapie eine besondere Beachtung geschenkt.

## 15.1 Schlafwandeln und Pavor nocturnus

Bevor wir uns jedoch den Techniken der Traumbeeinflussung zuwenden, soll noch ein kurzer Blick auf eine andere Form des nächtlichen Aufwachens geworfen werden. Dieser Blick ist wichtig, damit man zwei unterschiedliche Formen von Aufwachstörungen – aus dem REM-Schlaf bzw. aus dem Non-REM-Schlaf heraus – differenzialdiagnostisch voneinander abgrenzen kann. Es geht um das Phänomen des Schlafwandelns (engl.: *sleep walking*), auch als Somnambulismus bezeichnet.

Somnambulismus stellt eine Aufwachstörung aus dem Non-REM-Schlaf dar. Schlafwandler setzen sich aus einer Tiefschlafphase heraus auf das Bett, führen sinnlose Bewegungen durch, stehen auf und gehen umher. Bei bis zu 50 % der Schlafwandler treten Zustände des sogenannten Pavor nocturnus (der »nächtlichen Angst«, engl. *night terror*) auf. Ein Pavor nocturnus ist gekennzeichnet durch abruptes Aufrichten, Schreien, Schwitzen, Pupillenerweiterung, Herzjagen und beschleunigtes Atmen. Die Patienten sind schwer zu wecken. Gelegentlich können sie sich an Träume erinnern. Von Albträumen unterscheidet sich die Symptomatik durch den initialen Schrei, die Amnesie und den Zeitpunkt des Auftretens im ersten Nachtdrittel (Mayer 2007). Pavor nocturnus stellt wie Somnambulismus eine Non-REM-Aufwachstörung dar. Er tritt häufiger bei Kindern auf. Es wird angenommen, dass diese Form der Aufwachstörung bei 20 % der betroffenen Kinder bis ins Erwachsenalter persistiert (Staedt u. Riemann 2007, S. 98).

Es würde den Rahmen dieses Buches überschreiten, näher auf die Behandlung von Non-REM-Aufwachstörungen einzugehen. Verwiesen sei jedoch darauf, dass zur Behandlung von Somnambulismus und Pavor nocturnus Selbsthypnosetechniken entwickelt wurden. Mithilfe dieser Techniken lernen die Betroffenen, sich selbst den »Auftrag« zu geben, nicht aus dem Schlaf aufzustehen bzw. aufzuschrecken. Die Methode führte in Verlaufsuntersuchungen bei über 70 % der Patienten zu einer Symptomreduktion (Hurwitz et al. 1991).

## 15.2 Träume hypnotherapeutisch utilisieren

Träume und Trancezustände sind elementare Erkenntnisquellen, die das Unbewusste (gemäß dem freudschen Begriff) bzw. das Unterbewusste (nach dem Konzept von Pierre Janet) bereithält. Träume und Trancezustände finden in einem Bewusstseinszustand statt, der frei ist von den Begrenzungen des Alltagsdenkens. Die kreative Nutzung entsteht aus einem Zusammenspiel von unterbewussten, assoziativen, »träumerischen« Denkprozessen (bei Freud: primär-prozesshaftem Denken) und dem rational geordneten, linearen (»Nach«-)Denken, einem Zusammenspiel zweier auch neurobiologisch unterschiedlich strukturierter Formen von Denkprozessen, welche umgangssprachlich auch als die Zusammenarbeit von »Kopf und Bauch« bezeichnet werden. Das rein rationale, lineare, bewusste (Alltags-)Denken bringt nur selten wirklich Neues hervor. Milton Erickson soll dazu den schönen Satz geprägt haben: Vertraue deinem Unbewussten, es ist klüger, als du denkst!

Von hypnoanalytischer Seite wurde ein fundiertes Konzept zur Dechiffrierung von Trauminhalten mithilfe von Hypnose vorgelegt (Zindel 2015, S. 302 ff.). Zudem gibt es bemerkenswerte Ansätze einer hypnotherapeutischen Traumbearbeitung, in denen Konzepte C. G. Jungs sowie der Gestalttherapie mit einbezogen werden (Revenstorf u. Freudenfeld 2022).

Das hypnotherapeutische Verständnis des »Unterbewussten« als der elementaren Quelle von Intuition, Inspiration und Kreativität lässt sich mit der nachfolgenden Geschichte gut verdeutlichen. Die Geschichte eignet sich vor allem dazu, bei sehr rational denkenden Menschen »innere Türen zu öffnen«, also bei Menschen, die der mittlerweile wissenschaftlich belegten Tatsache skeptisch gegenüberstehen, dass ein Großteil unserer Entscheidungen und Handlungen auf unterbewussten Vorgängen beruht.

Kekulé von Stradonitz (1829–1896) war Professor für Chemie in Bonn. Er entdeckte die Struktur die aromatischen Kohlenstoffverbindungen und schuf damit eine wichtige Grundlage der organischen Chemie. Als Erster beschrieb er die sogenannte Vierwertigkeit des Kohlenstoffs (ein Kohlenstoffatom geht stets vier Verbindungen mit Nachbaratomen ein), konnte sie aber nicht mit der damals schon feststehenden Summenformel des Benzols ($C_6H_6$ = 6 Kohlenstoffatome in Verbindung mit 6 Wasserstoffatomen), eines organischen Lösungsmittels, in Verbindung bringen. Gemäß der von ihm selbst postulierten Vierwertigkeit des Kohlenstoffs müsste die Summenformel eigentlich $C_6H_{14}$ (6 Kohlenstoffatome in Verbindung mit 14 Wasserstoffatomen, siehe Abb. 8) lauten.

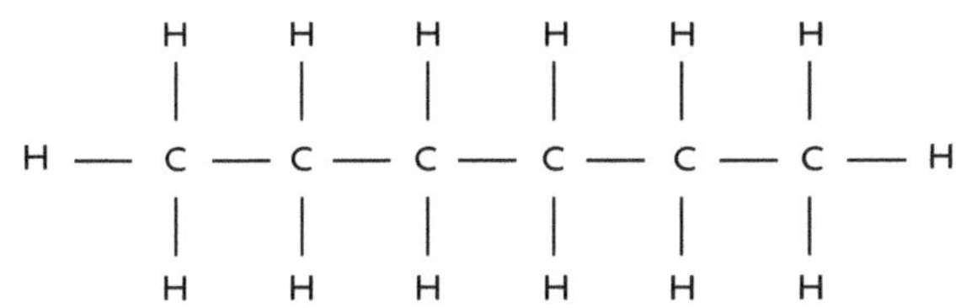

*Abb. 8: Offenkettige Kohlenwasserstoffverbindung mit 6 Kohlenstoff- und 14 Wasserstoffatomen*

Lange Zeit brütete von Stradonitz in seinem Labor über diesem Problem, bis er eines Nachts einen merkwürdigen Schlangentraum hatte. Von diesem Traum hat er später erzählt:

> »Alles ist in Bewegung, schlangenartig sich windend und drehend. Und siehe, was war das? Eine der Schlangen erfasste den eigenen Schwanz, und höhnisch wirbelte das Gebilde vor meinen Augen. Wie durch einen Blitzstrahl erwachte ich.«

So entdeckte von Stradonitz, das Traumbild vom »Schlangenring« vor Augen, die Ringstruktur des Benzols und »rettete« zugleich die von ihm postulierte Vierwertigkeit des Kohlenstoffs.

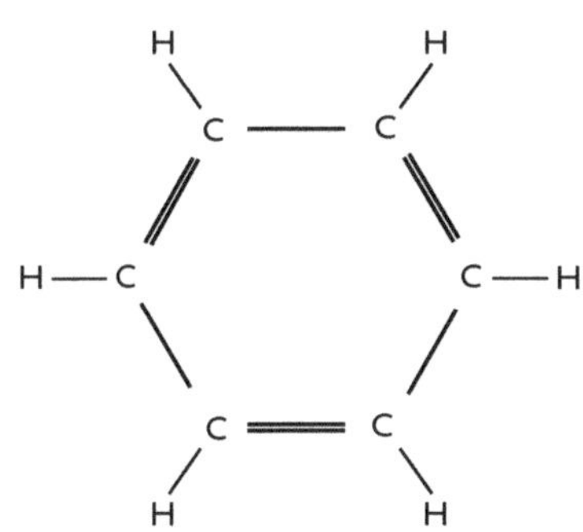

*Abb. 9: Ringstruktur des Benzols*

## 15.3 Für Aufgeweckte: Einen Traum weiterträumen und dabei wieder einschlafen

In diesem Abschnitt geht es darum, wie Trauminhalte, an die man sich beim Aufwachen in der Nacht erinnert, für eine anschließende Imagination verwendet werden können. Diese Imagination wiederum geht unwillkürlich in hypnagoge »Traum«-Bilder über und führt dadurch zum Wiedereinschlafen.

Das nachfolgend beschriebene Vorgehen eignet sich für Patienten, die nachts aus einem Traumschlaf aufwachen und über Wiedereinschlafprobleme klagen. Drei Voraussetzungen müssen gegeben sein: Der Patient beherrscht eine Technik der Selbstentspannung mit imaginativen Elementen, er zeigt zudem größeres Interesse für seine Träume, und drittens erinnert er sich an überwiegend positive bis emotional indifferente Trauminhalte. Wacht ein Patient aus aversiven Träumen, insbesondere aus Albträumen, auf, empfiehlt sich ein gesondertes Vorgehen, welches in Abschnitt 15.4 dargestellt wird.

Der erste Schritt bei angenehmen bzw. auch neutralen Träumen besteht darin, den Patienten zu instruieren, unmittelbar nach Erwachen aus einem Traum dessen Inhalt zu rekapitulieren. Die Traumerinnerung funktioniert am besten, wenn man direkt nach dem Aufwachen ruhig liegen bleibt. Damit wird die REM-Schlaf-typische Reglosigkeit der Körpermuskulatur nachempfunden. Mit etwas Übung ist es möglich, sich an den gesamten Traum bis ins kleinste Detail vor dem inneren Auge zu erinnern (vgl. Holzinger 2007).

Dieser Schritt erfordert allerdings eine gewisse Disziplin beim Üben. Im Vorfeld kann das Gelingen einer detaillierten Traumerinnerung autosuggestiv im Rahmen von täglichen Entspannungstrancen angebahnt werden. Folgende Formulierung für einen autosuggestiven Auftrag bietet sich an: »Wenn ich aus einem Traum aufwache, bleibe ich ruhig liegen, um mich an alles zu erinnern.« Zum »Üben« werden morgendliche Träume, aus denen man »regulär« erwacht, einbezogen. Denn am regulären Ende des Nachtschlafs fällt die Traumerinnerung in der beschriebenen Weise noch am leichtesten.

Der zweite Schritt besteht darin, anschließend den Traum in einem Traumtagebuch zu notieren. Auch dieser Schritt kostet einiges an Überwindung, zumal die Muskeln in der jeweiligen Situation aufgrund ihres niedrigen Tonus nicht auf Aktivwerden, also auch nicht auf Schreibbewegungen, eingestellt sind. Das Aufschreiben eines

Traums kann ebenfalls autosuggestiv vorgebahnt werden, indem der erste autosuggestive Satz aus dem oberen Absatz – »Wenn ich aus einem Traum aufwache, bleibe ich ruhig liegen, um mich an alles zu erinnern« – mit einem zweiten inneren Satz verbunden wird: »Danach schreibe ich es wie von selbst auf.«

**Zwei Beispiele für Traumtagebücher, die es in sich haben**

Der Paläontologe Louis Agassiz hatte seit Wochen versucht, ein bestimmtes Fischfossil richtig zu bestimmen. Er träumte zwei Nächte hintereinander eine genaue Aufzeichnung der wesentlichen Merkmale des Fischkörpers, konnte sich aber am nächsten Morgen nicht mehr an Einzelheiten erinnern. Also legte er am dritten Abend Bleistift und Papier parat und fertigte eine Zeichnung an, sobald er von dem Traum aufgewacht war. Es war die Zeichnung von »Cyclopoma spinosum«, dem Körper eines Urfischs, nach dem er so lange gesucht hatte.

Eines Nachts erwachte Paul McCartney aus einem Traum. In ihm hatte er eine Melodie gehört. Er notierte sich einige Noten der geträumten Melodie. Daraus wurde später ein Welthit der Beatles: *Yesterday*.

Im dritten Schritt bringt der Patient sein Traumtagebuch mit zur Therapiestunde. Dies dient dazu, Traumszenen, an die er sich erinnert hat, unter Hypnose zu reaktivieren und die Traummotive für wiedereinschlaffördernde hypnagoge Bilderfolgen weiterzuspinnen. Zunächst sucht der Patient sich einen Traum aus, den er im Rahmen einer Imagination unter Hypnose gerne weiterträumen möchte. Danach greift er, noch im normalwachen Zustand und unterstützt vom Therapeuten, Motive des Traums auf, um sich schlafanstoßende Bilderfolgen »auszumalen«.

In der anschließenden Trancearbeit wird der Patient vom Therapeuten angeregt, Bilder aus dem ausgesuchten Traum, an die er sich erinnert, möglichst intensiv zu imaginieren und dann dazu überzugehen, neue, daran anknüpfende Bilderfolgen entstehen zu lassen. Dabei greifen die hypnotherapeutischen Instruktionen charakteristische Formulierungen auf, die der Patient bei der Vorbesprechung verwendet hat. Unmittelbar vor Beendigung der Trance erfolgen posthypnotische Suggestionen. Sie zielen darauf, dass der Patient, wenn er beim nächsten Mal aus einem Traum aufwacht, ruhig liegen bleibt und die Traumszenen vor dem inneren Auge wiederaufruft mit dem

Vorsatz, sie mit angenehmen inneren Bildern fortzusetzen. Günstig ist es, Sätze wie die beiden folgenden einfließen zu lassen: »Wenn es nötig ist, können Sie danach kurz aufstehen, um zur Toilette zu gehen oder einen Schluck Wasser zu trinken. Dann legen Sie sich wieder hin, tauchen erneut ein in die Welt angenehmer innerer Bilder und schlafen träumend weiter.«

| **Übersicht: Träume mithilfe hypnagoger Imaginationen weiterträumen und wiedereinschlafen** |
|---|
| • Vorbereitung: direkt nach dem Erwachen aus einem Traum ihn rekapitulieren<br>• Träume, an die man sich erinnert, möglichst unmittelbar in ein Traumtagebuch eintragen<br>• einen Traum auswählen und unter angeleiteter Trance aus passenden Traumelementen neue, schlafanstoßende Bilderfolgen imaginieren<br>• mittels posthypnotisch wirksamer Suggestionen die Umsetzung dieser Technik bei nächtlichem Erwachen aus einem Traum bahnen. |

In vielen Fällen induziert bereits diese Intervention ein Wiedereinschlafen, wenn der Patient in der Folgezeit erneut aus einem Traum aufwacht. Bleibt ein unmittelbarer Erfolg aus, sollte das unter Anleitung eingeübte Vorgehen mittels selbsthypnotischer Imaginationen eigenständig weitertrainiert werden.

**Einen »Rosentraum« weiterträumen**

Eine Patientin, die vor allem unter Wiedereinschlafproblemen litt, erinnerte sich an folgenden Traum, aus dem heraus sie aufgewacht war:

»Ich befand mich auf einer Schulungsveranstaltung meiner Firma. In einem Vortragssaal hielt ein Referent einen eher belanglosen Vortrag. Plötzlich hatte er einen Karton vor sich, in dem offenbar lauter schöne Rosen lagen. Er warf sie ins überraschte Publikum. Eine Rose fiel direkt vor meine Füße. Gerade in dem Moment, als ich sie aufheben wollte, wachte ich auf.

Ich ging auf die Toilette, trank dann ein wenig Wasser und fragte mich dabei, wie ich den Traum gerne fortsetzten möchte. Mir kam die Erinnerung an eine Massage, die ich einige Monate zuvor in einem Wellness-Hotel genossen hatte. Die Masseurin, eine ausgebildete Shiatsu-Therapeutin, hatte mit einer Fußmassage begonnen, bei der sie ein sehr angenehm riechendes Rosenöl benutzte.

Also legte ich mich wieder ins Bett und stellte mir den Ablauf der Shiatsu-Massage vor. Das ging erstaunlich gut, fast als ob ich die ganze wunderbar entspannende Massage noch einmal bekäme. Vielleicht half dabei, dass ich diesen Duft des Rosenöls in der Nase spürte. Darüber bin ich wieder eingeschlafen.«

In diesem Fallbeispiel hat sich die Patientin von einem überwiegend visuell-szenisch ablaufenden Traum inspirieren lassen zu einer hypnagogen Imagination, in der intensive olfaktorische und kinästhetische Erlebensmodi dominierten. Letztere wiederum knüpfen an eine bei Menschen elementare Form einschlaffördernder Körpererfahrungen (siehe auch Abschn. 5.5) an – das Berührt- und Gehaltenwerden.

Eine Anmerkung zum Shiatsu: Es handelt sich um eine auf dem Konzept der traditionellen chinesischen Medizin (TCM) basierende physiotherapeutische Behandlungstechnik. Akupunkturpunkte werden mit sanftem Druck massiert, nachdem zuvor die entsprechenden Muskelgruppen und Gelenke, beispielsweise am Kopf und Oberkörper, am Rücken oder an den Gliedmaßen, durch Dehnungen gelockert wurden.

## 15.4 Hypnoimaginative Bearbeitung von Albträumen

Aufwachen aus einem Albtraum ist dadurch gekennzeichnet, dass der Träumer durch angsterfüllte, verzweifelte oder bedrohliche Gefühle aus dem Schlaf aufschreckt. Die vegetative Erregung, welche das Albtraumerleben begleitet hat, ist nach dem Aufwachen noch spürbar, meistens in Form von Herzklopfen, schwerem Atmen und Angstschweiß. Albträume sind abzugrenzen vom Pavor nocturnus, der im Non-REM-Schlafstadium III auftritt (vgl. Abschn. 15.1).

Albträume können schwerwiegende Schlafstörungen verursachen, wenn sie häufiger wiederkehren und dadurch oft zu Angst vor dem Einschlafen führen. Besonders belastend sind die sich wiederholenden Albträume, welche infolge posttraumatischer Belastungsstörungen auftreten. Albträume mit traumabezogenen Inhalten werden hier auch als »Intrusionen« bezeichnet und gehören neben Übererregung und Vermeidung (= die posttraumatische Trias) zu den für die Diagnose erforderlichen Hauptsymptomen einer posttraumatischen Belastungsstörung.

Für die Behandlung posttraumatischer Belastungsstörungen sei auf einschlägige Fachbücher verwiesen (z. B. Huber 2006; Huber 2007; Liedl, Schäfer u. Knaevelsrud 2010; Reddemann 2004; Sack 2010). In diesem Abschnitt werden zwei Therapieansätze vorgestellt, welche auf die spezifische Behandlung von Albträumen fokussieren und die in den Gesamtbehandlungsplan (komplexer) posttraumatischer Störungen eingebaut werden können. Der erste Ansatz stammt von einer Arbeitsgruppe der nordamerikanischen Verhaltenstherapeuten Barry Krakow und Antonio Zadra, der zweite Ansatz von einer österreichischen Forschergruppe unter der Leitung der Gestalttherapeutin Brigitte Holzinger. Beide Ansätze weisen Gemeinsamkeiten mit dem Vorgehen auf, welches im vorherigen Abschnitt 15.3 dargestellt wurde. Von daher liegt es nahe, sie im Ausblick dieses »Traum«-Kapitels zu erwähnen und das jeweilige Vorgehen in kurzer Form zu skizzieren.

Der erste Ansatz besteht darin, Albträume, an die man sich erinnert, durch tägliches Imaginationstraining in neue, angenehme Träume umzuschreiben. Von den publizierenden Autoren wird dieser Therapieansatz als »Imagery Rehearsal Therapy« bezeichnet (Krakow, Hollifield a. Johnston 2001; Krakow a. Zadra 2006). Erster Schritt ist ein tägliches Imaginationstraining. Zur Begründung wird den Patienten erläutert, dass Imaginationen natürlicherweise oft die letzte bewusste Aktivität direkt vor dem Einschlafen darstellen (siehe auch die Ausführungen zu sogenannten hypnagogen Bildern in der Einführung zum Kap. 15). Daraus lasse sich ableiten, dass Imaginationen tagsüber eine Brücke bilden zu nächtlichen Imaginationen, eben den Träumen (Krakow a. Zadra 2006, p. 55). Die erste Trainingsphase besteht somit darin, sich jeden Tag – in Form einer Imagination – einige Minuten lang etwas Angenehmes vorzustellen.

Nach ausreichendem Imaginationstraining werden die Patienten gebeten, sich einen ihrer Albträume auszusuchen, um seinen Verlauf im Rahmen einer Imagination zu verändern. Falls möglich, sollte mit einem Albtraum begonnen werden, der nicht zu den am stärksten belastenden gehört. Die Instruktionen zur inhaltlichen Gestaltung des neuen Traums werden eher offengehalten: »Verändere ihn in eine Richtung, die sich gut für dich anfühlt« (ebd., p. 61). Der neu ausgedachte Traumverlauf sollte über einen Zeitraum von drei bis sieben Tagen täglich imaginiert werden. Danach wird ein weiterer Albtraum ausgesucht und in der gleichen Weise verändert. Die Effektivität dieser

Behandlungsmethode konnte in mehreren kontrollierten Therapiestudien belegt werden (Übersicht in ebd., p. 48).

Mittlerweile liegt für diese Form der hypnoimaginativen Bearbeitung von Albträumen ein deutschsprachiges Therapiemanual vor (Thünker u. Pietrowsky 2011).

Der zweite, von Brigitte Holzinger und Mitarbeitern publizierte Ansatz in der Behandlung von Albträumen besteht darin, sich die Kunst des luziden Träumens anzueignen, damit man aktiv ins Traumgeschehen eingreifen kann (Holzinger, Klösch u. Saletu 2011). Bei luziden Träumen, die auch als Klarträume bezeichnet werden, handelt es sich um Träume, während deren man weiß, dass man träumt. Zugleich ist einem bewusst, dass man sich im Klartraum entscheiden und frei handeln kann. Schlafphysiologisch gesehen, ist der Klartraumzustand offenbar ein aktivierterer Zustand als der eines »normalen« Traums (Holzinger 2007), weist aber ansonsten die üblichen Merkmale eines REM-Schlaf-Traums auf.

Mithilfe verschiedener Methoden kann luzides Träumen erlernt werden. Unter anderem werden dabei auch selbsthypnotisch generierte posthypnotische Suggestionen eingesetzt, z. B. mit der Formulierung: »Das nächste Mal, wenn ich träume, weiß ich, dass ich träume.« (Eine Übersicht dazu findet sich in Holzinger 2007; Erlacher 2010). Wird die Kunst des Klarträumens beherrscht, verhilft sie zu Möglichkeiten, sich aktiv aus einem beginnenden Albtraum rechtzeitig zu wecken oder die Traumhandlung Schritt für Schritt in eine erwünschte Richtung zu verändern.

# Abbildungsverzeichnis

# Verzeichnis der Übersichten

# Verzeichnis der Anleitungen und Übungen

# Verzeichnis der Fallbeispiele

# Verzeichnis der Geschichten und Anekdoten

# Literatur

Alladin, A. a. A. Alibhai (2007): Cognitive hypnotherapy for depression – An empirical investigation. *Journal of Clinical und Experimental Hypnosis* 55 (2): 147–166.

Alman, B. M. u. P. T. Lambrou (1995): Selbsthypnose. Ein Handbuch zur Selbsttherapie. Heidelberg (Carl-Auer), 10., korr. Aufl. 2012. [Am. Orig. (1992): Selfhypnosis. The complete manual for health and self-change. New York (Brunner/Mazel).]

Anderssen-Reuster, U. (Hrsg.) (2007a): Achtsamkeit in Psychotherapie und Psychosomatik. Haltung und Methode. Stuttgart/New York (Schattauer).

Anderssen-Reuster, U. (2007b): Das Sutra der vier Verankerungen der Achtsamkeit. In: U. Anderssen-Reuster (Hrsg.) (2007a): Achtsamkeit in Psychotherapie und Psychosomatik. Haltung und Methode. Stuttgart/New York (Schattauer), S. 219–228.

APA – American Psychiatric Association (2000): Diagnostic and statistical manual of mental disorders – DSM-IV-TR. Washington, DC (American Psychiatric Association), 4. ed. (text rev.). [Dt. Ausg. (2003): Saß, H. et al.: Diagnostisches und Statistisches Manual Psychischer Störungen – Textrevision – DSM-IV-TR. Göttingen (Hogrefe).]

Arditte Hall, K. A., K. B. Werner, M. G. Griffin a. T. E. Galovski (2021): The effects of cognitive processing therapy + hypnosis on objective sleep quality in women with posttraumatic stress disorder. *Psychological Trauma: Theory, Research, Practice and Policy* 13 (6): 652–656.

Babyak, M., J. Blumenthal a. A. S. Herman (2000): Exercise treatment for major depression: Maintenance of therapeutic benefit over 10 months. *Psychosomatic Medicine* 62: 633–638.

Backhaus, J. u. D. Riemann (1999): Schlafstörungen. Göttingen/Bern/Toronto (Hogrefe).

Barger, L. K., K. P. Wright Jr., R. J. Hughes a. C. A. Czeisler (2004): Daily exercise facilitates phase delays of circadian melatonin rhythm in very dim light. *American Journal of Physiology – Regulatory, Integrative and Comparative Physiology* 286: 1077–1084.

Becker, H. F. (2007): Obstruktive Schlafapnoesyndrome. In: H. Peter, T. Penzel u. J. H. Peter (Hrsg.): Enzyklopädie der Schlafmedizin. Heidelberg (Springer), S. 853–859.

Benkert, O. u. H. Hippius (2009): Kompendium der Psychiatrischen Pharmakotherapie. Heidelberg (Springer).

Berg, I. K. u. S. D. Miller (1998): Kurzzeittherapie bei Alkoholproblemen. Ein lösungsorientierter Ansatz. Heidelberg (Carl-Auer), 8. Aufl. 2018. [Am. Orig. (1992): Working with the problem drinker. New York/London (Norton).]

Bongartz, B. u. W. Bongartz (2009): Stellvertretertechnik. In: D. Revenstorf u. B. Peter (Hrsg.): Hypnose in Psychotherapie, Psychosomatik und Medizin. Manual für die Praxis. Heidelberg (Springer), 2., überarb. Aufl., S. 268–276.

Bootzin, R. R., D. Epstein a. J. M. Wood (1991): Stimulus control instructions. In: P. J. Hauri (ed.): Case studies in insomnia. New York (Plenum), pp. 19–28.

Breslau, N., T. Roth, L. Rosenthal et al. (1996): Sleep disturbance and psychiatric disorders: A longitudinal epidemiological study of young adults. *Biological Psychiatry* 39 (6): 411–418.

Bucay, J. (2005): Komm, ich erzähl dir eine Geschichte. Zürich (Amman).

Buscemi, N. et al. (2006): Efficacy and safety of exogenous melatonin for secondary sleep disorders and sleep disorders accompanying sleep restriction. Meta-analysis. *British Medical Journal* 332: 385–393.

Cajochen, C. et al. (2011): Evening exposure to a light emitting diodes (LED) backlit computer screen affects circadian physisiology and cognitive performance. *Journal of Applied Physiology* 110 (5): 1432–1438.

Claßen, M., S. Dreimann, L. Gelhaus et al. (2017): Glücklich schlafen. *Somnologie* 21: 173–179.

Cordi, J., A. Schlarb a. B. Rasch (2014): Deepening sleep bei hypnotic suggestion. *Sleep* 37 (6): 1143–1152.

Cordi, M. J., S. Hirsiger, S. Mérillat a. B. Rasch (2015): Improving sleep and cognition by hypnotic suggestion. *Neuropsychologica* 69: 176–182.

Cordi, M., L. Rossier a. B. Rasch (2021): Hypnotic suggestions given before nighttime sleep extend slow-wave sleep as compared to a control text in high hypnotizable subjects. The *International journal of clinical and experimental hypnosis* 68 (1): 105–129.

DAK-Gesundheit (Ersatzkasse) (2010): Gesundheitsreport 2010. Verfügbar unter: https://www.dak.de/dak/download/vollstaendiger-bundesweiter-gesundheitsreport-2010-2120290.pdf [25.11.2022].

de Shazer, S. (1988): Der Dreh. Überraschende Wendungen und Lösungen in der Kurzzeittherapie. Heidelberg (Carl-Auer), 15. Aufl. 2022.

Deutsches Ärzteblatt (»Bekanntmachungen der Herausgeber«) (2006): Gutachten wissenschaftliche Anerkennung der Hypnotherapie. *Deutsches Ärzteblatt* 103 (21): 1265–1267.

Dilling, H., W. Mombour u. M. H. Schmidt (Hrsg.) (2008): Internationale Klassifikation psychischer Störungen. ICD-10, Kapitel V (F). Klinisch-diagnostische Leitlinien. Bern (Huber), 6., vollst. überarb. Ausg.

Dolan, Y. (1991): Resolving sexual abuse. Solution-focused therapy and Ericksonian hypnosis for adult survivors. New York (Norton ).

Dudenredaktion (Hrsg.) (2007): Das Herkunftswörterbuch. Etymologie der deutschen Sprache. (Duden Bd. 7.) Mannheim/Zürich (Dudenverlag).

Eaton, W. W., M. Badawi a. B. Melton (1995): Prodromes and precursors. Epidemiological data for primary prevention of disorders with slow onset. *American Journal of Psychiatry* 152: 967–972.

Eberwein, W. (2006): Geschwindigkeit ist keine Hexerei. Schnellhypnose – wozu und wie? *Suggestionen – Forum der Deutschen Gesellschaft für Hypnose* 1: 5–44.

Engdahl, B. E., R. E. Eberly, T. D. Hurwitz, M. Mahowald a. J. Blake (2000): Sleep in a community sample of elderly war veterans with and without posttraumatic stress disorder. *Biological Psychiatry* 47: 520–525.

Erickson, M. H. (1954): Pseudo-orientation in time as a hypnotherapeutic procedure. *Journal of Clinical and Experimental Hypnosis* 2: 261–283.

Erickson, M. H. u. E. Rossi (1999): Hypnotherapie. Aufbau, Beispiele, Forschungen. Stuttgart (Pfeiffer bei Klett-Cotta).

Erickson, M. H., E. L. Rossi u. S. L. Rossi (1978): Hypnose. Induktion, psychotherapeutische Anwendung, Beispiele. München (Pfeiffer).

Erlacher, D. (2010): Anleitung zum Klarträumen. Die nächtliche Traumwelt selbst gestalten. Norderstedt (Books on Demand).

Erlacher, D. (2019): Sport und Schlaf. Angewandte Schlafforschung für die Sportwissenschaft. Heidelberg (Springer).

Feige, B., S. Nanovska, C. Baglioni et al. (2018): Insomnia – perchance a dream? Results form a NREM/REM sleep awakening study in good sleepers and patients with insomnia. *Sleep* 41 (5): 1–11.

Fiedler, P. (2008): Dissoziative Störungen und Konversion. Traum und Traumbehandlung. Weinheim/Basel (Beltz).

Frankl, V. E. (1960): Paradoxical intention. A logotherapeutic technique. *American Journal of Psychotherapy* 14: 520–535.

Frankl, V. E. (1975): Paradoxical intention und dereflection. *Psychotherapy. Theory, Research, and Practice* 12: 226–237.

Frederick, C. (2007): Ausgewählte Themen der Ego State Therapy. *Hypnose* 2: 5–100.

Friedrich, A., M. Claßen a. A. Schlarb (2018a): Sleep better, feel better? Effects of a CBT-I und HAT-I sleep training on mental health, quality of life, and stress coping in university students: A randomized pilot controlled trial. *BMC Psychiatry* 18: 1–15.

Friedrich, A., M. Claßen u. A. Schlarb (2018b): Vom Schlafbaum zum roten Ballon – Lieblingstrancen von Studierenden mit Schlafstörungen. Posterpräsentation MEGscience auf der M. E. G.-Jahrestagung 2018 in Bad Kissingen.

Fritzsche, K. u. W. Hartman (2010): Einführung in die Ego-State-Therapie. Heidelberg (Carl-Auer), 4. Aufl. 2019.

Fuhr, K. et al. (2021): Efficacy of hypnotherapy compared to cognitive behavioral therapy for mild to moderate depression – Results of a randomized controlled rater-blind clinical trial. *Journal of Affective Disorders* 286: 166–173.

Gerl, W. u. U. Freund (2009): Rauchen. In: D. Revenstorf u. B. Peter (Hrsg.): Hypnose in Psychotherapie, Psychosomatik und Medizin. Manual für die Praxis. Heidelberg (Springer), 2., überarb. Aufl., S. 349–363.

Gilligan, S. G. (1998): Therapeutische Trance. Das Prinzip Kooperation in der ericksonschen Hypnotherapie. Heidelberg (Carl-Auer), 6. Aufl. 2017. [Am. Orig. (1987): Therapeutic trances. New York (Brunner/Mazel).]

Gillberg, M., G. Kecklund, J. Axelsson a. T. Akerstedt (1996): The effects of a short daytime nap after restricted night sleep. *Sleep* 19 (7): 570–575.

Gößling, H. W. (2021): Besser schlafen mit Selbsthypnose. Das Fünf-Wochen-Programm für Aufgeweckte. Heidelberg (Carl Auer), 2. Aufl.

Hahayegh, S., S. Khoshnevis, M. H. Smolensky, K. R. Diller a. R. J. Castriotta (2019): Before-bedtime passive body heating by warm shower or bath to improve sleep: A systematic review and meta-analysis. *Sleep medicine reviews* 46: 124–135.

Halle, M. u. M. H. Schoenberg (2009): Körperliche Aktivität in der Prävention und Therapie des kolorektalen Karzinoms. *Deutsches Ärzteblatt* 106 (44): 722–727.

Halsband, U. (2009): Neurobiologie der Hypnose. In: D. Revenstorf u. B. Peter (Hrsg.): Hypnose in Psychotherapie, Psychosomatik und Medizin. Manual für die Praxis. Heidelberg (Springer), 2., überarb. Aufl., S. 802–820.

Hammond, D. C. (1990): Handbook of hypnotic suggestions and metaphors. New York (W. W. Norton/American Society of Clinical Hypnosis).

Hesse, H. (2009): China. Weisheit des Ostens. (Hrsg. v. Volker Michels.) Fraunkfurt a. M. Suhrkamp

Holzinger, B. (2007): Anleitung zum Träumen. Träume kreativ nutzen. Stuttgart (Klett-Cotta).

Holzinger, B., G. Klösch u. B. Saletu (2011): Gestalttherapie und luzides Träumen zur Bewältigung von Albträumen. *Gestalttherapie* 25 (2): 113–116.

Huber, M. (2006): Wege der Traumabehandlung. Trauma und Traumabehandlung. Teil 2. Paderborn (Junfermann), 3. Aufl.

Huber, M. (2007): Trauma und die Folgen. Trauma und Traumabehandlung. Teil 1. Paderborn (Junfermann), 3. Aufl.

Hurwitz, T. D., M. W. Mahowald, C. W. Schenck et al. (1991): A retrospective outcome study and review of hypnosis as treatment of adults with sleepwalking and sleep terror. *Journal of Nervous Mental Disease* 179: 52–68.

Jeschke, D. u. K. Zeilberger (2004): Altern und körperliche Aktivität. *Deutsches Ärzteblatt* 101 (12): 789–798.

Johnson, E. O., T. Roth a. N. Breslau (2006): The association of insomnia with anxiety disorders and depression: Exploration of the direction of risk. *Journal of Psychiatric Research* 40: 700–708.

King, A. C., R. F. Oman, G. S. Brassington et al. (1997): Moderate-intensity exercise and self-rated quality of sleep in older patients. *Journal of the American Medical Association* 227 (1): 32–37.

Kossack, H.-C. (1993): Lehrbuch Hypnose. Weinheim (Psychologie Verlags Union).

Krakow, B., M. Hollifield a. L. Johnston (2001): Imagery rehearsal therapy for chronic nightmares in sexual assault survivors with posttraumatic stress disorder – A randomized controlled trial. *Journal of American Medicine* 286 (5): 537–545.

Krakow, B. a. A. Zadra (2006): Clinical management of chronic nightmares. Imagery rehearsal therapy. *Behavioral Sleep Medicine* 4 (1): 45–70.

Krauchi, K., C. Cajochen, E. Werth a. A. Wirtz-Justice (2002): Alteration of internal circadian phase relationships after morning versus evening carbohydrate-rich meals in humans. *Journal of Biological Rhythms* 17 (4): 364–376.

Krause, C. u. B. Riegel (2015): Hypnotisierbarkeit, Suggestibilität und Trancetiefe. In: D. Revenstorf u. B. Peter (Hrsg.): Hypnose in Psychotherapie, Psychosomatik und Medizin. Manual für die Praxis. Heidelberg (Springer), 3., überarb. Aufl., S. 113–123.

Lam, T.-H., K. F. Chung, W. F. Yeung, B. Y.-M. Yu, K.-P. Yung a. T. H.-Y. Ng (2015): Hypnotherapy for insomnia: A systematic review and meta-analysis of randomized controlled trials. *Complementary Therapies in Medicine* 23 (5): 719–732.

Leyk, D. (2009): Bedeutung regelmäßiger körperlicher Aktivitäten in Prävention und Therapie. *Deutsches Ärzteblatt* 106 (44): 713 f.

Liedl, A., U. Schäfer u. C. Knaevelsrud (2010): Psychoedukation bei posttraumatischen Störungen. Manual für Einzel- und Gruppensetting. Stuttgart (Schattauer).

Lowdon, A., T. Åkerstedt a. R. Wibom (2004): Suppression of sleepiness and melatonin by bright light exposure during breaks in night work. *Journal of Sleep Research* 8: 37–43.

Ludwig D. S. a. J. Kabat-Zinn (2008): Mindfulness in medicine. *Journal of the American Medical Association* 300: 1350–1352.

Mayer, G. (2007): Pavor nocturnus. In: H. Peter, T. Penzel u. J. H. Peter (Hrsg.): Enzyklopädie der Schlafmedizin. Heidelberg (Springer), S. 890–891.

Mayer, G. (2009): Efficacy and safety of 6-month- nightly ramelteon administration in adults with chronic, primary insomnia. *Sleep* 32 (3): 351–360.

Meiss, O. (2009): Depressionen. In: D. Revenstorf u. B. Peter (Hrsg.): Hypnose in Psychotherapie, Psychosomatik und Medizin. Manual für die Praxis. Heidelberg (Springer), 2., überarb. Aufl., S. 495–515.

Mentzos, S. (1995): Depression und Manie. Psychodynamik und Therapie affektiver Störungen. Göttingen (Vandenhoeck & Ruprecht).

Miller, W. R. u. S. Rollnick (1999): Motivierende Gesprächsführung. Ein Konzept zur Beratung von Menschen mit Suchtproblemen. Freiburg (Lambertus).

Mishima, K., M. Okawa, T. Shimizu a. Y. Hishikawa (2001): Diminished melatonin secretion in the elderly caused by insufficient environmental illumination. *Journal of Clinic Endocrinology Metabolism* 86: 129–134.

Montangero, J. (2018): Dreaming and REM-sleep. History of a scientific denial whose disappearance entailed a reconciliation of the neuroscience and the cognitive psychological approaches to dreamin. *International journal of dream research* 11.

Morin, C. M. (1993): Psychological assessment and management. New York (Guilford).

Murphy, P. J. a. S. S. Campbell (1996): Enhanced performances in elderly subjects following bright light treatment of maintenance insomnia. *Journal of Sleep Research* 5 (3): 165–172.

Neumann, N.-U. u. K. Frasch (2005): Biologische Mechanismen antidepressiver Wirksamkeit von körperlicher Aktiviät. *Psychoneuro* 31 (10): 513–517.

Nicholoson, A N., C. Turner, B. M. Stone a. P. J. Robson (2004): Effect of delta-9-tetrahydrocannabinol and cannbidiol on nocturnal sleep and early-morning behavior in young adults. *Journal of Clinical Psychopharmcology* 24: 305–313.

Ohayon, M. a. T. Roth (2003): Place of chronic insomnia in the course of depressive and anxiety disorders. *Journal of Psychiatry Research* 37: 9–15.

Peseschkian, N. (1979): Der Kaufmann und der Papagei. Orientalische Geschichten in der Positiven Psychotherapie. Frankfurt a. M. (Fischer), 26. Aufl.

Peter, B. (2006): Einführung in die Hypnotherapie. Heidelberg (Carl-Auer), 3. Aufl. 2015.

Peter, B. (2009): Therapeutisches Tertium und hypnotische Rituale. In: D. Revenstorf u. B. Peter (Hrsg.): Hypnose in Psychotherapie, Psychosomatik und Medizin. Manual für die Praxis. Heidelberg (Springer), 2., überarb. Aufl., S. 69–77.

Peter, H., T. Penzel u. J. H. Peter (Hrsg.) (2007): Enzyklopädie der Schlafmedizin. Heidelberg (Springer).

Peters, U. H. (1990): Wörterbuch der Psychiatrie und medizinischen Psychologie. München (Urban und Schwarzenberg).

Preußler, O. (2012): Der Räuber Hotzenplotz. Stuttgart (Thienemann).

Rasch, B. (2021): Schlaf: Rasch erklärt. Bern (Hogrefe).

Reddemann, L. (2004): Psychodynamisch Imaginative Traumatherapie. Stuttgart (Klett-Cotta).

Reid, K. J., E. D. Huntley a. D. S. Lewin (2009): Insomnias of childhood and adolescence. *Youth Child and Adolescent Psychiatric Clinics of North America* 18: 979–1000.

Reimers, C. D., G. Knapp u. A. K. Reimers (2009): Bewegung zur Prophylaxe von Schlaganfällen. *Deutsches Ärzteblatt* 106 (44): 715–721.

Revenstorf, D. (2006): Expertise zur Beurteilung der wissenschaftlichen Evidenz des Psychotherapieverfahrens Hypnotherapie. *Hypnose* 1 (1 + 2): 7–164.

Revenstorf, D. (2015): Einführung. In: D. Revenstorf u. B. Peter (Hrsg.): Hypnose in Psychotherapie, Psychosomatik und Medizin. Manual für die Praxis. Heidelberg (Springer), 3., überarb. Aufl., S. 1–10.

Revenstorf, D. u. E. Freudenfeld (2022): C-Seminar Handout Traum & Trance. Seminarunterlagen. Verfügbar unter: https://www.meg-tuebingen.de/ms_song/c-seminar-handout-traum-trance-seminarunterlagen/?_msr=1632398553 [12.1.2023].

Revenstorf, D. u. B. Peter (Hrsg.): Hypnose in Psychotherapie, Psychosomatik und Medizin. Manual für die Praxis. Heidelberg (Springer), 3., überarb. Aufl.

Riegel, B. et al. (2021): German norms of the Harvard Group Scale of Hypnotic Susceptibility, Form A (HGSHS:A) and proposal of a 5-item short-version (HGSHS-5:G). *International Journal of Clinical and Experimental Hypnosis* 69: 112–123.

Rodenbeck, A. (2007a): Melatoningabe. In: H. Peter, T. Penzel u. J. H. Peter (Hrsg.): Enzyklopädie der Schlafmedizin. Heidelberg (Springer), S. 727–730.

Rodenbeck, A. (2007b): Chronobiologie. In: H. Peter, T. Penzel u. J. H. Peter (Hrsg.): Enzyklopädie der Schlafmedizin. Heidelberg (Springer), S. 212–217.

Rothfuchs, G. (1995): Die Ernährung des Menschen. Stuttgart (Josef Raabe).

Rowling, J. K. (1999): Harry Potter und der Gefangene von Askaban. Hamburg (Carlsen).

Sack, M. (2010). Schonende Traumatherapie. Ressourcenorientierte Behandlung von Traumafolgestörungen. Stuttgart (Schattauer).

Schindler, L., E. Hohenberger u. P. Pauli (1988): Korrelate des gestörten Schlafes. Eine Replikationsstudie. *Zeitschrift für Klinische Psychologie, Psychopathologie und Psychotherapie* 36: 118–129.

Schlarb, A. A. (2003): Verhaltenstherapie und Hypnotherapie bei Primärer Insomnie. Entwicklung und Evaluation zweier Therapiekonzepte. Fakultät für Informations- und Kognitionswissenschaften der Eberhard-Karls-Universität Tübingen (unveröffentl. Diss.).

Schlarb, A. A. (2009): Schlafstörungen. In: D. Revenstorf u. B. Peter (Hrsg.): Hypnose in Psychotherapie, Psychosomatik und Medizin. Manual für die Praxis. Heidelberg (Springer), 2., überarb. Aufl., S. 400–412.

Schlarb, A. A., J. Faber a. M. Hautzinger (2018): CBT-I and HT-I group therapy for adults with insomnia in comparison with insomnia and comorbind depression – A pilot study. *Neuropsychiatric Disease and Treatment* 14: 2429–2438.

Scholz, O. B. (2011): Hypnotherapie bei chronischen Schlafstörungen. Bern (Hans Huber).

Schott, M. u. J.-P. Jantzen (2012): Klinik und Praxis. Schlafapnoe. *Niedersächsisches Ärzteblatt* 4: 21–22.

Schulz, H. a. P. Lavie (eds. suppl.) (1985): Ultradian rhythms in physiology and behaviour. *Experimental Brain Research Supplementum* 12.

Signer-Fischer, S. (1993): Der Wachhund und der Schlafhund. Hypnotische Techniken zur Behandlung von Schlafstörungen bei Kindern. In: S. Mrochen, K.-L. Holtz u. B. Trenkle: Die Pupille des Bettnässers. Hypnotherapeutische Arbeit mit Kindern und Jugendlichen. Heidelberg (Carl-Auer), 8. Aufl. 2015.

Someren, E. J. van, C. Lijzenga, M. Mirmiran a. D. F. Swaab (1997): Long-term fitness training improves the circadian rest-activity rhythm in healthy elderly males. *Journal of Biological Rhythms* 12 (2): 146–156.

Spiegel, D. u. L. Spiegel (2009): Jetzt mal Tacheles. Die jüdischen Lieblingswitze von Paul Spiegel. Ostfildern (Verlagsgruppe Patmos).

Staedt, J. u. D. Riemann (2007): Diagnostik und Therapie von Schlafstörungen. Stuttgart (Kohlhammer).

Stanton H. E. (1989): Hypnotic relaxation and the reduction of sleep onset insomnia. *International Journal of Psychosomatics* 36: 64–67.

Stiasny-Kolster, K. (2007): Restless-Legs-Syndrom. In: H. Peter, T. Penzel u. J. H. Peter (Hrsg.): Enzyklopädie der Schlafmedizin. Heidelberg (Springer), 1017–1025.

Stoppe, G., J. Staedt, A. Knehans u. E. Rüther (1992): Schlaf im Alter. *Deutsche Medizinische Wochenschrift* 35: 1326–1332.

Tausendundeine Nacht (nach der ältesten arabischen Handschrift in der Ausgabe von Muhsin Mahdi erstmals ins Deutsche übertragen v. C. Ott) (2004). München (Beck), 5. Aufl.

Thünker, J. u. R. Pietrowsky (2011): Alpträume. Ein Therapiemanual. Göttingen (Hogrefe).

Trenkle, B. (1998): Die Löwen-Geschichte. Hypnotisch-metaphorische Kommunikation und Selbsthypnosetraining. Heidelberg (Carl-Auer), 7. Aufl. 2016.

Trichopoulos, D. et al. (2007): Siesta in healthy adults and coronary mortality in the general population. *Archives of Internal Medicine* 167 (3): 296–301.

Wade, A. G. et al. (2007): Efficacy of prolonged release melatonin in insomnia patients aged 55–80 years. Quality of sleep and next day alertness outcomes. *Current Medical Research and Opinion* 23 (4): 2597–2605.

Watkins, J. G. u. H. H. Watkins (2003): Ego-States – Theorie und Therapie. Ein Handbuch. (Carl-Auer), 4. Aufl. 2019. [Am. Orig. (1997): Ego-States Theory and Therapy. New York (W. W. Norton).]

Weitzenhoffer, A. M. (1957): General techniques of hypnotism. New York (Grune & Stratton).

Weitzenhoffer, A. M. (1989): The practice of hypnotism. New York (Wiley).

Weyerer, S. a. H. Dilling (1991): Prevalence and treatment of insomnia in the community. Results from the upper bavarian field study. *Sleep* 4: 392–398.

Wilhelm-Gößling, C., C. Schweizer, C. Dürr, K. Fuhr u. D. Revenstorf (2020): Hypnotherapie bei Depressionen. Ein Manual für Psychotherapeuten. Stuttgart (Kohlhammer).

Wirtz-Justice, A. u. C. Cajochen (2011): Zirkadiane Rhythmen und Depression. Chronobiologische Behandlungsmöglichkeiten. *Schweizer Medizinisches Forum* 11 (32–33): 536–541.

Wittchen, H.-U. et al. (2011): The size and burden of mental disorders and other disorders of the brain in Europe 2010. *European Neuropsychopharmacology* 21: 655–679.

Wittchen, H.-U., P. Krause, M. Höfler et al. (2001): NISAS-2001: Die »Nationwide Insomnia Screening and Awareness Study«. Prävalenz und Verschreibungsverhalten in der allgemeinärztlichen Versorgung. *Fortschritte der Medizin* 119: 9–19.

Woolfolk, R. L. a. T. F. McNulty (1983): Relaxation treatment for insomnia. A component analysis. *Journal of Consulting and Clinical Psychology* 51: 495–503.

Wright, K. M. et al. (2011): Insomnia as predictor versus outcome of PTSD and depression among Iraq combat veterans. *Journal of Clinical Psychology* 67: 1240–1258.

Zindel, J. P. (2015): Hypnoanalyse. In: D. Revenstorf u. B. Peter (Hrsg.): Hypnose in Psychotherapie, Psychosomatik und Medizin. Heidelberg (Springer), S. 297–304.

Zulley, J. a. S. Campbell (1985): Napping behaviour during »spontaneous internal desynchronisation«. Sleep remains in synchrony with body temperature. *Human Neurobiology* 4: 123–126.

## Über den Autor

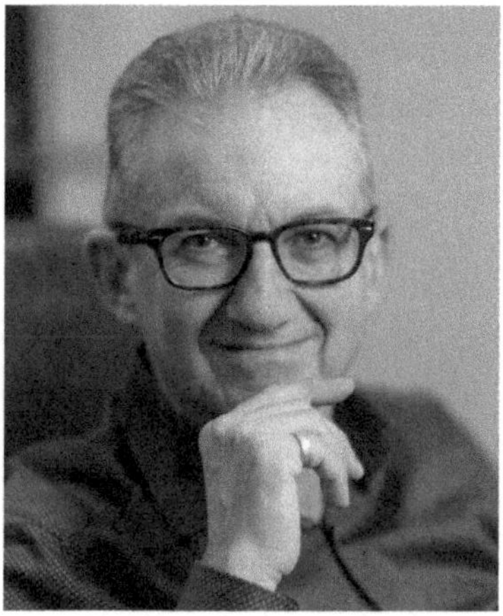

*Heinz-Wilhelm Gößling,* Dr. med., Studium der Medizin in Hannover, Facharzt für Neurologie, Psychiatrie und Psychotherapie; 2003–2016 Leitender Oberarzt an der Psychiatrie Hannover-Langenhagen des Klinikums Region Hannover; seit 2007 eigene Praxis für Coaching, Mentaltraining und Hypnose. 2017 Neugründung des Milton Erickson Ausbildungsinstituts Göttingen-Hannover (zusammen mit Frau Dr. Francesca Scarpinato-Hirt). Gößling gibt seit 1993 Fortbildungsseminare und ist als Dozent tätig, u. a. für die Ärztekammer Niedersachsen, die Medizinische Hochschule Hannover, die Milton-Erickson-Gesellschaft (M.E.G.), die Deutsche Gesellschaft für Hypnose (DGH), die International Society of Hypnosis (ISH), Hannoversches Institut für Psychotherapie im Winnicott Institut (HIP-WI). Publikationen u. a.: *Besser schlafen mit Selbsthypnose. Das Fünf-Wochen-Programm für Aufgeweckte* (2. Aufl. 2021).

*Kontakt:* www.dr-hwg.de